U0209791

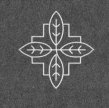

新编

中药速认图典

闫雪生　张会敏/主编

化学工业出版社

·北京·

图书在版编目（CIP）数据

新编中药速认图典/闫雪生，张会敏主编. —北京：
化学工业出版社，2017.1
ISBN 978-7-122-27123-5

Ⅰ.①新… Ⅱ.①闫…②张… Ⅲ.①中药材-图集
Ⅳ.①R282-64

中国版本图书馆CIP数据核字（2016）第111404号

责任编辑：杨燕玲　　　　　　　　　　文字编辑：赵爱萍
责任校对：边　涛　　　　　　　　　　装帧设计：史利平

出版发行：化学工业出版社（北京市东城区青年湖南街 13 号　邮政编码 100011）
印　　装：北京瑞禾彩色印刷有限公司
710mm×1000mm　1/16　印张 28½　字数 879 千字　2017 年 2 月北京第 1 版第 1 次印刷

购书咨询：010-64518888（传真：010-64519686）　售后服务：010-64518899
网　　址：http://www.cip.com.cn
凡购买本书，如有缺损质量问题，本社销售中心负责调换。

定　　价：79.00 元

主　编　闫雪生　张会敏

副主编　宋　健　李　健　靳维荣　郭承军　张　翔

编写人员（按姓氏拼音排序）

郭承军（山东省运动康复中心）

靳维荣（聊城市人民医院）

李　健（山东中医药大学附属医院）

宋　健（山东中医药大学）

闫雪生（山东省中医药研究院）

王佳琳（北京中医药大学）

张　翔（济南市中心医院）

张会敏（山东省中医药研究院）

张园园（南京信息工程大学）

图片拍摄　宋　健　张园园

前　言

本书以中药学专业《中药鉴定学》、《中药炮制学》、中医专业《中药学》、《方剂学》为指导，参考《中华临床中药学》、《中药大辞典》等相关书籍，按药材功效分类法进行分类、临床使用频度的高低顺序编排，以图文相结合的形式重点突出常用中药饮片鉴别要点，并附治病验方、养生偏方，旨在编写一部适合广大群众和中医药爱好者使用的工具书，帮助人们快速辨别中药饮片的优劣，了解中药的功效主治，熟悉治病验方及家庭养生用药等。

本书共21章，400余味常用中药，800多幅彩色图片。各章按照临床使用频度的高低顺序进行编写：补虚药、解表药、清热药、活血化瘀药、化痰止咳平喘药、祛风湿药、泻下药、温里药、化湿药、利水渗湿药、理气药、消食药、止血药、安神药、平肝息风药、开窍药、收涩药、涌吐药、驱虫药、攻毒杀虫止痒药、拔毒化腐生肌药，共21类。每味中药项下包括药材名称、汉语拼音、别名、饮片鉴别要点、性味归经、功能主治、用法用量、注意事项、治病验方、养生偏方，彩色图片重点突出常用中药饮片的鉴别要点及特征。

为了保证图谱的可靠性、真实性、权威性，编者严格选材、规范炮制，并邀请长期从事中药饮片炮制、鉴别工作的多位名老中药专家鉴别指导。每味中药各项编写内容具有权威性：中药名称、性味归经、功能主治、用法用量均参照最新《中国药典》（2015版一部）进行编写，《中国药典》未收载的品种，参照地方标准，以保证名称准确无误；别名参照《中药大辞典》、《中药鉴定学》；收载每味中药的饮片及常用炮制品的彩色照片，并在照片上重点标注鉴别要点，让大众读者在阅读的同时对比彩照，较为全面地认识并理解中药饮片外观性状，尤其是鉴别要点，贵重中药增加了药材照片；治病验方参照《中药学》、《方剂学》中各味药为君、臣药的经方验方，优选1～4个，并标注经方验方原方的出处；养生偏方参照《中药学》《方剂学》、《中华临床中药学》等其他书籍中收载的各味药的家庭养生偏方或巧用1～3个。

中药饮片知识博大精深，由于编者时间仓促，疏漏之处诚请诸位读者指正，以使其不断完善。

编　者

2016 年 4 月

目 录

第一章　补虚药

第二章　解表药

第三章　清热药

第四章　活血化瘀药

第五章　化痰　止咳平喘药

第六章 祛风湿药

第七章 泻下药

第八章 温里药

第九章　化湿药

第十章　利水渗湿药

第十一章　理气药

第十二章　消食药

第十三章 止血药

第十四章 安神药

第十五章 平肝息风药

第十六章 开窍药

第十七章　收涩药

第十八章　涌吐药

第十九章　驱虫药

第二十章　攻毒杀虫止痒药

第二十一章　拔毒化腐生肌药

第一章 补虚药

001 人参

rén shēn

别名：黄参、人衔、鬼盖、神草、土精、地精、海腴、皱面还丹。

鉴别要点

人 参 山参（野生）主根粗短，上端有细而深陷的环状横纹，茎痕（芦碗）密生；园参（栽培）主根身长，上端有断续的粗横纹，根茎上有一面或两面生有芦碗，须根形如扫帚。

人参片 圆形、类圆形的薄片，片面淡黄白色，显菊花纹。

红 参 表面半透明，红棕色，偶有不透明的暗褐色斑块，俗称"黄马褂"。

红参片 圆形或类圆形的薄片，片面红棕色或深红色。质硬而脆，角质样。气微香，味甜、微苦。

性味归经 味甘、微苦，性微温。归脾、肺、心、肾经。

用法用量 3～9g，另煎兑入汤剂服；人参超微粉温水送服，1次2g，1日1～2次。

功效 大补元气，复脉固脱，补脾益肺，生津养血，安神益智。生晒参偏重于补脾益肺，生津，安神；红参偏于补气摄血。

使用注意 本品不宜与藜芦、五灵脂、莱菔子、萝卜同用。

治病验方

• **四君子汤**：人参（去芦）10g，白术9g，茯苓（去皮）9g，甘草（炙）9g。研细，每次6g，加水500ml煎30min，口服（原方出自《太平惠民和剂局方》，简称《局方》）。适用于脾胃虚弱。症见面色㿠白，语声轻微，四肢无力，食域便溏，古质淡，脉细软。

养生偏方

• 治糖尿病气阴两伤，体倦乏力者：人参浸膏，每次5ml，每日2次。

• 治妊娠酸心吐清水，腹痛不能饮食：人参（去芦）、干姜（炮）各等分。上为末，用生地黄汁，丸如梧子大。每服五十九，米汤下，食前服（原方出自《局方》小地黄丸）。

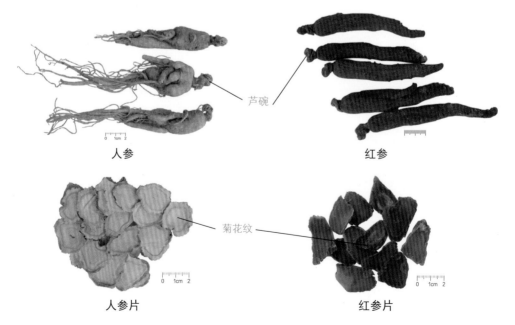

芦碗

人参

红参

菊花纹

人参片

红参片

002 西洋参

xī yáng shēn

别名：西洋人参、西参、洋参、佛兰参、正光结参、花旗参、广东人参、美国人参、正面参、顶光参、泡参。

鉴别要点

西洋参 呈纺锤形或圆柱形，无芦头、须根及支根。未去皮者，表面土黄色或类白色；去皮者则为白色，带粉。全身密集灰横纹，顶部尤密，纹常呈环纹。切断面类白色，有细菊花心纹理，散有多数红棕色点状树脂道。气微，味微苦，微甜。

西洋参片 本品为类圆形的薄片，切面类白色，有细菊花心纹理，有暗棕色形成层，并散在多数红棕色树脂管，质硬，气微，味微苦，微甜。

性味归经
味甘、微苦，性凉。归心、肺、肾经。

用法用量
3～6g，另煎兑服。

功效
补气养阴，清热生津。

使用注意
不宜与藜芦同用。

治病验方

• **清暑益气汤**：西洋参5g，石斛15g，麦冬9g，黄连3g，竹叶6g，荷梗6g，知母6g，甘草3g，粳米15g，西瓜翠衣30g，水煎服（原方出自《温热经纬》）。功效：清暑益气，养阴生津。适用于暑热气津两伤证。症见身热汗多，口渴心烦，小便短赤，体倦少气，精神不振，脉虚数。

• **降糖煎**：僵蚕130g，郁金、鸡内金各120g，沉香60g，西洋参、黄连、川芎各150g，茯苓、山茱萸、当归、牡丹皮各200g，天花粉350g，黄芪900g，鬼箭羽300g，生地黄500g，混合粉碎后装热封型茶叶纸内，每袋含生粉40g，根据病情每日服用1～4袋，水泡30min，取液300～400ml，分4～8次温服。2个月为1次疗程（原方出自《糖尿病实用方》）。功效：益气养阴生血，调气活血，降糖。适用于Ⅱ型糖尿病。

养生偏方

• 治老人气阴虚少，咽干口燥，津液不足，舌干少苔：西洋参3g，麦冬10g。沸水浸泡，代茶饮。

• 治老年体虚：西洋参3～6g，每日代茶饮。

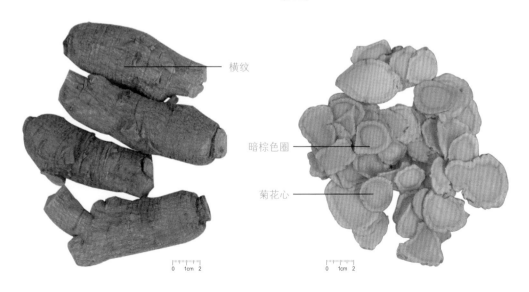

横纹

暗棕色圈

菊花心

西洋参　　　　　　　　　　西洋参片

003 太子参

tài zǐ shēn

别名：孩儿参、童参。

鉴别要点 本品呈细长纺锤形，稍弯曲，顶端有茎痕，下部渐细呈尾状。长30～60mm，直径3～5mm。表面黄白色，较光滑有细纵皱纹，凹陷处有须根痕。烫制品，断面平坦，淡黄色，角质样。生晒品，断面类白色，粉性。质硬而脆。气微，味微甜。

性味归经 味甘、微苦，性平。归脾、肺经。

用法用量 9～30g。

功效 益气健脾，生津润肺。

使用注意 邪实之症慎用。

治病验方

养血参茸片：太子参150g，当归、皂矾各90g，桑寄生、紫河车各75g，炒牡丹皮、炒栀子、甘草各45g，鹿茸片3g（研细末），生地黄150g，天冬、菟丝子各90g，麦冬45g，水煎浓缩成膏，加阿胶90g，制成片剂（原方出自《常见病的中医治疗研究》）。功效：益气补血，滋补阴阳。适用于阴阳气血俱虚。症见面色㿠白，精神倦怠，腰酸腿软，头昏耳鸣，自汗盗汗，舌淡苔白，脉沉细无力。

养生偏方

· 治劳力损伤：太子参15～18g，加黄酒、红糖，蒸汁服。

· 治小儿出虚汗：太子参9g，浮小麦15g，大枣10枚，适量水煎服。

· 治肺虚咳嗽：太子参15g，麦冬12g，甘草6g，水煎，代茶饮。

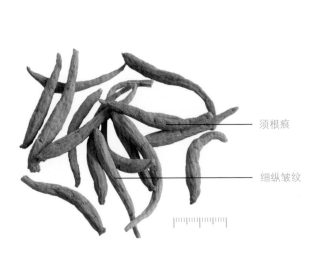

须根痕

细纵皱纹

太子参

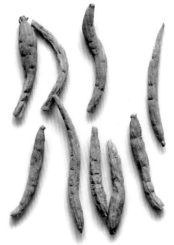

太子参

004 党参 dǎng shēn

别名：上党人参、防风党参、上党参。

鉴别要点 本品呈椭圆形或类圆形的厚片，或圆柱形小段。片面淡黄白色至淡黄棕色，有裂隙或放射状纹理，中央有淡黄色圆心。周边淡黄白色至黄棕色，有纵皱纹。质稍硬或略带韧性。有特殊香气，味微甜。

性味归经 味甘，性平。归脾、肺经。

用法用量 9～30g。

功效 健脾益肺，养血生津。

使用注意 不宜与藜芦同用。正虚邪实者不宜单独使用。

治病验方

• 七味白术散：党参 12g，白术、茯苓、藿香、葛根各 9g，木香 4.5g，炙甘草 3g，水煎 2 次分服（原方出自《小儿药证直诀》）。功效：健脾止泻，解热生津。适用于脾胃久虚，纳运不健，身热乏力，大便溏泄及脾气下脱之消渴。症见烦渴多饮、多食易饥或纳食减少、尿多脂膏泡沫等。

• 八珍汤：党参、当归、白芍、白术、茯苓、熟地黄各 9g，川芎 6g，炙甘草 5g，生姜 3 片，大枣 3 枚，水煎服（原方出自《正体类要》）。功效：补益气血。适用于气血两虚。症见面色苍白或萎黄，心悸怔忡，食欲缺乏，头晕目眩，四肢倦怠，气短懒言，舌淡，苔白，脉细弱或虚弱无力。

养生偏方

• 治高脂血症：党参、玉竹各 1.25g，制成 4 个蜜丸，每次 2 丸，每天服 2 次，45 天为 1 疗程。

• 治小儿口疮：党参 30g，黄柏 15g，共为细末，吹敷患处。

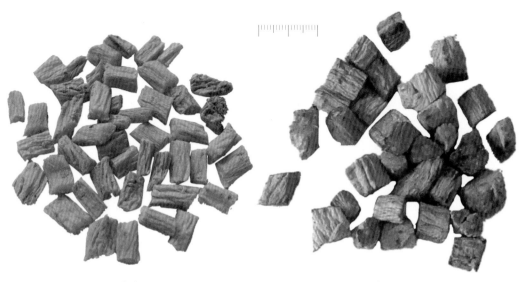

党参　　　　　　　　　　炒党参

005 黄芪
huáng qí

别名：棉芪、黄耆、独椹、蜀脂、百本、百药棉。

鉴别要点

黄芪 为类圆形或椭圆形的厚片或薄片。片面黄白色至淡黄色，呈纤维性，可见放射状纹理及裂隙；周边灰黄色或浅棕褐色，有纵皱，质硬而韧。气微，味微甜，嚼之微有豆腥味。

蜜黄芪 形如黄芪，表面深黄色，有光泽，味甜，具蜜香气。

性味归经 味甘，性微温。归肺、脾经。

用法用量 9～30g。

功效 补气升阳，固表止汗，利水消肿，生津养血，行滞通痹，托毒排脓，敛疮生肌。生品偏于益卫固表，托毒生肌，利尿退肿；蜜黄芪偏于益气补中。

使用注意 表实，有表邪及表旺者、气实、痘疮血分热者勿用。

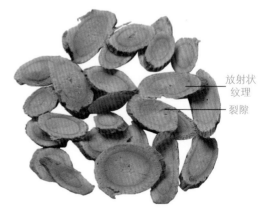

放射状纹理

裂隙

黄芪

治病验方

● **补中益气汤**：黄芪 18g，炙甘草 9g，人参（去芦）6g，当归 3g，陈皮 6g，升麻 6g，柴胡 6g，白术 9g，水煎服（原方出自《脾胃论》）。功效：补中益气，升阳举陷。适用于脾胃气虚证，气虚下陷证，气虚发热证。

● **玉屏风散**：防风 6g，黄芪（蜜炙）12g，白术 12g，水煎服（原方出自《医方类聚》）。功效：益气固表止汗。适用于表虚自汗。症见汗出恶风，面色㿠白，舌淡苔薄白，脉虚浮。

● **补阳还五汤**：黄芪 120g，当归尾 3g，赤芍 5g，地龙（去土）3g，川芎 3g，红花 3g，桃仁 3g，水煎服（原方出自《医林改错》）。功效：补气活血通络。适用于中风。症见半身不遂，口眼㖞斜，语言謇涩，口角流涎，小便频数或遗尿不禁，舌黯淡，苔白，脉缓。

养生偏方

● 预防感冒：单用黄芪 15g，水煎，代茶饮。

● 促进伤口愈合：生黄芪粉 9g，冲服，每日 2 次。

● 治肠风泻血：黄芪、黄连等分。为末，面糊丸如绿豆大。每服三十丸，米饮下。

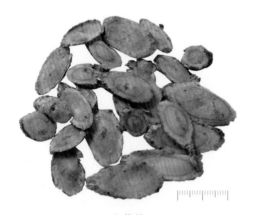

蜜黄芪

006 白术 bái zhú

别名：桴蓟、于术、冬白术、浙术、杨桴、吴术、山蓟、杨枹蓟、山芥。

鉴别要点

白术 为不规则的厚片，表面黄白色或淡黄棕色，粗糙不平，中间色较深，有放射状纹理和棕色的点状油室散在，质坚实。周边灰棕色或灰黄色，有皱纹和瘤状突起。气清香，味甜、微辛，嚼之略带黏性。

炒白术 形如白术，表面黄色或深黄色，质脆，具香气，味微苦。

性味归经 味苦、甘，性温。归脾、胃经。

用法用量 6～12g。

功效 健脾益气，燥湿利水，止汗，安胎。白术偏于燥湿利水、通便；炒白术偏于补气健脾、止汗安胎、健脾止泻。

使用注意 阴虚内热、津液亏耗者不宜服。气滞胀闷者忌服。

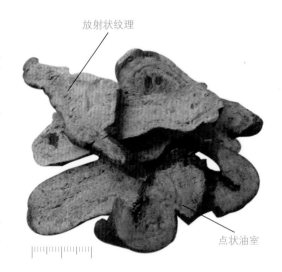

放射状纹理

点状油室

白术

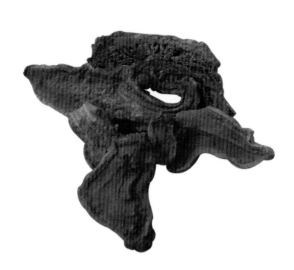

炒白术

治病验方

• **痛泻药方**：白术（炒）6g，白芍（炒）6g，陈皮（炒）4.5g，防风3g，水煎服或丸服（原方出自《丹溪心法》）。功效：补脾柔肝，祛湿止泻。适用于肠鸣腹泻，大便泄泻，泻必腹痛，舌苔薄白，脉两关不调，弦而缓者。

• **参苓白术散**：人参10g，莲子肉（去皮）9g，薏苡仁9g，砂仁6g，桔梗（炒令深黄色）6g，白扁豆（姜汁浸，去皮，微炒）12g，白茯苓15g，甘草9g，白术15g，山药15g，水煎服（原方出自《太平惠民和剂局方》）。功效：益气健脾，渗湿止泻。适用于脾虚夹湿证。症见食少，便溏，四肢乏力，面色萎黄，舌淡苔白，脉细缓。

养生偏方

• **治急性肠炎**：白术20g，鸡内金12g，炒黄，研末过筛，苹果1个，取50g捣烂，与上药合成糊状，内服，每次15g，每天4次。

• **治夜间口干**：白术30g，煎汤代茶饮。

007 山药

shān yào

别名：怀山药、淮山药、土薯、山薯、山芋、玉延。

鉴别要点

山药 药材略呈圆柱形，表面有纵沟、纵皱纹及须根痕。体重不易折断，断面白色，粉性。气微，味淡，嚼之发黏。

麸山药 形如山药，表面黄色，具焦麸香气。

性味归经 味甘，性平。归脾、肺、肾经。

用法用量 15～30g。

功效 补脾养胃，生津益肺，补肾涩精。山药偏于补肾生精、益肺阴；麸炒山药偏于补脾健胃。

使用注意 湿盛中满或有积滞者不宜单独使用。湿热邪实者忌用。

治病验方

• **玉液汤**：生山药 30g，生黄芪 15g，知母 18g，鸡内金（捣细）6g，葛根 5g，五味子 9g，天花粉 9g，水煎服（原方出自《医学衷中参西录》）。功效：益气滋阴，固肾止渴。适用于消渴。症见口干渴，饮水不解，小便频数，困倦气短，脉虚细无力。

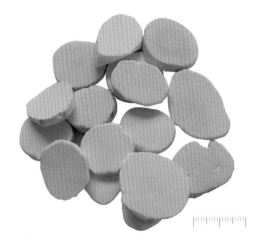

山药（光山药）

养生偏方

• 治小儿遗尿：炒山药 120g，太子参 30g，研末服用，早晚各 1 次，每次 6g。

• 治口腔炎：怀山药 20g，冰糖 30g，制成煎剂，每日 1 剂，分早晚两次温服，连服 2～3 天。

• 治婴幼儿消化不良：山药 10g，车前子 4g，煎服，6 月以下量减半，2 岁以上加量 1/3。

• 治脾胃虚弱，不思饮食：山药、白术各一两，人参三分。上三味，捣罗为细末，煮白面糊为丸，如小豆大，每服三十丸，空心食前温米饮下。

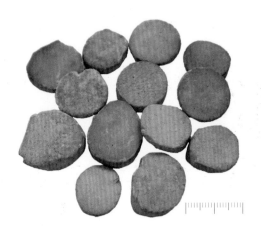

麸山药

008 五味子

^{wǔ wèi zǐ}

别名：玄及、会及、五梅子、山花椒、壮味、五味、吊榴。

鉴别要点

五味子 呈不规则的球形或扁球形，直径 5 ~ 8mm。表面红色、紫红色或暗红色，皱缩，显油润，有的表面呈黑红色或出现"白霜"。果肉柔软，种子 1 ~ 2 粒，肾形，表面棕黄色，有光泽，种皮薄而脆。果肉气微，味酸。种子破碎后，有香气，味辛、微苦。

酒五味子 形如五味子，呈紫黑色，略有酒气。

性味归经
味酸、甘，性温。归肺、心、肾经。

用法用量
2~6g。

功效
收敛固涩，益气生津，补肾宁心。

使用注意
表邪未解、内有实热、咳嗽初起、麻疹初发均不宜用。

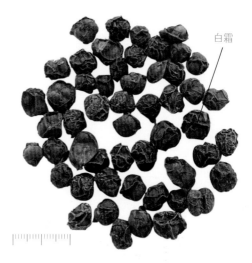

白霜

五味子

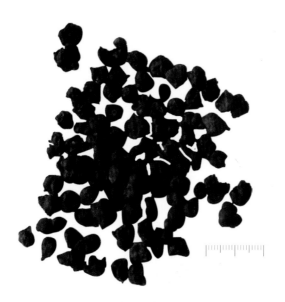

酒五味子

治病验方

• **生脉饮**：人参 10g，麦冬 15g，五味子 6g，水煎服（原方出自《内外伤辨惑论》）。功效：益气复脉，养阴生津。适用于热伤元气，阴津大伤，症见体倦气短，咽干口渴，脉虚细；久咳肺虚，气阴两伤，症见呛咳少痰，气短自汗，口干舌燥，苔薄少津，脉虚数或脉虚细。

• **拯阳理劳汤**：党参、黄芪各 12g，白术、当归各 9g，陈皮、五味子、肉桂、炙甘草各 6g，水煎服（原方出自《医宗必读》）。功效：温补脾肺。适用于脾肺气虚。症见精神倦怠，少气懒言，不思饮食，自汗，面色㿠白，舌质淡嫩。

养生偏方

• 治萎缩性胃炎：五味子研末冲服，每次 3g，每天 3 次，20 天为 1 疗程。

• 治疲劳综合征、更年期综合征：大剂量五味子（100 ~ 150g），水煎代茶饮。

009 绞股蓝

jiǎo gǔ lán

别名：七叶胆、五叶参、七叶参、小苦药。

鉴别要点 本品为干燥皱缩的全草，茎纤细。叶为复叶，小叶膜质，叶柄被糙毛；侧生小叶长圆形或披针形，中央一枚较大；先端渐尖，基部楔形，两面被粗毛，叶缘有锯齿；果实圆球形。味苦，具草腥气。

性味归经 味苦、甘，性寒。归脾、肺经。

用法用量 15～30g。外用适量，捣烂涂擦。

功效 健脾益气，化痰止咳，清热解毒。

使用注意 未见记载。

养生偏方

• 治慢性支气管炎：绞股蓝晒干，研粉，每次 3～6g，吞服，每日 3 次。或新鲜绞股蓝全草30g，洗净，水煎，每日 1 剂，分 2 次温服。

• 治劳伤虚损、遗精：绞股蓝15～30g，水煎代茶饮，每日 1 剂。

• 治血管神经性头痛：绞股蓝20g，开水冲泡代茶饮，每剂可冲泡5～6次，饮服，每日 1 剂，30 天为 1 疗程。

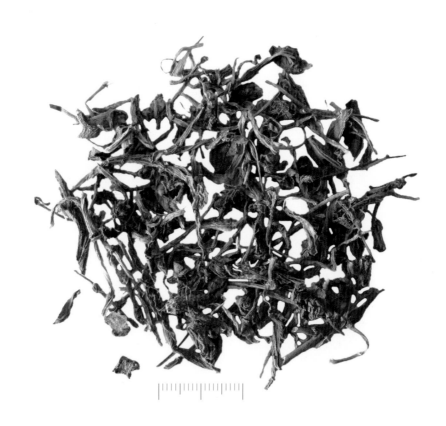

绞股蓝

010 甘草 gān cǎo

别名：美草、密甘、密草、国老、粉草、甜草、甜根子、棒草、皮草。

鉴别要点

甘草 为类圆形或椭圆形的厚片。片面黄白色，略显纤维性，中间有一较明显的环及放射状纹理，有裂隙。周边红棕色或灰棕色，外皮松紧不一，具细纵皱纹。质坚实，具粉性。气微，味甜而特殊。

炙甘草 形如甘草片，表面呈深黄色，微有光泽，味甜。

性味归经 味甘，性平。归心、肺、脾、胃经。

用法用量 2~10g。

功效 补脾益气，清热解毒，祛痰止咳，缓急止痛，调和诸药。甘草偏于清热解毒；蜜甘草偏于补脾益气、缓急止痛。

使用注意 不宜与京大戟、芫花、甘遂同用。

治病验方

• **炙甘草汤**：炙甘草 12g，生姜 9g，桂枝（去皮）9g，人参 6g，生地黄 30g，阿胶 6g，麦冬（去心）10g，火麻仁 10g，大枣 10 枚，水煎服（原方出自《伤寒论》）。功效：滋阴养血，益气温阳，复脉止悸。适用于阴血不足，阳气虚弱。症见脉结代，心动悸，虚羸少气，舌光少苔或质干而瘦小者。

• **保元汤**：人参 3g，黄芪 9g，炙甘草 3g，肉桂 1.5 ~ 2g，加上生姜 1 片，水煎

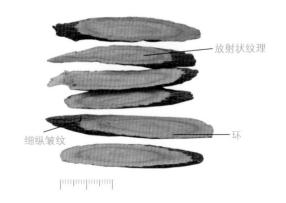

甘草（斜片）

放射状纹理 · 环 · 细纵皱纹

不拘时服（原方出自《博爱心鉴》）。功效：益气温阳。适用于虚损劳怯，元气不足。症见倦怠乏力，少气畏寒，以及小儿痘疮，阳虚顶陷，不能发起灌浆者。

养生偏方

• 治咽炎：生甘草 10g，开水泡后代茶饮。
• 治冻疮：甘草、芫花各 9g，加水 2000ml，煎后洗涤患处，每日 3 次。
• 治小儿尿血：以炙甘草二两为细末，炼蜜和丸绿豆大。每服五七丸。温水下，日二；或生锉，以水六合，去滓服。

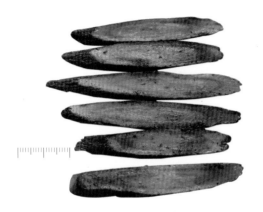

炙甘草（拌蜜）

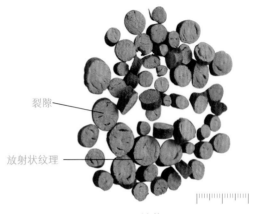

裂隙 · 放射状纹理

甘草

011 大枣 dà zǎo

别名：红枣、干枣、枣子。

鉴别要点 本品呈椭圆形或球形。表面暗红色，略带光泽，有不规则皱纹。外果皮薄，中果皮棕黄色或淡褐色，肉质，柔软，富糖性而油润。果核纺锤形，两端锐尖。气微香，味甜。

性味归经 味甘，性温。归脾、胃、心经。

用法用量 6~15g。

功效 补中益气，养血安神。

使用注意 龋齿作痛者忌服。患虫积者不宜服。湿盛或气滞所致之疾，不宜单用或大量服。

治病验方

• **甘麦大枣汤**：甘草9g，小麦15~30g，大枣5枚，水煎服（原方出自《金匮要略》）。功效：养心安神，和中缓急。适用于精神恍惚，常悲伤欲哭，不能自主，心中烦乱，睡眠不安，甚则言行失常，舌淡红苔少，脉细微数。

养生偏方

• 治泻痢日久：红枣5枚，红糖60g，或红枣、红糖各50g，水煎，喝汤食枣，每日1剂。

• 治高血压病：大枣10~15枚，鲜芹菜根60g，适量水煎服。

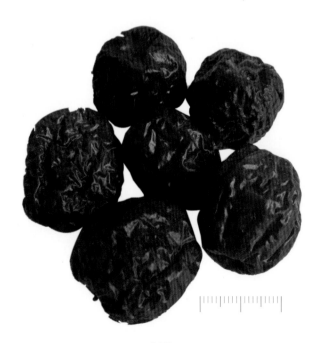

大枣

012 白扁豆

bái biǎn dòu

别名：藕豆、白藕豆、南扁豆。

鉴别要点

白扁豆 呈扁椭圆形或扁卵圆形，长 8～13mm，宽 6～9mm，厚约 7mm。表面淡黄白色或淡黄色，平滑，略有光泽，一侧边缘有隆起的白色眉状种阜，剥去皮后可见凹陷的种脐，紧接种阜的一端有珠孔，另端有短的种脊。质坚硬，种皮薄而脆，子叶 2，肥厚，黄白色。气微，味淡，嚼之有豆腥气（目前大粒、小粒两种白扁豆均有药用）。

炒白扁豆 形如白扁豆，表面黄白色，带焦黄斑，有香气。

性味归经 味甘，性微温。归脾、胃经。

用法用量 9～15g。

功效 健脾化湿，和中消暑。扁豆偏于消暑解毒，炒扁豆偏于健脾止泻。

使用注意 生扁豆研末服宜慎。

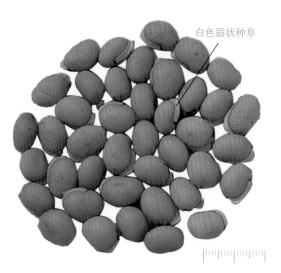

白色眉状种阜

白扁豆（小粒）

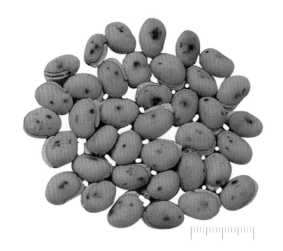

炒白扁豆（小粒）

养生偏方

• 治阴道炎：扁豆 500g，椿根皮 500g，鸡冠花 120g，共研细末，水泛为丸，每次服 6g，每日 2 次。

• 治妇人赤白带下：白扁豆炒黄为末，米饮调下。

• 治慢性肾炎、贫血：扁豆 30g，大枣 20 粒，水煎代茶饮。

013 鹿茸

^{lù róng}

别名：黄毛茸、青毛茸。

鉴别要点

鹿茸片 花鹿茸角尖部习称"血片""蜡片"，为圆形或类圆形薄片。表面浅棕色或浅黄白色，半透明，微显光泽，外皮无骨质。周边粗糙，红棕色或棕色，质坚韧。气微腥，味微咸。中上部习称"粉片"，下部习称"老脚片"，为圆形或类圆形厚片。表面粉白色或浅棕色，中间有蜂窝状细孔，外皮无骨质或略具骨质。周边粗糙，红棕色或棕色，质坚脆。气微腥，味微咸。

鹿茸粉 梅花鹿茸粉为灰白色或米黄色的粉末。气微腥，味微咸。马鹿茸粉为米黄色或灰黑色粉末，气微腥。

性味归经 味甘、咸，性温。归肾、肝经。

用法用量 1～2g，研末冲服。

功效 壮肾阳，益精血，强筋骨，调冲任，托疮毒。

使用注意 阴虚而阳易浮越者不可擅用。肾虚有火者不宜用。

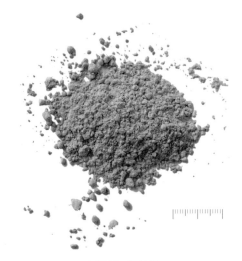

鹿茸粉（微粉）

治病验方

• **阳和汤**：熟地黄 30g，肉桂 3g，麻黄 2g，鹿角胶 9g，芥子 6g，炮姜炭 2g，生甘草 3g，水煎服（原方出自《外科证治全生集》）。功效：温阳补血，散寒通滞。适用于阴疽。症见漫肿无头，皮色不变，口中不渴，舌淡苔白，脉沉细或迟细。

• **右归丸**：熟地黄 250g，山药、枸杞子、菟丝子、鹿角胶、杜仲各 120g，山茱萸、当归各 90g，制附子 60～180g，肉桂 60～120g，共研细末，炼蜜为丸，每服 3～6g，日服 2 次。现多作汤剂，水煎服（原方出自《景岳全书》）。功效：温补肾阳，填充精血。适用于肾阳不足，命门火衰，年老病久而出现的精神疲乏、畏寒肢冷、阳痿、滑精、早衰、腰膝酸软等症。

养生偏方

• **治阳痿**：鹿茸 10g，水煎或研末（每服 1～1.5g），每日 3 次。

• **治体虚夜尿频多，手足不温**：鹿茸粉 0.3g，加入鸡蛋内蒸服，每日早晨服 1 枚，7～15 天为 1 疗程。

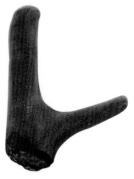

鹿茸（二杠）

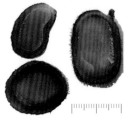

鹿茸（蜡片）

014 肉苁蓉

_{ròu cōng róng}

别名：大芸（淡大芸）、寸芸、苁蓉（甜苁蓉、淡苁蓉）、地精、查干告亚（蒙语）。

鉴别要点

肉苁蓉 多为扁圆形厚片，片面棕褐色或灰棕色，中间有淡棕色点状维管束，排列成波状环纹。周边呈灰黑色，鳞片状。质硬，微有柔性。气微，味甜、微苦。

蒸肉苁蓉 形如肉苁蓉片，片面呈黑色，有酒气。

性味归经
味甘、咸、性温，归肾、大肠经。

用法用量
6～10g。

功效
补肾阳，益精血，润肠通便。

使用注意
腹泻便溏者忌服。胃肠实热而大便干结者不宜用。

治病验方

• 济川煎：当归 9～15g，牛膝 6g，肉苁蓉（酒洗去咸）6～9g，泽泻 5g，升麻 3g，枳壳 3g，水煎，空腹服（原方出自《景岳全书》）。功效：温肾益精，润肠通便。适用于肾虚便秘。症见大便秘结，小便清长，腰膝酸软，舌淡苔白，脉沉迟。

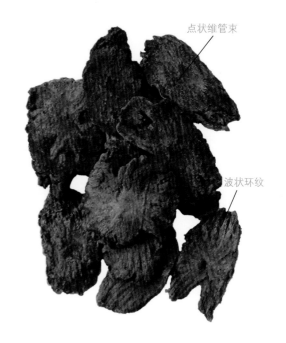

点状维管束

波状环纹

肉苁蓉

蒸肉苁蓉（酒蒸）

养生偏方

• 治老年性多尿症：肉苁蓉 30g，粳米 30g，共煮粥，服食，1 日 1 次，连服 1 周。

• 治慢性浅表性胃炎：肉苁蓉研细末，每次服 5g，每天 3 次。

• 治白细胞减少症：肉苁蓉 80g，山茱萸 20g，共研细末，每次服 5g，每天 3 次。

015 菟丝子
(tù sī zǐ)

鉴别要点

菟丝子 呈类球形，细小，直径 1～1.5mm。表面灰棕色或黄棕色，粗糙，种脐线形或扁圆型。质坚实，不易以指甲压碎。气微，味淡。

盐菟丝子 表面黄褐色或棕褐色，偶带焦斑，可见裂口，略有香气，味微咸。

性味归经
味辛、甘，性平。归肝、肾、脾经。

用法用量
6～12g。外用适量。

功效
补益肝肾，固精缩尿，安胎，明目，止泻；外用消风祛斑。

使用注意
阴虚火旺、大便燥结、小便短赤者不宜服。

治病验方

• 左归丸：熟地黄250g，山药（炒）、枸杞子、山茱萸、菟丝子（制）、鹿角胶（敲碎，炒珠）、龟甲胶（敲碎，炒珠）各120g，川牛膝（酒洗，蒸熟，精滑者不用）90g，研

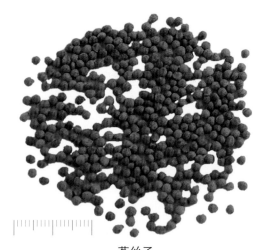

菟丝子

末，炼蜜为丸，每服9～12g，空腹时用滚汤或淡盐汤送下。现多作汤剂，水煎服（原方出自《景岳全书》）。功效：补肝肾，益精血。适用于年老早衰，久病体虚，肝肾精血亏损。症见形体消瘦，腰腿酸软、眩晕、耳鸣失聪、盗汗遗精、小便自遗、口干咽燥等。

养生偏方

• 治肝血不足，视物模糊：酒制菟丝子10g，研末，与鸡蛋共煎，食服。

• 治痤疮：菟丝子30g，加水600ml，煎取300ml，取汁外洗或外敷患处，1日1～2次，7日为1疗程。

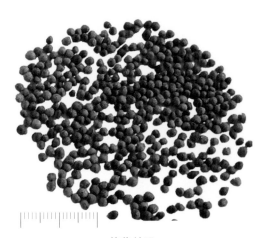

盐菟丝子

016 沙苑子

shā yuàn zǐ

别名：蔓黄耆、夏黄耆、潼蒺藜。

鉴别要点 本品略呈肾形而稍扁，褐绿色或灰褐色，表面光滑，边缘一侧微凹处具圆形种脐。质坚硬，不易破碎。气微味淡，嚼之有豆腥味。

性味归经 味甘，性温。归肝、肾经。

用法用量 9～15g。

功效 补肾助阳，固精缩尿，养肝明目。用于肾虚腰痛，遗精早泄，遗尿尿频，白浊带下，眩晕，目暗昏花。

使用注意 相火偏旺之遗精、膀胱湿热之淋浊带下慎服。

养生偏方

• 早期老年性白内障：沙苑子、石菖蒲、女贞子、生地黄、菟丝子、夜明砂各30g。共研细末，每服12g，水煎服。

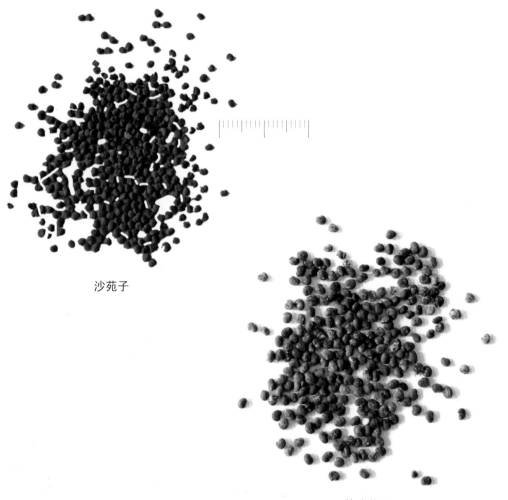

沙苑子

盐沙苑子

017 补骨脂

bǔ gǔ zhī

别名：破故纸。

鉴别要点

补骨脂 呈肾形，略扁，长 3～5mm，宽 2～4mm，厚约 1.5mm。表面黑色、黑褐色或灰褐色，有细微的网纹，质硬。破开内有黄白色种仁，有油性。气微香，味辛、微苦。

炒补骨脂 形如补骨脂，形体微鼓起，色泽加深，气香，微苦。

盐补骨脂 形如补骨脂，形体微鼓起，色泽加深，气微香，味微咸。

性味归经
味辛、苦，性温。归肾、脾经。

用法用量
6～10g。外用20%～30%酊剂涂患处。

功效
温肾助阳，纳气平喘，温脾止泻；外用消风祛斑。

使用注意
阴虚火旺者忌服。

治病验方

• **四神丸**：肉豆蔻6g，补骨脂（炒）12g，五味子6g，吴茱萸12g，诸药为末，加生姜12g、大枣5枚，制丸，每次5～7丸，空腹时服用（原方出自《内科摘要》）。功效：

温肾暖脾，固肠止泻。适用于五更泄泻，不思饮食，食不消化，或腹痛肢冷，神疲乏力，舌淡，苔薄白，脉沉迟无力。

• **斑龙丸**：鹿角霜、鹿角胶、菟丝子（制）、熟地黄、柏子仁各250g，补骨脂、白茯苓各125g，共研细末，酒化鹿角胶为丸。每服9～12g，空腹淡汤或盐送服（原方出自《景岳全书》）。功效：补肾益阳。适用于肾阳不足，阳痿早泄、滑精梦遗、腰酸腿软、自汗心悸、小便增多、或年老阳虚、气力衰弱等。

养生偏方

• 治滑胎：补骨脂70g，猪肚1个，煮熟，食肉喝汤，用量酌定，1月2剂。

• 治扁平疣：压碎补骨脂15g，放入75%酒精100ml中浸泡1周，滤过备用，火柴梗蘸少许补骨脂滴于疣表面，每日数次至痊愈。

• 治小儿夜尿：补骨脂焙干研末，开水冲服，每次5～10g，每日2次。

• 治牙龈出血：补骨脂30g，煎汤服。

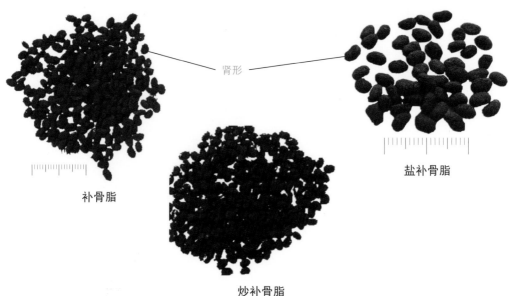

肾形

补骨脂

炒补骨脂

盐补骨脂

018 蛇床子

shé chuáng zǐ

别名：野茴香、野胡萝卜子、蛇米、蛇粟。

鉴别要点 本品果实为双悬果，呈椭圆形，顶端有两枚向外弯曲的柱基，基部偶有细梗。分果的背面有薄而突起的纵棱5条，接合面有两条棕色略突起的纵棱线。种子细小，显油性。气香，味辛凉，有麻舌感。

性味归经 味辛、苦，性温；有小毒。归肾经。

用法用量 3～10g。外用适量，多煎汤熏洗，或研末调敷。

功效 燥湿祛风，杀虫止痒，温肾壮阳。用于阴痒带下，湿疹瘙痒，湿痹腰痛，肾虚阳痿，宫冷不孕。

使用注意 下焦湿热或相火易动，精关不固者禁服。

养生偏方

• 治牙痛：蛇床子不拘多少，煎水热含漱之，即止。

• 治脱肛：蛇床子、甘草各一两，研为末。热汤调服一钱，日进三服。

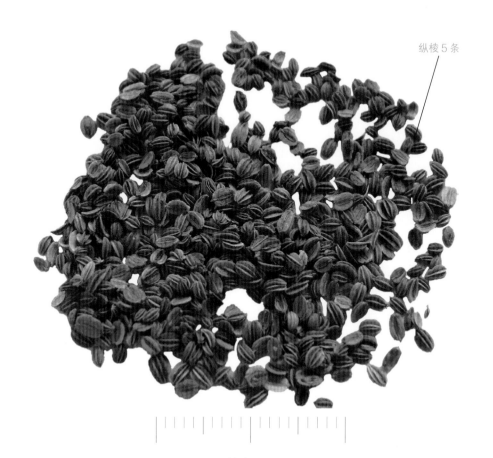

纵棱5条

蛇床子

019 韭菜子

jiǔ cài zǐ

别名：韭子、韭菜仁。

鉴别要点 本品呈半圆形或半卵圆形，表面黑色，一面突起，粗糙，有细密的网状皱纹，另一面微凹，皱纹不甚明显。顶端钝，基部稍尖，有点状突起的种脐。质硬。气特异，味微辛。

性味归经 味辛、甘，性温。归肝、肾经。

用法用量 3 ~ 9g。

功效 补益肝肾，壮阳固精。主治肾虚阳痿，腰膝酸软，遗精，尿频，尿浊，带下清稀，及顽固性呃逆。

使用注意 阴虚火旺者禁服。

治病验方

• 八子固精汤：菟丝子、沙苑蒺藜、韭菜子、金樱子、枸杞子各 12g，白莲子、覆盆子、当归、党参各 9g，五味子 6g，山药 30g，煅龙骨、煅牡蛎各 18g，水煎服（原方出自《辽宁中医杂志》1982 年 12 期）。功效：滋肾温阳，益气固精。适用于遗精。症见头晕目眩、耳鸣腰痛、神疲乏力、形体消瘦、腰膝酸软、身倦乏力、舌红、少苔乏津、脉细弦而数等。

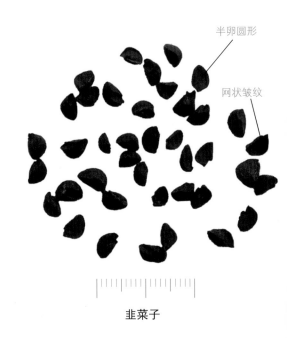

半卵圆形

网状皱纹

韭菜子

• 壮阳起痿丸：党参、炒白术、枸杞子、冬虫夏草、熟地黄、阳起石、韭菜子各 12g，炙鳖甲、生龟甲各 30g，杜仲、制锁阳、淫羊藿（仙灵脾）、当归、川续断、肉苁蓉、补骨脂、紫河车、炙甘草各 6g，菟丝子 15g，研为细末，炼蜜为丸，如梧桐子大。每次 3 ~ 6g，日服 3 次，1 个月为 1 疗程（原方出自《新中医》1989 年 2 期）。功效：填精益肾，举阳振痿。适用于阳痿。

养生偏方

• 治白痢、赤痢：韭菜子研末。治白痢白糖拌，治赤痢黑糖拌。陈米饮下。

• 治耳聋：韭菜子一分（微炒），血余炭一分（烧灰），巴豆半分（去心、皮）。上件药，同研令细，绵裹塞耳中，三日一换（《太平圣惠方》）。

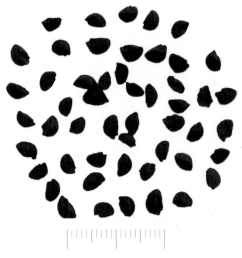

盐韭菜子

020 紫河车

zǐ hé chē

别名：胞衣、衣胞、胎衣、胎膜。

鉴别要点 本品为不规则的类圆形或椭圆形碟状物，直径9～16cm，厚1～2cm。黄白色、紫黄色或紫黑色。外面（即母体面）凹凸不平，有多数沟纹，为绒毛叶；内面（即胎儿面）由一层极薄的羊膜包被，较光滑，边缘向内卷曲，在中央或一侧附有脐带的残余，由脐带处向四周散射出许多血管分支。每具重50～100g，质坚脆，折断面黄色或棕色，杂有白色块粒，有特异的腥气。入药多为粉末。

性味归经 味甘、咸，性温。归肺、肝、肾经。

用法用量 2～3g，研末吞服。

功效 温肾补精，益气养血。

使用注意 阴虚火旺者不宜单用。

治病验方

• 河车大造丸：研为细末，炼蜜为丸，每服6～9g，日服2次，淡盐汤送服（原方出自《扶寿精方》）。功效：滋阴养血，补肺益肾。适用于虚劳内伤，精血不足，肺肾

脐带

半膜

紫河车（胎儿面）

阴虚有热者。症见形体消瘦、咳嗽少痰、潮热盗汗、年老体衰、疲乏无力、腰腿酸软、小儿发育不良、筋骨软弱、舌红少苔、脉细弱等。

养生偏方

• 治产后乳少：紫河车1个，去膜洗净，慢火炒焦，研末，每日晚饭后服用1～3g。

• 治慢性溃疡：胎盘组织液适量，浸透纱布块，填塞或覆盖溃疡疮面，外盖1层凡士林纱条及敷料固定，2～3天换药1次。

• 治慢性支气管炎：临床缓解期和慢性迁延期进行治疗，紫河车鲜品煮食，每周1个，1个月为1个疗程，平均3个疗程。

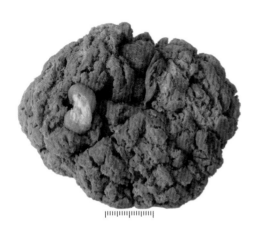

紫河车

021 蛤蚧

gé jiè

别名：大壁虎、仙蟾、蛤蟹。

鉴别要点 本品被固定在竹片上，呈扁片状，头颈部及躯干部长 10～15cm，腹背部宽 6～10cm，尾长 10～14cm。头略呈扁三角状，两眼多凹陷成窟窿，口内有细齿，密生于颚的边缘，无异型大齿。背部呈灰黑色或银灰色，有灰棕色或灰绿色斑点，脊椎骨及两侧肋骨均呈嵴状突起。全身密布圆形、多角形而微有光泽的细鳞。四足均具 5趾；除第一趾、指外均有爪。尾细而坚实，上粗下细，中部可见骨节，与背部颜色相同。质坚韧，气腥，味微咸。

油酥蛤蚧 形如蛤蚧，色稍黄，质较脆，微有腥气。

性味归经 味咸，性平。归肺、肾经。

用法用量 3～6g，多入丸散或酒剂。

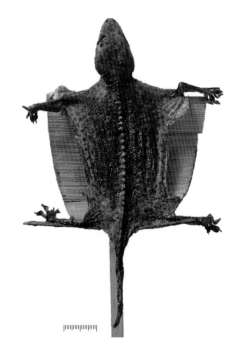

油酥蛤蚧（麻油酥）

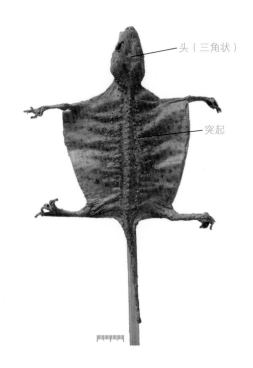

头（三角状）

突起

蛤蚧

功效 补肺益肾，纳气定喘，助阳益精。

使用注意 风寒及湿热喘咳均忌服。

治病验方

• 蛤蚧一对，甘草 30g，杏仁 30g，人参 12g，茯苓 12g，贝母 12g，桑白皮 12g，知母 12g，诸药为末，每日服 6～9g（原方出自《御药院方》）。功效：补肺益肾，止咳定喘。适用于肺肾气虚喘息，咳嗽。

养生偏方

• 治阳痿、遗精：单用蛤蚧 1 对，研末，每服 3g，1 日 2 次，甜酒兑服。

• 治肾虚体弱：蛤蚧（鲜品）2 条，去皮和内脏，炖鸡或炖肉吃；干品 1 对，蒸后，用好酒 1000ml 浸泡，30 日后饮服，每次 30ml。

022 冬虫夏草

dōng chóng xià cǎo

别名：虫草、冬虫草。

鉴别要点 本品由虫体与从虫头部长出的真菌子座相连而成。虫体形似蚕，表面有环纹20～30个；头部红棕色，尾如蚕尾；全身有足8对，近头部3对，中部4对，近尾部1对，以中部4对最明显；质脆易折断，断面有明显暗棕色"U"形纹。子座细长圆柱形，形似"金针"，表面有细纵皱纹，上部稍膨大，质柔韧，断面纤维状，类白色。有用"草似金针虫似蚕"来形容冬虫夏草的形状的。

性味归经 味甘，性平。归肺、肾经。

用法用量 3～9g。

功效 补肾益肺，止血化痰。

使用注意 有表邪者慎用。

治病验方

• **骨髓丸**：牛骨髓250g，人参15g，熟地黄、龙骨、鹿角胶、冬虫夏草、制何首乌、北沙参各30g，研为末，用煮熟的牛骨髓或少许蜂蜜为丸。每服3g，日服3次（原方出自《锦方汇集》）。功效：养肝肾，益精血。适用于白血病。

养生偏方

• 治久病体弱，身体羸弱：冬虫夏草3g，鸡蛋2枚，冰糖30g，隔水炖熟，服食。

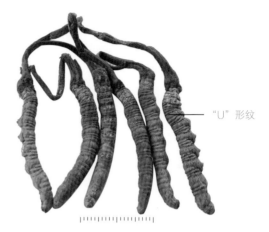

"U"形纹

冬虫夏草

• 治虚喘：冬虫夏草3～5g，与老雄鸭蒸服。

• 治习惯性感冒，平素体虚：冬虫夏草10g，开水泡饮，代茶常服，其渣焙干研末，每服6g，1日2次。

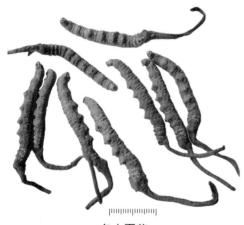

冬虫夏草

023 核桃仁

hé táo rén

别名：胡桃仁、胡桃肉。

鉴别要点 本品呈脑状类球形，大多两半裂，或破碎成不规则块状，种皮淡棕色或深棕色，种皮菲薄，布有深色脉纹。种仁类白色或黄白色，富油性，质脆。无臭，味甘；种皮味涩，微苦。

性味归经 味甘，性温。归肾、肺、大肠经。

用法用量 6～9g。

功效 补肾，温肺，润肠。

使用注意 阴虚火旺、痰火咳嗽及便溏者均不宜服。

治病验方

• **灵乌二仁膏**：灵芝、何首乌各500g，薏苡仁、核桃仁各250g，将前3味反复煎煮，去渣浓缩，加蜜制膏，将核桃肉研末兑入（原方出自《医方新解》）。功效：滋养肝肾，补益精血，调和脾肺。适用于肝肾阴虚，精血亏损。症见头昏头痛、失眠多梦、心悸健忘、大便不畅或兼咳喘等。

• **加味理中地黄汤**：熟地黄15g，当归、枸杞子、党参、炙黄芪、炒酸枣仁、补骨脂各6g，白术9g，山茱萸、肉桂、炙甘草各3g，炮姜3片，大枣3枚，核桃仁2个；用伏龙肝60g，煮水煎药，取浓汁200ml，另加附子1.5g，煎水掺入，分数次灌入。（原方出自《福幼篇》）。功效：助气补血，祛病回阳。适用于小儿精神已亏，气血俱虚，面黄肌瘦，体质虚弱。

养生偏方

• 治气虚咳喘：核桃仁150g，蚕蛹60g，加水炖服。

• 治滑胎：核桃仁（捣烂）60g，糯米150g，共煮粥，1日2次服下，连服3～5剂。

• 治肾虚眩晕：核桃仁3个，鲜荷蒂1个，捣烂，水煎服。

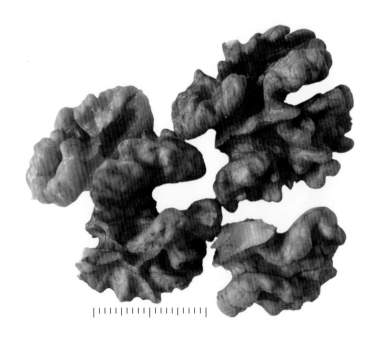

核桃仁

024 胡芦巴

_{hú lú bā}

别名：苦豆、香草。

鉴别要点

胡芦巴 略呈斜方形或矩形，表面黄绿色或黄棕色，平滑，两侧各具一深斜沟，相交处有点状种脐。质坚硬，不易破碎。种皮薄，胚乳呈半透明状，具黏性；子叶2，淡黄色，胚根弯曲，肥大而长。气香，味微苦。

炒胡芦巴 形如胡芦巴，微鼓起，表面色泽加深，有香气。

性味归经 味苦，性温。归肝、肾经。

用法用量 3~10 g。

功效 温补肾阳，祛寒逐湿。主治寒疝，腹胁胀满，寒湿脚气，肾虚腰痛，阳痿遗精，腹泻。

使用注意 阴虚火旺或有湿热者慎服。

养生偏方

• 治气攻头痛：胡芦巴（炒）、荆三棱（酒浸，焙）各半两，干姜（炮）二钱半。上为细末。每服二钱，温生姜汤或温酒调服，不拘时候。

• 治腰痛：胡芦巴（焙研）三钱，木瓜酒调服。

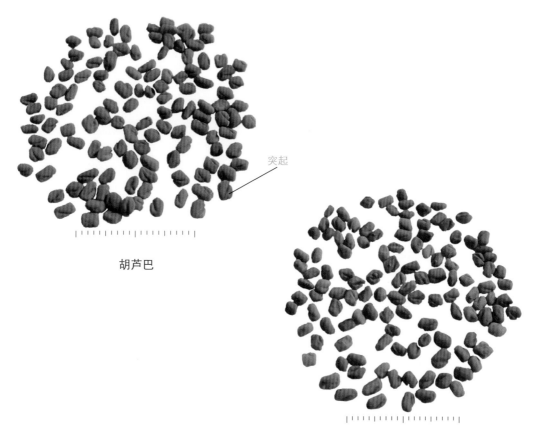

突起

胡芦巴

炒胡芦巴

025 杜仲
dù zhòng

别名：丝楝树皮、丝棉皮、棉树皮、胶树。

鉴别要点

杜仲 为厚薄不一、10～15mm 的小方块。外表面淡棕色或灰褐色，有明显的皱纹或纵裂槽纹；内表面暗紫色，光滑。切断面有细密、银白色、富弹性的橡胶丝，质脆。气微，味稍苦。

盐杜仲 形如杜仲，炒制品呈焦黑色，具焦糊气；砂烫品呈焦褐色，具焦气，略有咸味。

性味归经 味甘，性温。归肝、肾经。

用法用量 6～10g。

功效 补肝肾，强筋骨，安胎。

使用注意 阴虚火旺者慎用。

治病验方

治病验方请参考"韭菜子"的"壮阳起痿丸"。

养生偏方

• 治腰痛：杜仲为末，每日温酒服 9g。

• 治肾气亏损，腰肌劳损腰痛：杜仲 20g，威灵仙 15g，加水 400ml，煎至 200ml，日 1 剂。

• 治肾阳虚遗精：杜仲末 6g，装入 1 个猪肾内，湿纸包 4～5 层，煨熟内服，1 日分 2 次服。

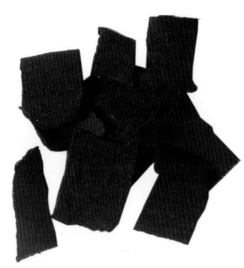

盐杜仲

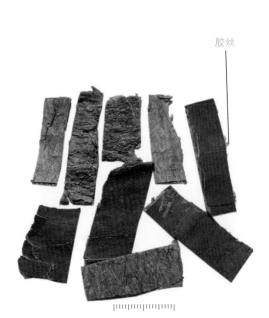

胶丝

杜仲

026 续断

xù duàn

别名：和尚头、小血转。

鉴别要点

续断 本品为类圆形或椭圆形的厚片。周边黄褐色或灰褐色，有皱纹；片面淡褐色，微带墨绿色或棕色，有黄色花纹（维管束）。质坚硬或稍软。气微香，味苦、微甜而涩。

盐续断 形如续断，片面颜色加深，偶有焦斑。口尝微有咸味。

性味归经
味苦、辛，性微温。归肝、肾经。

用法用量
9～15g。

功效
补肝肾，强筋骨，续折伤，止崩漏。酒续断多用于风湿痹痛，跌扑损伤，筋伤骨折；盐续断多用于腰膝酸软。

使用注意
初痢勿用，怒气郁者禁用。

治病验方

• **补气养血汤**：生黄芪、何首乌、白芍、川续断各 15g，当归、丹参、黄精、生地黄、五味子各 12g，生甘草 9g，水煎服（原方出自关幼波《中医原著选读》）。功效：补气养血柔肝。适用于慢性迁延性肝炎，早期肝硬化，肝功能长期不正常，证属气血两虚型者。症见心悸，气短，全身无力，面色苍白，消瘦，精神不振，右胁隐痛，舌苔薄白或无苔，脉沉细。

养生偏方

• 治筋伤骨折：续断 30g，自然铜 60g，白酒 500g，浸 7 日后饮用。

• 治崩漏：续断、鹿角胶、侧柏叶各 15g，加水 600ml，煎至 200ml，服用。

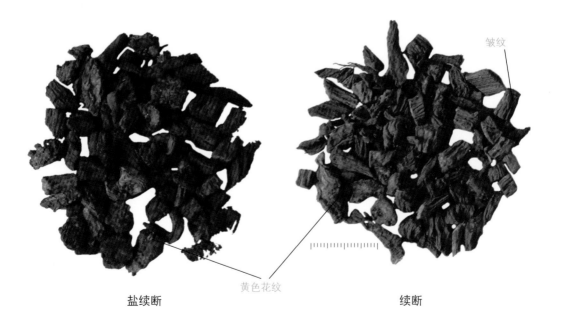

皱纹

黄色花纹

盐续断

续断

027 淫羊藿
yín yáng huò

别名：仙灵脾、短角淫羊藿。

鉴别要点

淫羊藿 茎表面黄绿色或淡黄色，有光泽。叶对生，二回三出复叶，小叶片卵圆形，先端渐尖，边缘有黄色刺毛状细锯齿，上表面黄绿色，下表面灰绿色，叶脉两面突起而明显，叶片近革质。

箭叶淫羊藿 一回三出复叶，小叶片长卵形至卵状披针形，两侧小叶基部明显偏斜，外侧呈箭形。叶片革质。

柔毛淫羊藿 小叶卵状披针形，下表面灰色，密被白色网状柔毛，叶脉两侧密生长毛，被柔毛。

朝鲜淫羊藿 小叶较大，长4～10cm，宽3.5～7cm，先端长尖，叶片较薄，革质。

炙淫羊藿 形如淫羊藿，表面呈微黄色，显油亮光泽，微有羊油气。

性味归经 味辛、甘，性温。归肝、肾经。

用法用量 6～10g。

功效 补肾阳，强筋骨，祛风湿。生品偏于祛风湿，强筋骨；炙淫羊藿温肾助阳作用增强。

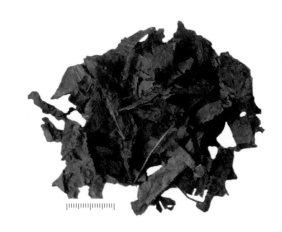

淫羊藿

使用注意 阴虚火旺者不宜服。

治病验方

• 加味益精壮阳丸：熟地黄、山茱萸、枸杞子各15g，茯苓、肉苁蓉、锁阳、白参、炒酸枣仁、菟丝子各12g，淫羊藿30g，巴戟天20g，鹿茸6g，天冬、甘草各9g，共为细末，炼蜜为丸，每丸10g，每次1丸，每日2～3次。现常作汤剂，水煎服（原方出自《千家妙方》）。功效：滋阴壮阳，益肾固精。适用于早泄。症见早泄或遗精，阳痿，并伴见腰腿酸软，头晕眼花，耳聋耳鸣，气短乏力，小便清长或淋漓不尽，舌淡少苔，脉细弱。

养生偏方

• 治尿崩：淫羊藿50～100g，加水适量，水煎，每天分2次服。

• 治牙痛：淫羊藿，不拘多少，为粗末，煎汤漱牙齿。

炙淫羊藿（羊油炙）

028 巴戟天
bā jǐ tiān

别名：鸡肠风、鸡眼藤、黑藤钻、兔仔肠、三角藤、糠藤。

鉴别要点

巴戟天 为扁圆形筒状小段或呈不规则块状，表面灰黄色或暗灰色，具纵纹及横裂纹。切断面皮部紫色或淡紫色，周边灰黄色。无臭，味甜、微涩。

盐巴戟天 形如巴戟天段，表面带焦斑，微有咸味。

性味归经
味甘、辛，性微温。归肾、肝经。

用法用量
3～10g。

功效
补肾阳，强筋骨，祛风湿。巴戟天偏于祛风除湿；盐炙巴戟天补肾助阳作用缓和。

使用注意
阴虚火旺者不宜单用。

治病验方

• **二仙汤**：仙茅、淫羊藿（仙灵脾）各9～15g，当归、巴戟天各9g，黄柏、知母各4.5～9g，水煎服（原方出自上海曙光医院方）。功效：温肾阳，补肾经，泻肝火。适用于冲任不调、虚火上亢症。症见头晕乏

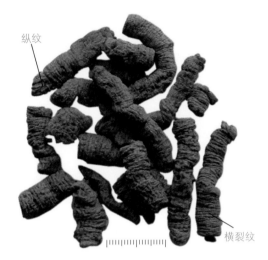

纵纹

横裂纹

巴戟肉

力、腰酸腿软、体倦畏寒、口干心烦、筋惕肉瞤、阵发性面部潮红等。

养生偏方

• 治小便频数，夜尿：巴戟天30g，核桃仁20g，装入猪膀胱内，隔水炖熟后服食。

• 治肾病综合征：巴戟天30g，山茱萸30g，加水400ml，煎至200ml，日1剂。

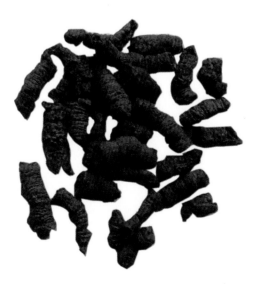

盐巴戟天

029 阳起石

yáng qǐ shí

别名：石生、起阳石。

鉴别要点

阳起石 为不规则的碎块状或粉末，灰白色、暗灰色或浅绿色，多夹有浅黄棕色条纹或花纹，具丝样光泽。体重，质松脆。碎断面不整齐，纵向裂开呈丝状。气无，味淡。

煅阳起石 为灰黄色碎块或粉末，质酥松，略有酒气，味淡。

性味归经
味咸，性微温。归肾经。

用法用量
3~5g。外用适量，研末调敷。

功效
温肾壮阳。煅阳起石偏于温肾助阳；酒阳起石加强助阳的作用。

使用注意
阴虚火旺者忌用。不宜久服。

治病验方
治病验方请参考"韭菜子"的"壮阳起痿丸"。

养生偏方
- 治崩漏：阳起石 60g，鹿茸 30g，共为细末，制成丸，食前服。
- 治丹毒：阳起石（烧，研末），新水调涂肿处。

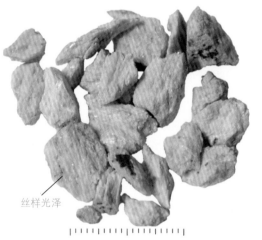

丝样光泽

阳起石

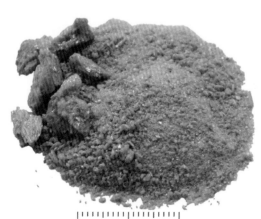

煅阳起石（黄酒淬块、粉）

030 紫石英

zǐ shí yīng

别名：萤石、氟石。

鉴别要点
　　紫石英　为不规则或具棱角的碎块状或粉末。紫色或绿色，深浅不等，半透明至透明，有玻璃样光泽，表面不整齐，常有裂纹。体重，质坚硬。无臭，味淡。
　　煅紫石英　呈碎块或粉末状，棕黄色，光泽变暗，略有醋气。

性味归经　味甘，性温。归肾、心、肺经。

用法用量　9~15g，先煎。

功效　温肾暖宫，镇心安神，温肺平喘。

使用注意　阴虚火旺者忌服。

治病验方
　　本书未收载。

养生偏方
　　● 治阳痿：紫石英15g，粳米（或糯米）100g，红糖适量，煮粥食服。
　　● 治痈肿疮毒：紫石英醋淬，生姜、米醋煎，敷患部。
　　● 治肺寒咳逆上气：紫石英煅，醋淬，研末，水飞，加花椒10粒泡汤下。

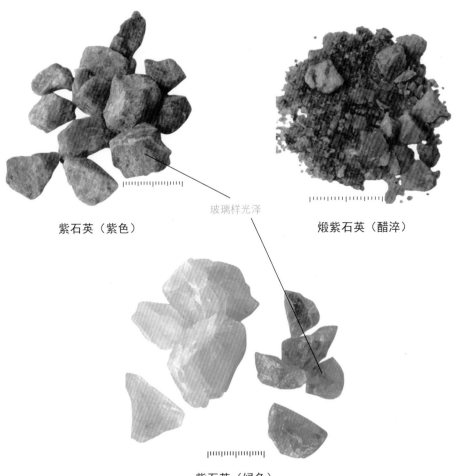

紫石英（紫色）

玻璃样光泽

煅紫石英（醋淬）

紫石英（绿色）

031 dāng guī 当归

别名：干归、马尾当归、秦哪、马尾归、云归、西当归、岷当归、金当归、当归身、涵归尾、土当归。

鉴别要点

当归 为圆形或类圆形薄片，片面黄白色或淡黄棕色，平坦，有裂隙；中间有一浅棕色的环纹，并有多数棕色油点；周边灰棕色或棕褐色，有缺裂。质柔韧。有浓郁香气，味甘、辛、微苦。

当归炭 形如当归片，表面焦黑或焦褐色，内部褐色，质松脆，具焦糊气。

性味归经 味甘、辛，性温。归肝、心、脾经。

用法用量 6 ~ 12g。

功效 补血活血，调经止痛，润肠通便。当归偏于补血，调经，润肠通便；当归炭偏于止血和血。

使用注意 湿盛中满、大便泄泻者不宜服。

治病验方

• **当归补血汤**：黄芪 30g，当归（酒洗）6g，水煎，空腹时温服（原方出自《内外伤辨惑论》）。功效：补气生血。适用于血虚发热证。症见肌热面红，烦渴欲饮，脉洪大而虚，重按无力。亦治妇人经期、产后血虚发热头痛，或疮疡溃后，久不愈合者。

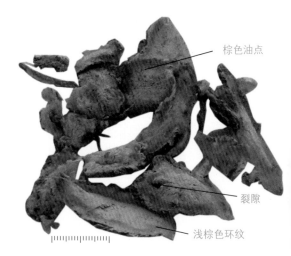

棕色油点

裂隙

浅棕色环纹

当归

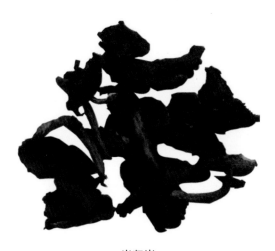

当归炭

• **四物汤**：熟地黄 12g，当归 9g，白芍 9g，川芎 6g，水煎服（原方出自《仙授理伤续断秘方》）。功效：补血和血。适用于营血虚滞证。症见心悸失眠，头晕目眩，面色无华，妇人月经不调，量少或经闭不行，脐腹作痛，舌淡，脉细弦或细涩。

养生偏方

• 治上消化道出血：当归焙干研粉，每次 4.5g，开水吞服，日服 3 次。

• 治习惯性便秘：当归、莱菔子各 20g，煎煮沉淀后滤过去渣，入蜂蜜 200g，混匀，煮沸，每日 200ml，分 2 次服。

• 治产后自汗、盗汗：当归、黄芪各一两，麻黄根半两。上为末，每服三钱，水煎服。

032 熟地黄

shú dì huáng

别名：熟地。

鉴别要点 本品为不规则类圆形的厚片，表面乌黑发亮，质滋润而柔软，易粘连。味甜。

性味归经 味甘，性微温。归肝、肾经。

用法用量 9～15g。

功效 补血滋阴，益精填髓。

使用注意 气滞痰多、脘腹胀痛、食少便溏者忌服。

治病验方

• 六味地黄丸：熟地黄24g，山茱萸12g，干山药12g，泽泻9g，牡丹皮9g，茯苓9g，上为末，炼蜜为丸，如梧桐子大（原方出自《小儿药证直诀》）。功效：滋阴补肾。适用于肾阴虚证。症见腰膝酸软，头晕目眩，耳鸣耳聋，盗汗，遗精，消渴，骨蒸潮热，手足心热，舌燥咽痛，牙齿动摇，足跟作痛，小便淋漓，以及小儿囟门不合，舌红少苔，脉沉细数。

养生偏方

• 治皮肤瘙痒：熟地黄100g，丹参100g，蝉蜕150g，共研细粉，每次服3g，每日3次，15天为1个疗程。治疗2个疗程。

• 治糖尿病酮症：熟地黄75g，黄芪25g，人参10g，每日1剂，水煎至400ml，分2次服。

• 治电光性眼炎：将熟地黄洗净切片，每片约2mm厚薄，4片。患者平卧，头后仰，将熟地黄片贴在眼上，约2min换一次，轮流重复使用。

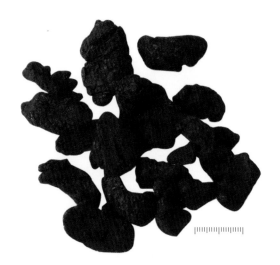

黄酒蒸地黄

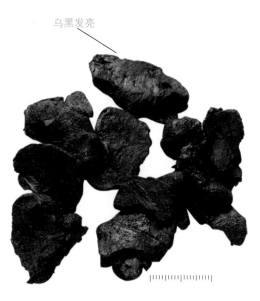

乌黑发亮

熟地黄

033 何首乌 hé shǒu wū

别名：首乌、赤首乌、夜交藤根。

鉴别要点

何首乌 为不规则的厚片或小立方块，片面浅黄棕色或浅红棕色，具"云锦花纹"，显粉性。周边红棕色或红褐色，皱缩不平。体重，质坚实。气微，味微苦、涩。

制何首乌 蒸、炖何首乌形如何首乌，内外均呈黑褐色，凹凸不平，有光泽，角质样。

性味归经

味苦、甘、涩，性微温。归肝、心、肾经。

用法用量

3～6g。

功效

解毒，消痈，截疟，润肠通便。生何首乌偏于解毒消肿，润肠通便，截疟；制何首乌偏于补肝肾，益精血，乌须发，强筋骨，化浊降脂。

使用注意

煎煮和炮制时忌用铁质器具；服用时不宜与含铁离子的化学药品同服；不宜与磁石、铁落、赭石等药同用。

治病验方

• **七宝美髯丹**：赤首乌18g，白首乌18g，赤茯苓18g，白茯苓18g，牛膝9g，当归9g，枸杞子9g，菟丝子9g，补骨脂6g，诸药为末，炼蜜为丸（原方出自《积善堂房》）。功效：补益肝肾，乌发壮骨。适用于肝肾不足证。症见须发早白、脱发、齿牙动摇、腰膝酸软、梦遗滑精、肾虚不育等。

养生偏方

• 治精血亏损之须发早白、早衰者：制何首乌、熟地黄各30g，当归15g，浸于1000ml粮食白酒中，10～15日后开始饮用，每日1～2盅（15～30ml）。

• 治习惯性便秘：生何首乌60g，研末，加蜂蜜60g，每日5～8g。

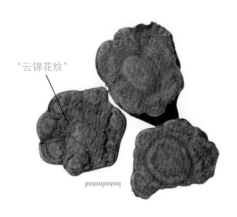

"云锦花纹"

何首乌

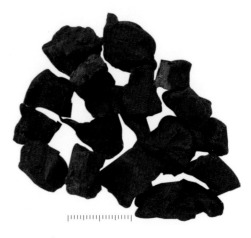

炖何首乌（黑豆汁炖）

034 阿胶 ē jiāo

别名： 傅致胶、盆覆胶、驴皮胶。

鉴别要点

阿胶 呈立方块或为不规则的碎块，黑褐色，有光泽，质硬而脆。断面光亮，碎片对光照视呈棕色，半透明。气微，味微甜。

阿胶珠 呈类圆球形，表面黄白色或淡黄色，光滑，附有蛤粉细粉。质脆，易碎。碎断面中空略成海绵状，淡黄色。气微，味微甜。烫制胶珠火候十分重要，火候过胶珠色则变深。

性味归经
味甘，性平。归肺、肝、肾经。

用法用量
3 ～ 9g。烊化兑服。

功效
补血滋阴，润燥，止血。

使用注意
脾胃虚弱、不思饮食或纳食不消、痰湿呕吐及泄泻者均不宜服。

治病验方

• **大定风珠：** 生白芍 18g，阿胶 9g，生龟甲 12g，干地黄 18g，火麻仁 6g，五味子 6g，生牡蛎 12g，麦冬 18g，炙甘草 12g，鸡子黄 2 个，鳖甲 12g，水煎服（原方出自《温病条辨》）。功效：滋阴息风。适用于阴虚动风证。症见神倦乏力，手足瘛疭，舌绛苔少，脉细数。

养生偏方

• 治胎动不安、滑胎：阿胶 12g，加水 200ml 煎煮，阿胶完全溶化后，打入荷包蛋 2 枚，蛋熟后搅入红糖 30g。

• 治出血：优质阿胶研成细末，每次 20 ～ 30g，每日 2 ～ 3 次，温开水送服或熬成糊状饮下。

• 治老人、虚人便秘：阿胶（烫）二钱，连根葱白三片，蜜二匙。水煎，去葱，入阿胶、蜜，食前温服。

• 治遗尿：阿胶三钱，牡蛎四钱，鹿茸四钱。上挫末。挑三分，水一盏半，煎至一盏，空心服，米饮调亦得。

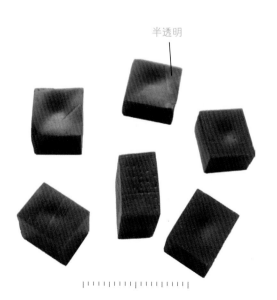

半透明

阿胶丁

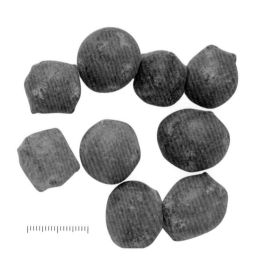

阿胶珠

035 黄明胶
huáng míng jiāo

别名：水胶、牛皮胶、海犀胶、广胶、明胶。

鉴别要点 本品呈长方形或较薄的长方形片块，褐绿色，近半透明。气微，味微甘咸。

性味归经 味甘，性平。归肺、大肠经。

用法用量 3～9g。烊化兑服。

功效 滋阴润燥，养血止血，活血消肿，解毒。主治虚劳肺痿，咳嗽咯血，吐衄，崩漏，下痢便血，跌打损伤，痈疽疮毒，烧烫伤。

使用注意 饮食宜清淡，忌食辛辣、生冷、油腻食物。

治病验方 本书未收载。

养生偏方

● 治肺阴虚咳嗽：黄明胶15g，杏仁10g，糯米15g。水煎服，日服两次。

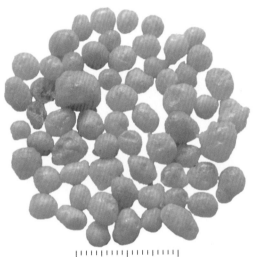

黄明胶珠

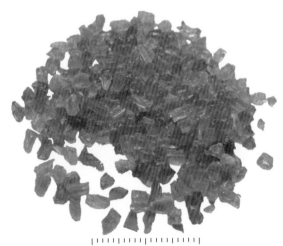

黄明胶

036 枸杞子 (gōu qǐ zǐ)

别名：枸杞、枸杞红实、甜菜子、西枸杞、狗奶子、红青椒、枸蹄子。

鉴别要点 本品呈椭圆形或纺锤形，略扁，长6～18mm，直径3～8mm。表面鲜红色或暗红色，顶端有小凸起状的花柱痕，基部有白色的果梗痕。果皮柔韧、皱缩。果肉肉质，柔润而有黏性，种子多数，扁肾形。无臭，味甜，微酸。嚼之唾液染成红黄色。

性味归经 味甘，性平。归肝、肾经。

用法用量 6～12g。

功效 滋补肝肾，益精明目。

使用注意 脾虚有湿及泄泻者忌服。

治病验方

• 龟鹿二仙膏：龟甲2500g，鹿角5000g，枸杞子1000g，人参500g，用水煎熬成胶，每日9g，用陈酒烊化，清晨空腹服（原方出自《医方集解》）。功效：益肾补气，滋填精髓。适用于阴阳两虚，肾精亏

损。症见全身虚弱无力，早衰健忘，腰腿酸软，遗精阳痿，耳聋失聪，头晕目眩，舌淡，脉细弱者。

• 大补元煎：熟地黄15g，山茱萸、山药（炒）、枸杞子、杜仲、党参、当归各9g，炙甘草6g，水煎服（原方出自《景岳全书》）。功效：益气养血，补益肝肾。适用于肾阴不足，气血两亏。症见腰痛腿软，头昏，耳鸣，头痛，气短，体虚神倦，舌淡，脉细。

养生偏方

• 治肥胖症：枸杞子30g，当茶冲服，早晚各1次，每日1剂。

• 治慢性萎缩性胃炎：枸杞子适量，洗净，烘干，打碎分装，每日20g，分2次服，空腹嚼服，2个月为1疗程。

• 治小儿遗尿：枸杞子15g开水浸泡当茶随意饮用，临睡前将枸杞子服下。

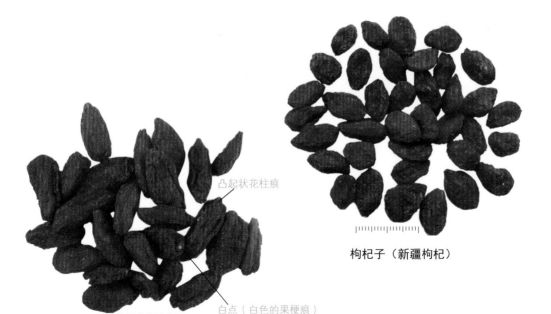

枸杞子（新疆枸杞）

凸起状花柱痕

白点（白色的果梗痕）

枸杞子（宁夏枸杞）

037 龙眼肉

lóng yǎn ròu

别名：桂圆肉、亚荔枝。

鉴别要点 本品为不规则的块片或圆筒块片，常数片黏结，片长约15mm，宽20～30mm，厚约1mm。棕褐色，半透明。一面皱缩不平，一面光亮而有细皱纹，质柔润。气微香，味甜。

性味归经 甘，温。归心、脾经。

用法用量 9～15g。

功效 补益心脾，养血安神。

使用注意 内有郁火，痰饮气滞及湿阻中满者忌服。外感未清者忌服。

治病验方

• 归脾汤：白术9g，茯神9g，黄芪（去芦）12g，龙眼肉12g，酸枣仁（炒，去壳）12g，人参6g，木香6g，炙甘草3g，生姜3片，大枣3枚，水煎服（原方出自《重订严氏济生方》）。功效：益气补血，健脾养心。适用于心脾气血两虚。症见惊悸怔忡，失眠健忘，食少体倦，以及脾虚气弱，便血崩漏。

养生偏方

• 治脾胃虚弱而见胃胀痛、胃下垂者：龙眼肉120g，炖猪小肚2个，内服。

• 治脾虚泄泻：龙眼干14粒，生姜3片，合煎汤服。

• 治不寐：龙眼肉15g，鸡蛋1个，先煮龙眼肉，出味后加入鸡蛋，蛋熟后加糖少许服，每日1次。

• 治妇人带下：龙眼肉（焙焦喷酒，再焙再喷，连续3次）60g，合猪肉（半肥半瘦）炖服。

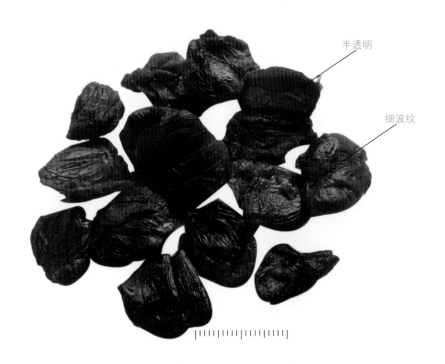

半透明

细波纹

龙眼肉

038 桑椹 sāng shèn

别名：桑椹子、桑蔗、桑枣、桑果、乌椹。

鉴别要点 本品为许多小瘦果集合而成的长圆形果穗，长 10 ~ 20mm，直径 5 ~ 8mm。黄棕色、棕红色至暗紫色。小瘦果卵圆形，稍扁，长约 2mm，宽约 1mm。气微，味微酸而甜。

性味归经 味甘、酸，性寒。归心、肝、肾经。

用法用量 9 ~ 15g。

功效 滋阴补血，生津润燥。

使用注意 脾胃虚寒作泻者勿服。

养生偏方

• 治习惯性便秘：鲜桑椹 30 ~ 60g，水适量煎服。

• 治风湿性关节炎：桑椹（放白浆时）500g，采后即放入 1000ml 白酒中浸泡 7 天，滤渣备用，每日早晚各服 15g。

• 治糖尿病：鲜桑椹绞汁备用，每次服 15ml 左右，每日服 3 次，同时每日 2 次食胡萝卜粥（胡萝卜 80g 洗净切碎，粳米 60g，文火煮粥），并以适量青菜或肉类佐餐。

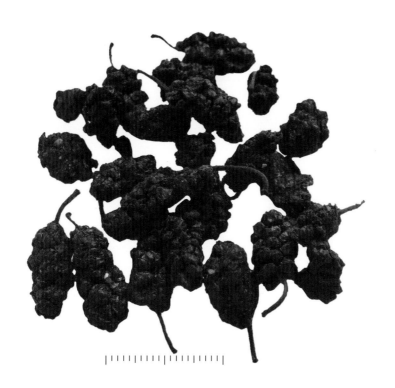

桑椹

039 南沙参

nán shā shēn

别名：三叶沙参、山沙参、龙须沙参。

鉴别要点 本品呈圆锥形，顶端具1～2个根茎（芦头），除去栓皮后表面黄白色或淡棕黄色，凹陷处常有残留粗皮。体轻，质松泡，易折断，断面不平坦，具黄白色交错纹理，多裂隙。无臭，味微甘。

性味归经 味甘，性微寒。归肺、胃经。

用法用量 9～15g。

功效 养阴清肺，益胃生津，化痰，益气。

使用注意 不宜与藜芦同用。风寒作嗽、寒饮喘咳及脾胃虚寒者忌服。

养生偏方

• 治产后无乳：杏叶、沙参根各12g，煮猪肉食。

• 治鸡眼：沙参、丹参各50g，加水800ml，煎至300ml服用，每日1剂。

• 治肺热咳嗽：沙参50g，加水400ml，煎至200ml，日1剂。

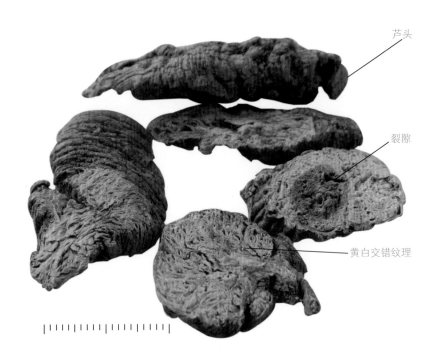

芦头

裂隙

黄白交错纹理

南沙参

040 běi shā shēn 北沙参

别名：莱阳参、海沙参、银沙参、辽沙参、苏条参、条参、北条参。

鉴别要点

北沙参 本品为圆柱形小段或圆形片，表面类白色或淡黄白色，略粗糙，有纵皱纹及棕黄色点状支根痕。切断面皮部浅黄白色，木部黄色，角质，质脆。气特异，味微甜。

蜜沙参 形如沙参，表面呈深黄色，微有光泽，味甜。

性味归经
味甘、微苦，性微寒。归肺、胃经。

用法用量
5～12g。

功效
养阴清肺，益胃生津。

使用注意
不宜与藜芦同用。风寒作嗽、寒饮喘咳及脾胃虚寒者忌服。

治病验方

• 滋补肝肾汤：北沙参、白芍、川续断、菟丝子、女贞子各15g，五味子、何首乌、黄精、当归各12g，生甘草9g，水煎服（原方出自关幼波《中医原著选读》）。功效：滋补肝肾。适用于慢性迁延性肝炎，肝功能长期不正常，证属肝肾阴虚者。症见腰腿酸软无力，劳累则肝区痛，睡眠多梦，精神疲倦，头晕目眩，有时盗汗，舌净无苔或舌质稍红，脉沉细弦。

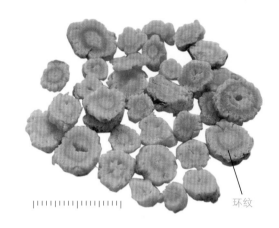

环纹

北沙参

养生偏方

• 治急、慢性支气管炎：北沙参、车前子各10g，生甘草5g，加水600ml，煎至200ml，每日1剂，2～3次分服。

• 治脾胃气阴两虚，食欲减退，消化不良，神疲乏力，口干少津：北沙参15g，淮山药15g，炒扁豆12g，莲子10g，加水400ml，水煎，水沸1h后，取汤温服，每日1次。有一定疗效。

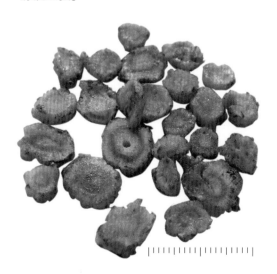

蜜沙参

041 麦冬 mài dōng

别名：麦门冬、沿阶草、书带草。

鉴别要点 本品呈轧扁的纺锤形，长15 ~ 30mm，直径3 ~ 6mm。表面黄白色或淡黄色，有细纵纹及轧扁的裂隙。断面黄白色，半透明，中柱细小，质柔韧。气微香，味甘、微苦。

性味归经 味甘、微苦，性微寒。归心、肺、胃经。

用法用量 6 ~ 12g。

功效 养阴生津，润肺清心。

使用注意 风寒感冒、痰湿咳嗽，以及脾胃虚寒泄泻者，均忌服。

治病验方

• **麦门冬汤**：麦冬70g，半夏10g，人参6g，甘草6g，粳米5g，大枣4枚，水煎服（原方出自《金匮要略》）。功效：润肺益胃，降逆下气。适用于肺痿，咳唾涎沫，短气喘促，咽喉干燥，舌干红少苔，脉虚数。

养生偏方

• 治小儿急性水肿：百合科大叶麦冬鲜块根捣烂后，放置于小瓶中，外敷于脐上，纱条固定，12h换1次。连敷3 ~ 4天。

• 治糖尿病：鲜麦冬全草30 ~ 50g，切碎，煎汤代茶饮，连服3个月。

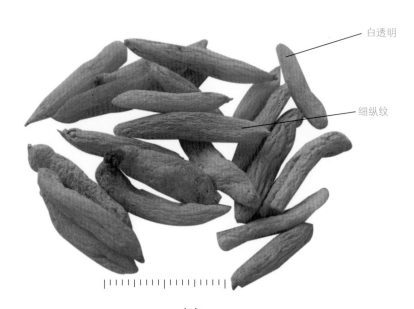

白透明

细纵纹

麦冬

042 天冬
tiān dōng

别名：大当门根、天门冬、天棘、多仔婆。

鉴别要点 本品为类圆形的薄片，片面黄白色或淡棕色，角质样，半透明，中心黄白色。质坚韧或柔润，有黏性。气微，味甘、微苦。

性味归经 味甘、苦，性寒。归肺、肾经。

用法用量 6～12g。

功效 养阴润燥，清肺生津。

使用注意 虚寒泄泻及外感风寒致嗽者忌服。

治病验方

• 人参固本丸：人参60g，天冬（炒）、麦冬（炒）、生地黄、熟地黄各125g，研为细末，炼蜜为丸。每日服15g，空腹温服或淡盐汤服（原方出自《景岳全书·古方八阵》）。功效：甘寒滋阴，肺肾同治。适用于肺肾阴虚、肺痨虚热、咳嗽咯血、自汗盗汗、心悸气短、四肢酸软、腰酸耳鸣等。

• 保真汤：当归、生地黄、白术、黄芪、人参各9g，赤茯苓、陈皮、赤芍、甘草、白茯苓、厚朴各4.5g，天冬、麦冬、白芍、知母、黄柏、五味子、柴胡、地骨皮、熟地黄各3g，生姜3片，红枣5枚，本方与保和汤交替服用，每日1次（原方出自《增订十药神书》）。功效：补血益气，疏肝降火。适用于体质虚弱，骨蒸潮热者。

养生偏方

• 治乳腺小叶增生及乳腺癌：天冬63g，剥去外皮，放瓷碗中加黄酒适量，隔水蒸0.5～1h，分早、中、晚3次分服。

• 治功能性子宫出血：生天冬15～30g（鲜品30～90g）加水800ml，煎至300ml，每日1剂，红糖为引。

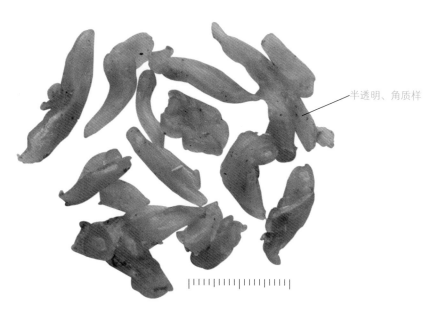

半透明、角质样

天冬

043 玉竹 yù zhú

别名：葳蕤、节地、玉术、竹节黄、竹七根。

鉴别要点 本品为扁柱形或不规则的厚片。片面棕黄色，显颗粒性或角质样，半透明。质硬而脆或稍软。气微，味甜，嚼之发黏。

性味归经 味甘，性微寒。归肺、胃经。

用法用量 6～12g。

功效 养阴润燥，生津止渴。

使用注意 脾虚而有湿痰气滞者不宜服。

养生偏方

• 治高血压病：肥玉竹500g，加水13碗，文火煎至3碗，分多次1天服完，每日1剂。

• 治冠心病：玉竹12g，水煎，代茶饮。

• 治虚咳：玉竹15～30g，与猪肉同煮服；玉竹12g，百合9g，水煎服。

• 治嗜睡：玉竹25g，木通10g，水煎，代茶饮。

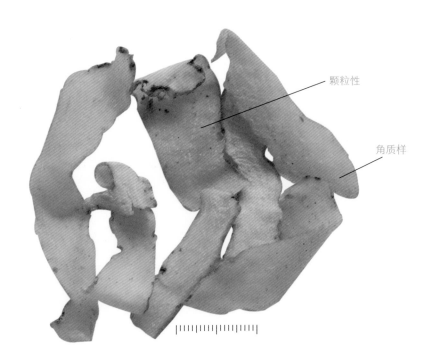

颗粒性

角质样

玉竹

044 百合 bǎi hé

别名：强瞿、番韭、山丹、倒仙。

鉴别要点

百合 呈椭圆形肉质片状，长20～25mm，表面乳白色，角质样，半透明。周边较薄，略向内扭曲，隐有白色纵纹，背面凸出不平。质坚而脆。无臭，味微苦。

蜜百合 形如百合，表面黄色，偶见黄焦斑，略带黏性，味甜。

性味归经 味甘，性寒。归心、肺经。

用法用量 6～12g。

功效 养阴润肺，清心安神。

使用注意 风寒咳嗽及中寒便溏者忌服。

治病验方

• **百合固金汤**：百合 12g，熟地黄 9g，生地黄 9g，当归身 6g，白芍 6g，甘草 3g，桔梗 6g，玄参 3g，贝母 6g，麦冬 9g，水煎服（原方出自《周慎斋遗书》）。功效：滋阴保肺，止咳化痰。适用于肺肾阴亏，虚火上炎证。症见咳嗽气喘，痰中带血，咽喉干痛，头晕目眩，午后潮热，舌红少苔，脉细数。

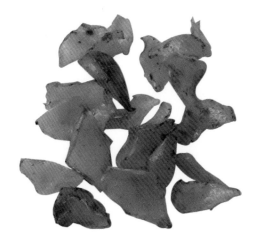

蜜百合

• **拯阴理劳汤**：党参、麦冬、白芍、生地、女贞子各 12g，龟甲 15g，当归、薏苡仁、橘红、牡丹皮、莲子肉、百合各 9g，炙甘草 6g，大枣 2 枚，水煎服（原方出自《医宗必读》）。功效：滋阴润肺，益肾补虚。适用于肺肾阴虚。症见颧红口干，骨蒸潮热，盗汗体倦，咳嗽气短，遗精滑泄，舌红少苔，脉细数。

养生偏方

• 治耳聋、耳痛：干百合为末，温水服 6g，日 2 服。

• 治疮肿不穿：野百合同盐捣泥，敷之。

• 治肺脏壅热烦闷：新百合 120g，用蜜半盏，拌和百合，蒸令软，时时含如枣大，咽津。

• 治神经衰弱，心烦失眠：百合 15g，酸枣仁 15g，远志 9g，水煎，代茶饮。

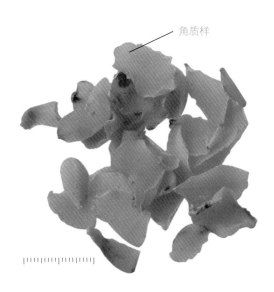

角质样

百合

045 huáng jīng 黄精

别名：节节高、野生姜、野仙姜、山生姜、老虎姜、山姜、兔竹、鹿竹、黄芝、黄鸡菜、太阳草、马箭、土灵芝、笔菜、笔管菜、姜蕤、重楼。

鉴别要点

鸡头黄精 呈结节状弯柱形，结节长2～4cm，常有分支。表面半透明，有圆形茎痕。质硬而韧，断面稍带角质。气微，味甜，有黏性。

姜黄精 呈长条结节状，长短不等，常数个块状结节相连，结节上侧有突出的圆盘状茎痕。表面粗糙。

大黄精 呈肥厚肉质结节状，结节长达10cm以上，结节上侧茎痕呈圆盘状，圆周凹入，中部突出。质硬而韧，不易折断，断面角质样。气微，味甜，嚼之有黏性。

蒸黄精（酒蒸） 形如黄精，内外均呈黑褐色，质滋润，微具光泽；味香甜，微有酒气。

炖黄精（酒炖） 形如黄精，内外均呈黑亮色，质滋润，微具光泽；味香甜，微有酒气。

性味归经 味甘，性平。归脾、肺、肾经。

用法用量 9～15g。

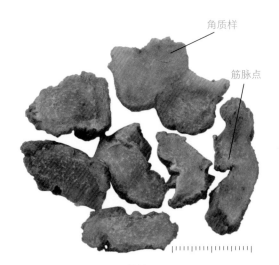

角质样

筋脉点

黄精

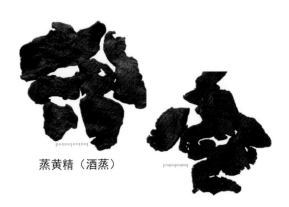

蒸黄精（酒蒸）

炖黄精（酒炖）

功效 补气养阴，健脾，润肺，益肾。

使用注意 脾虚有湿、咳嗽痰多、中寒便溏及痞满气滞者不宜服。

治病验方

可参考"北沙参"的"滋补肝肾汤"。

养生偏方

• 治肺结核，病后体虚：黄精15～50g，水煎服或炖猪肉食。

• 治低血压：黄精30g，党参30g，炙甘草10g，加水600ml，煎至200ml，顿服，每日1剂。

• 治神经衰弱、失眠：黄精15g，野蔷薇果9g，生甘草6g，水煎，代茶饮。

046 银耳
yín ěr

别名：白木耳、雪耳、银耳子。

鉴别要点 本品为不规则的鸡冠状团片，由众多细小屈曲的瓣片组成，类白色或黄白色，半透明，微有光泽。质脆易碎。气特异，味淡。

性味归经 味甘、淡、性平。归脾、胃经。

用法用量 3～10g，或炖冰糖、肉类服。

功效 滋阴润肺，益气生津。

使用注意 风寒咳嗽者及湿热酿痰致咳者禁用。

治病验方

本书未收载。

养生偏方

• 治咳嗽，心烦，痰少，口渴：银耳6g（先用水浸泡，去蒂），冰糖15g，加水适量，隔水共蒸透，制成银耳糖汤，分2次服，每日1剂。

• 治原发性高血压：银耳10g，米醋、水各10ml，鸡蛋3个（先煮熟去壳），共慢火炖汤，吃银耳和鸡蛋，每日吃蛋1个，并喝汤吃银耳。

• 癌症放疗、化疗期：银耳12g，绞股蓝45g，党参、黄芪各30g。共煎水，取银耳，去药渣，加薏苡仁、大米各30g煮粥吃。每日一剂，长期配合放疗、化疗，可防止白细胞下降。

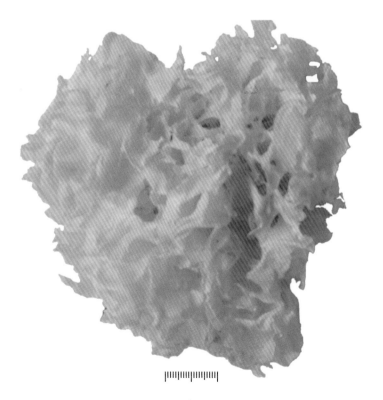

银耳

047 燕窝
yàn wō

别名：燕窝菜、燕蔬菜、燕菜、燕根。

鉴别要点 本品呈不整齐的半月形，长65～100mm，宽30～50mm，凹陷成兜状，黄白色。外表面细致，呈波状，内面粗糙，呈丝瓜络样。质硬而脆。断面微似角质，有时可见羽毛状物。气微，味淡。

性味归经 味甘，性平。归肺、胃、肾经。

用法用量 5～10g，煎汤或蒸服。

功效 养阴润肺，益气补中。

使用注意 脾胃虚寒，湿痰停滞及有表邪者慎服。

养生偏方

• 治肺结核咯血：燕窝10g，百合20g，冰糖适量，蒸熟，一次食之，日服2次。

• 治老年痰喘：秋白梨1个，去心，入燕窝3g，先用滚水泡，再加入冰糖蒸熟，每日早晨服，勿间断。

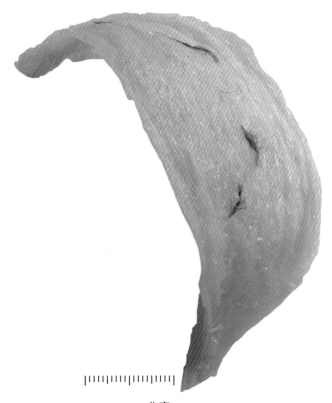

燕窝

048 龟甲 ^{gūi jiǎ}

别名：乌龟壳、下甲、乌龟甲。

鉴别要点

龟甲 为不规则的碎片状，淡黄色或黄白色，质坚硬。碎断面不整齐或呈锯齿状，乳白色，有孔隙。龟背甲长于龟腹甲，外表面棕褐色或黑色。质坚硬，气微腥，味微咸。

醋龟甲 形如龟甲，表面呈黄色，质松脆，略有醋气。

性味归经 味咸、甘，性微寒。归肝、肾、心经。

用法用量 9～24g，先煎。

功效 滋阴潜阳，益肾强骨，养血补心，固经止崩。醋龟甲增强了补肾健骨，滋阴止血之力。

使用注意 脾胃虚寒及有寒湿者忌服。孕妇慎用。

治病验方

• **大补阴丸**：熟地黄（酒蒸）180g，龟甲（酥炙）180g，黄柏（炒褐色）120g，知母（酒浸，炒）120g，诸药为末，猪脊髓蒸熟，炼蜜为丸。每服6～9g；或酌减用量，水煎服（原方出自《丹溪心法》）。功效：滋阴降火。适用于阴虚火旺证。症见骨蒸潮热，盗汗遗精，咳嗽咯血，心烦易怒，足膝热痛，舌红少苔，尽脉数而有力。

养生偏方

• 治淋巴结核：龟甲碾成细粉，凡士林或麻油调配外用即可，对于已溃或已形成瘘管的病灶，用生理盐水或双氧水洗涤疮口敷药，平均换药7天可愈。

• 治乳头破烂：龟甲（炙）研末，加冰片研匀，麻油调搽。

• 小儿解颅：龟甲15g，地黄3g，水煎，分早中晚三服。

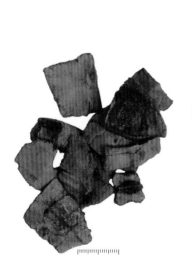

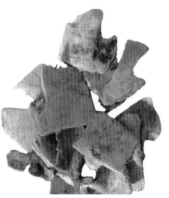

龟甲（腹甲）

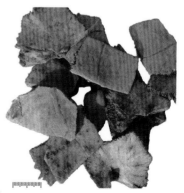

醋龟甲（背甲）

醋龟甲（腹甲）

049 鳖甲

biē jiǎ

别名：甲鱼、水鱼、泥龟、王八。

鉴别要点

鳖甲 本品呈椭圆形或卵圆形，背面隆起。外表面黑褐色或墨绿色，略有光泽，具细网状皱纹及灰黄色或灰白色斑点，中间有一条纵棱，两侧各有左右对称的横凹纹8条。内表面类白色，中部有突起的脊椎骨，颈骨向内卷曲，两侧各有肋骨8条，伸出边缘。质坚硬，气微腥，味淡。

烫鳖甲（醋淬） 形如鳖甲，表面呈黄色或黄褐色，质酥脆，略具醋气。

性味归经 味咸，性微寒。归肝、肾经。

用法用量 9～24g，先煎。

功效 滋阴潜阳，退热除蒸，软坚散结。鳖甲偏于滋阴潜阳；醋鳖甲偏于软坚散结。

使用注意 孕妇不宜服。脾胃虚寒、食少便溏者不宜服。

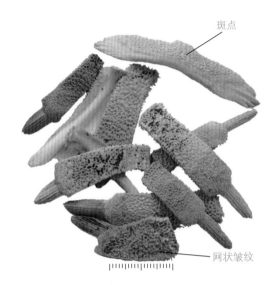

斑点

网状皱纹

烫鳖甲

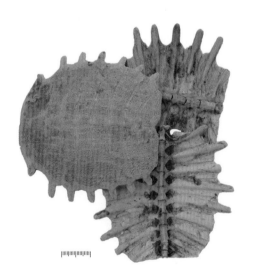

鳖甲

治病验方

鳖甲煎丸：鳖甲（炙），乌扇（烧），黄芩，鼠妇（熬），干姜，大黄，桂枝，石苇，厚朴，瞿麦，紫葳，阿胶（炙），柴胡，蜣螂，芍药，牡丹皮，土鳖虫，蜂巢（炙），赤硝，桃仁，人参，半夏，葶苈，以上23味，取煅灶下灰一斗，浸灰，清酒一斗五升，浸灰候酒尽一半，着鳖甲于中，煮烂如胶，绞取汁，纳诸药，煎为丸，如梧桐子大，空腹服7丸，日3次（原方出自《金匮要略》）。功效：行气活血，祛湿化痰，软坚消癥。本方原治疟母（疟疾日久不愈所致的脾脏肿大）结于胁下，今常以之治腹中癥瘕。

养生偏方

- 治水肿：每天用单味鳖甲15g，久煎5h后将鳖甲汤喝下；单用炙鳖甲20g研粉，早晚分2次开水送服。

- 治腰痛不得俯仰：鳖甲1枚，炙，捣筛末，服3g，食后服，每日3次。

- 治男女骨蒸劳瘦：鳖甲1枚（以醋炙黄），胡黄连6g，为末，青蒿煎汤，服3g。

050 女贞子

nǚ zhēn zǐ

别名：女贞实、爆格蚤、白蜡树子、鼠梓子。

鉴别要点

女贞子 为椭圆形、卵形或肾形，长6～8.5mm，直径3.5～5.5mm。表面灰黑色或紫黑色，皱缩，皮软而薄，体轻。气微，味甘而微苦、涩。

酒女贞子 形如女贞子，色泽黑润，微有酒气。

性味归经 味甘、苦，性凉。归肝、肾经。

用法用量 6～12g。

功效 滋补肝肾，明目乌发。

使用注意 脾胃虚寒泄泻及阳虚者忌服。

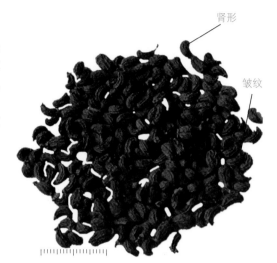

肾形

皱纹

女贞子

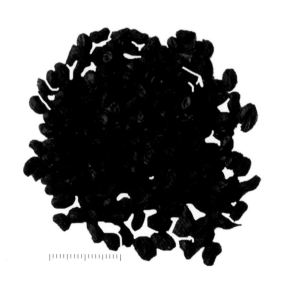

酒炖女贞子

养生偏方

• 治心律失常：女贞子250g，加水1500ml，煎至900ml，每次口服30ml，每日3次。

• 治老年性便秘：女贞子30g，当归、生白术各15g，煎汤代茶饮。

• 治高脂血症：女贞子30～40g，煎服或代茶饮，每天1剂，1～2个月为1疗程。苔腻不渴者加葛根60g；便溏者加泽泻30g。

• 治慢性苯中毒：女贞子、墨旱莲、桃金娘根各等量，研粉为丸，每丸6～9g，每服1～2丸，每日3次，10天为1疗程。

051 墨旱莲

mò hàn lián

别名：乌田草、旱莲草、墨水草、乌心草。

鉴别要点 本品全体被白色茸毛。茎呈圆柱形，有纵棱，表面绿褐色或墨绿色。叶对生，近无柄，叶片完整者展平后呈长披针形，墨绿色。头状花序直径2～6mm。瘦果椭圆形而扁，长2～3mm，棕色或浅褐色。气微，味微咸。

性味归经 味甘、酸，性凉。归肝、肾经。

用法用量 6～12g。

功效 补益肝肾，凉血止血。主治肝肾不足，头晕目眩，须发早白，吐血，咯血，衄血，便血，血痢，崩漏，外伤出血。

使用注意 脾肾虚寒者慎服。

养生偏方

• 治胃、十二指肠溃疡出血：墨旱莲、灯心草各30g，水煎服。

• 治咯血、便血：墨旱莲、白及各10g，研末，开水冲服。

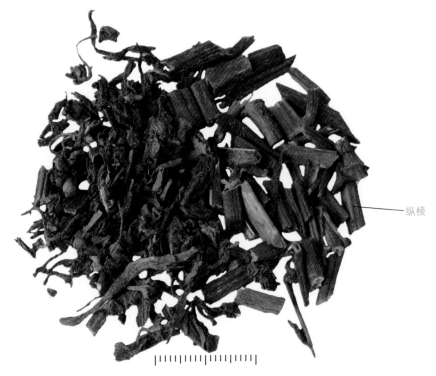

————纵棱

墨旱莲

052 黑芝麻

hēi zhī má

别名：胡麻、油麻、巨胜、脂麻。

鉴别要点

黑芝麻 呈扁卵圆形，长约 3mm，宽约 2mm。表面黑色，平滑或有网状皱纹。尖端有棕色点状种脐。种皮薄，种仁白色，富油性。气微，味甜。

炒黑芝麻 形如黑芝麻，形体鼓起，偶有种皮开裂，有香气。

性味归经
味甘，性平。归肝、肾、大肠经。

用法用量
9 ~ 15g。

功效
补肝肾，益精血，润肠燥。

使用注意
脾虚便溏者不宜服用。

治病验方

佝偻汤：怀山药、牡蛎、生龟甲、黑芝麻各 15g，怀牛膝、熟地黄、茯苓各 9g，制何首乌 12g，山茱萸、生白术、西党参、全当归各 6g，益智 3g，大红枣 3 枚，研细末，和匀，每早晚开水冲调 4.5g。同时服用炙黄芪 9g、大红枣 5 枚，浓煎，连汤带枣一次服完，每日 1 次（原方出自《中医临证撮要》）。功效：补肝肾，调脾胃。适用于佝偻病。症见头项软弱，口软唇弛，咀嚼无力，手足握举、站立、行走均弛缓，有时肌肉痉挛，唇、舌淡，舌苔白，脉细弱。

养生偏方

• 治蛋白尿：黑芝麻 500g，核桃仁 500g，共研细末，每服 20g，温开水送下，嚼服大枣 7 枚，日 3 次，药尽为 1 疗程。

• 治大便下血、痔下血：黑芝麻、红糖各 500g 拌匀，每日数次，随意食之。

• 治妇人乳少：黑芝麻炒研，入盐少许食之（《本草纲目》）。

• 治风眩，能返白发为黑：黑芝麻、茯苓、菊花等分，炼蜜丸如梧子大，每服三钱，清晨白汤下。

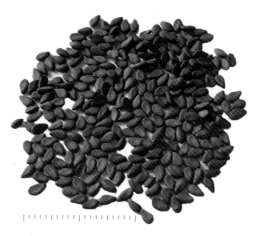

炒黑芝麻

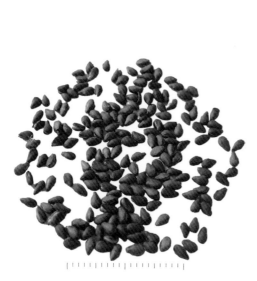

黑芝麻

第二章　解表药

053 麻黄 _{má huáng}

别名：龙沙、狗骨、卑相、卑盐。

鉴别要点

草麻黄 呈细长圆柱形，少分支。表面淡绿色至黄绿色，触之略有粗糙感，节明显，节上有膜质鳞叶，裂片2，锐三角形，先端灰白色，反曲，基部联合成筒状，红棕色。质脆易折断，断面周边黄绿色，髓部红棕色。

木贼麻黄 多分支，无粗糙感，膜质鳞叶裂片2，上部为短三角形，先端多不卷曲。

中麻黄 多分支，有粗糙感，膜质鳞叶裂片3，先端锐尖，断面髓部呈三角状圆形。

蜜麻黄 形如麻黄段，表面呈深黄色，微显光泽，味微甜。

性味归经

味辛、微苦，性温。归肺、膀胱经。

用法用量

2～10g。

功效

发汗解表，宣肺平喘，利水消肿。蜜麻黄偏于润肺止咳。

使用注意

本品发汗宣肺力强，凡表证、虚证均当慎用。

治病验方

• **麻黄汤**：麻黄（去节）6g，桂枝（去皮）4g，杏仁（去皮尖）9g，炙甘草3g，以上四味，用水9升，先煮麻黄，减去2升，去上沫，纳诸药，煮后取2.5升，去滓，温水服用（原方出自《伤寒论》）。适用于外感风寒，恶寒发热，头痛身疼，无汗而喘，舌苔薄白，脉浮紧。

• **麻黄加术汤**：麻黄（去节）6g，桂枝（去皮）4g，杏仁（去皮、尖）9g，炙甘草3g，白术9g，以上五味，用水9升，先煮麻黄，减去2升，去上沫，纳诸药，煮取2.5升，去滓，温服八合（原方出自《金匮要略·痉湿暍病脉证治》）。适用于湿家身烦疼，有发汗解表、散寒祛湿的功效。

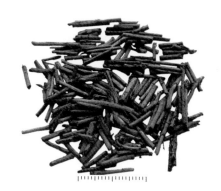

蜜麻黄

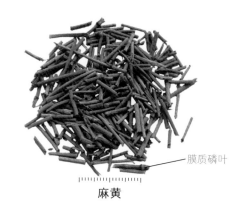

膜质鳞叶

麻黄

养生偏方

• 治疗小儿腹泻：麻黄2～4g，前胡4～8g，加水400ml，水煎至200ml后少加白糖顿服，每日1剂。

• 治疗风湿性关节炎：麻黄、牛蒡子各12g。纱布包，与雌鸡1只同炖，至鸡肉熟烂为度。去药吃肉喝汤，每日早晚各进半碗。

• 治伤寒热出表，发黄疸：麻黄三两，以醇酒五升，煮取一升半，尽服之，温服汗出即愈。冬月寒时用清酒，春月宜用水（《千金要方》麻黄醇酒汤）。

054 桂枝 guì zhī

别名：柳桂。

鉴别要点

桂枝 本品为不规则的圆柱状或方柱状小段或薄片。表面棕色至红棕色，有纵棱线。有特异香气，味甜、微辛，皮部味较浓。

蜜桂枝 形如桂枝，具香及蜜香气，味微甜。

性味归经
味辛、甘，性温。归心、肺、膀胱经。

用法用量
3～10g。

功效
发汗解肌，温通经脉，助阳化气，平冲降气。生桂枝解肌散寒发表力专；蜜炙桂枝温中补虚润燥力强。

使用注意
本品辛温助热，易伤阴动血，凡温热病及阴虚阳盛、血热妄行、孕妇胎热以及产后风湿伴有多汗等情形均忌用。

治病验方

• **桂枝汤**：桂枝（去皮）9g，芍药9g，炙甘草6g，生姜（切）9g，大枣（擘）12枚，

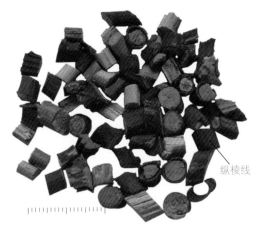

纵棱线

桂枝

以上五味，咀三味，用水七升，微火煮取三升，去滓，适寒温，服用一升，服后一会儿，喝热稀粥一升左右，以助药力（原方出自《伤寒论》）。功效：解肌发表，调和营卫。适用于外感风寒，头痛发热，汗出恶风，鼻鸣干呕，苔白不渴，脉浮缓或浮弱者。

• **桂枝加葛根汤**：葛根12g，麻黄（去节）9g，桂枝（去皮）6g，芍药6g，炙甘草6g，生姜（切）9g，大枣（擘）12枚，以上七味用水10升，先煮麻黄、葛根，减2升，去上沫，纳诸药，煮取3升，去滓，温水服用一升（原方出自《伤寒论》）。功效：解肌舒筋。适用于太阳病，项背强几几，反汗出恶风。

养生偏方

• 治疗低血压：用桂枝、甘草、制附子（久煎）各15g，代茶频饮。一日一剂。连服4～14剂，待血压正常或接近正常后，再服10余剂巩固。

• 治疗冻疮：桂枝60g，加水1000ml，武火煎煮10min后待温浸洗患处，每次10～15min，每日早晚各一次。

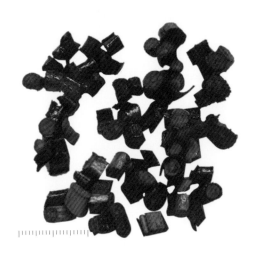

蜜桂枝

055 紫苏叶

zǐ sū yè

别名：苏、苏叶、紫菜。

鉴别要点 本品叶片多皱缩卷曲、破碎，完整者展平后呈卵圆形，长4～11cm，宽2.5～9cm。先端长尖或急尖，基部圆形或宽楔形，边缘具圆锯齿。两面紫色或上表面绿色，下表面紫色，疏生灰白色毛，下表面有多数凹点状的腺鳞。叶柄长2～7cm，紫色或紫绿色。质脆。带嫩枝者，枝的直径2～5mm，紫绿色，断面中部有髓。气清香，味微辛。

性味归经 味辛，性温。归肺、脾经。

用法用量 5～10g。

功效 解表散寒，行气和胃。

治病验方

• 香苏散：香附（炒香，去毛）120g，紫苏叶120g，炙甘草30g，陈皮（不去白）60g，为粗末，每服9g，水一盏，煎七分，去滓，不拘时，一日三次，如果是细末，只服6g，入盐点服（原方出自《太平惠民和剂局方》）。功效：理气解表。适用于四时瘟疫伤寒。

使用注意 本品辛温耗气，气虚和表虚者慎用。

养生偏方

• 治妊娠犯伤寒：紫苏、黄芩（酒炒）、白术（土炒）各钱半，甘草一钱，葱、姜引。

• 解食鱼、鳖中毒：紫苏叶60g，煎浓汁当茶饮，或加姜汁十滴调服。

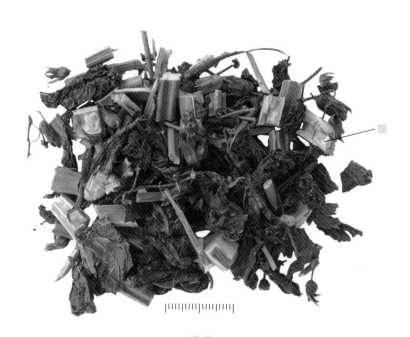

髓

紫苏

056 生姜 shēng jiāng

别名：姜根、百辣云、勾装指、因地辛、炎凉小子、鲜生姜。

鉴别要点

生姜 为不规则的长椭圆形厚片，大小不一。片面浅黄色，内皮层环纹明显，维管束散在，质脆。气香特异，味辛辣。

煨姜 形如鲜姜片，片面色泽加深，辛辣味较弱。

性味归经
味辛，性微温。归肺、脾、胃经。

用法用量
3～10g。

功效
解表散寒，温中止呕，化痰止咳，解鱼蟹毒。生姜辛而微温，益脾胃，善温中降逆止呕，除湿消痞，止咳祛痰，以降逆止呕为长。煨姜苦温，偏于温肠胃之寒。

使用注意
本品助火伤阴，故热盛及阴虚内热者忌服。

治病验方

• 生姜泻心汤：生姜12g（切），甘草6g（炙），人参6g，干姜3g，黄芩6g，半夏（洗）9g，黄连3g，大枣（擘）4枚，以上八味，用水一斗，煮取6升，去滓，再煎

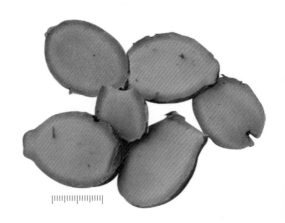

生姜（片）

取3升，温服3升，一日三次（原方出自《伤寒论》）。功效：和胃降逆，散水消痞。适用于伤寒汗出，解之后，胃中不和，心下痞硬，干噫食臭，胁下有水气，腹中雷鸣，下利者。重用生姜温胃降逆而散水气。

• 小半夏汤：半夏15g，生姜10g，水煎服（原方出自《金匮要略》）。功效：温中降逆，和胃止呕。适用于寒饮中阻，胃气上逆；恶心呕吐、水谷难下。

养生偏方

• 治疗褥疮：用茶油浸泡适量生姜，外敷局部。

• 治疗白癜风：取生姜切片，直接搽患处，至局部皮肤发热为度。每日搽3～4次，一般用药2～3月，即有疗效。

• 治风寒感冒：生姜五片，紫苏叶一两。水煎服（《本草汇言》）。

• 治疗水烫伤疼痛：将生姜洗净捣烂取汁，敷于患处，能立即止痛。

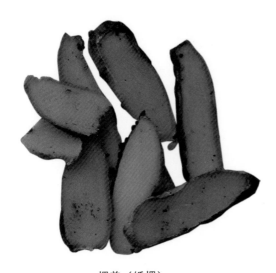

煨姜（纸煨）

057 香薷 xiāng rú

别名： 香茹、香草。

鉴别要点

江香薷 长 30 ~ 50cm，全体密被白色柔毛，茎方柱形，节明显。质脆易折断。叶展平后呈披针形，边缘具 5 ~ 9 个锐浅锯齿，表面可见凹下的腺点。茎顶有果穗，宿萼先端 5 裂，密被茸毛。小坚果置放大镜下可见凹下小点。揉搓有浓清香味，味凉而微辛。

青香薷 较短小，长 20 ~ 40cm，花序较短，气香而微浊，味辛凉。

性味归经 味辛，性微温。归肺、胃经。

用法用量 3 ~ 10g。

功效 发汗解表，化湿和中。

使用注意 本品辛温发汗之力较强，表虚有汗及暑热证当忌用。

治病验方

• **新加香薷饮：** 香薷 6g，金银花 9g，鲜扁豆花 9g，厚朴 6g，连翘 9g，水五杯，煮取两杯，先服一杯，得汗止后服；不汗再服；服尽不汗，再作服（原方出自《温病条辨》）。功效：祛暑解表，清热化湿。适用于暑温初起，复感于寒，症见发热头痛，恶寒无汗，口渴面赤，胸闷不舒，舌苔白腻，脉浮而数者。

• **香薷散：** 白扁豆（微炒）、厚朴（去粗皮，姜汁炙熟），各 250g，香薷（去土）500g，以上为粗末，每 9g，水一盏，入酒少许，煎七分，去滓，水中沉冷，连吃两服（原方出自《太平惠民和剂局方·卷之二》）。功效：祛暑解表，化湿和中。适用于夏月乘凉饮冷，外感于寒，内伤于湿，而致恶寒发热，无汗头痛，身重困倦，胸闷泛恶。或腹痛吐泻，舌苔白腻，脉浮者。

养生偏方

• 治暑湿证：香薷 60g，分 2 日用开水 800ml 沏泡，凉服。

• 治夏月感冒发热，鼻塞，咳嗽，胸闷：香薷、麻黄各 15g，板蓝根、蒲公英各 10g，桔梗 12g，上药共为细粉，成人用量约 3.5g，儿童用量约 1g，将药粉倒入脐中心，用胶布固定。

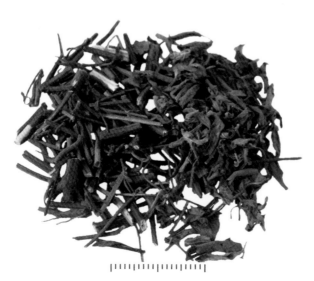

香薷

058 荆芥穗

jīng jiè suì

别名：香荆荠、线荠、四棱杆蒿、假苏。

鉴别要点

荆芥穗 为荆芥的穗状轮伞花序，饮片呈不规则的段状，花冠多脱落，宿萼钟状，前端5齿裂，淡棕色或黄绿色，被短柔毛，气芳香，味微涩而辛凉。

炒芥穗 形如荆芥穗，表面深黄色，偶见焦斑，味苦而辛香。

荆芥穗炭 形如荆芥穗，表面黑褐或焦褐色，内部焦黄色，味苦而辛香。

性味归经
味辛，性微温。归肺、肝经。

用法用量
5～10g。

功效
解表散风，透疹，消疮。生用发表透疹消疮，荆芥穗炭较生品长于止血。

使用注意
无风邪或表虚有汗者，皆不宜服。不宜久煎。

治病验方

• **荆防败毒散**：荆芥5g，防风5g，羌活5g，独活5g，柴胡5g，前胡5g，枳壳5g，茯苓5g，桔梗5g，川芎5g，甘草3g，水煎服（原方出自《摄生众妙方》）。功效：祛风解表，消疮止痛。适用于疮疡初起，兼有表证。症见红肿疼痛、恶寒发热、头痛项强、肢体酸痛、无汗不渴、舌苔薄白、脉浮数。

• **止嗽散**：紫菀（蒸）12g，百部（蒸）12g，桔梗（炒）12g，白前（蒸）12g，荆

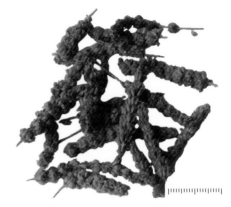

荆芥穗

芥12g，陈皮（水洗，去白）6g，甘草（炙）4g，共为末，每次9g，每日3次，温开水或姜汤送下；亦可作汤剂，水煎服（原方出自《医学心悟》）。功效：宣利肺气，疏风止咳。适用于风邪犯肺证。症见咳嗽咽痒，咳痰不爽，或微有恶风发热，舌苔薄白，脉浮缓。

养生偏方

• 治急慢性荨麻疹：荆芥穗每次30g，轧为细面，装入纱布袋内，均匀地撒布患处，然后用手掌来回反复地揉搓，摩擦至手掌与患部发热为度。

• 治风热头痛：荆芥穗、石膏等分为末，每服二钱，茶调下（《永类钤方》）。

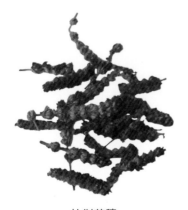

炒荆芥穗

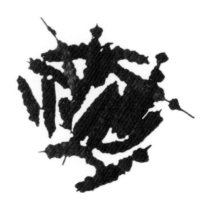

荆芥穗炭

059 防风
fáng fēng

别名：山芹菜、白毛草、铜芸、回云、回草、百枝、百韭、百种、屏风、关防风、川防风、云防风、东防风。

鉴别要点

防风 本品为圆形或长圆形的厚片，片面浅棕色至浅黄色，木部圆形，有的可见小型髓部，形成层环色深，有多数放射状裂隙及众多细小油点，质松。气芳香特异，味微甜。

炒防风 形如防风，表面呈深黄色。

性味归经
味辛、甘，性微温。归膀胱、肝、脾经。

用法用量
5～10g。

功效
祛风解表，胜湿止痛，止痉。生防风辛散力强，多用于外感。炒防风辛散力弱，大剂量用于止泻。

使用注意
本品药性偏温，阴血亏虚、热病动风者不宜使用。

治病验方

• **消风散**：荆芥 6g，防风 6g，牛蒡子 6g，蝉蜕 6g，苍术 6g，苦参 6g，石膏 6g，知母 6g，当归 6g，胡麻仁 6g，生地黄 6g，木通 3g，甘草 3g，水煎服（原方出自《外科正传》）。功效：疏风养血，清热除湿。适用于风疹，湿疹。症见皮疹色红，或遍身起片状斑点，瘙痒，抓破后有渗出液，苔白或黄，脉浮数。

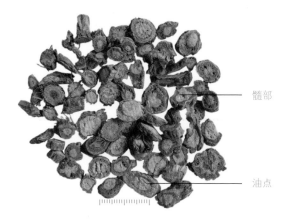

髓部

油点

防风（野生）

• **防风通圣散**：防风 6g，荆芥 6g，川芎 6g，当归 6g，芍药 6g，大黄 6g，薄荷 6g，麻黄 6g，连翘 6g，芒硝 6g，石膏 12g，黄芩 12g，桔梗 12g，滑石 20g，白术 3g，栀子 3g，甘草 10g，上为末，每服 6g，加水、生姜 3 片煎服（原方出自《黄帝素问宣明论方》）。功效：疏风解表、清热通便。适用于风热壅盛，表里俱实。症见憎寒壮热无汗、头目昏眩、目赤睛痛、口苦舌干、咽喉不利、大便秘结、小便赤涩、舌苔黄腻、脉数有力。并治疮疡肿毒、丹斑瘾疹等。

养生偏方

• 治疗过敏性哮喘：防风、银柴胡、五味子、乌梅各 12g，此为成人量，加水 800ml，煎至 400ml，每日 1 剂。

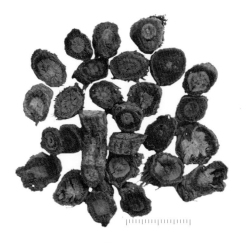

炒防风

060 羌活 qiāng huó

别名：羌青、护羌使者、胡王使者、羌滑、退风使者、黑药。

鉴别要点

羌活 根茎表面隆起呈环状，形似蚕，习称"蚕羌"；或节间延长形如竹状，习称"竹节羌"，节上有多数点状或瘤状突起的根痕及棕色破碎鳞片。质脆易折断，气香，味微苦而辛。饮片为不规则类圆形的厚片，片面黄色至黄棕色，有明显的菊花纹及多数裂隙，并散在黄棕色朱砂点；周边棕褐色至棕黑色。

宽叶羌活 根茎类圆柱形，根圆锥形，近根茎处有较密的环纹，习称"条羌"。气味较淡。

性味归经 味辛、苦，性温。归膀胱、肾经。

用法用量 3～10g。

功效 解表散寒，祛风除湿，止痛。

使用注意 本品辛香温燥之性较烈，故阴血亏虚者慎用。用量过多，易致呕吐，脾胃虚弱者不宜服。

治病验方

• **九味羌活汤**：羌活6g，防风6g，苍术6g，细辛2g，川芎3g，白芷3g，生地黄3g，黄芩3g，甘草3g，水煎服（原方出自《此事难知》引张元素方）。功效：发汗祛湿，兼清里热。适用于外感风寒湿邪，兼有里热，恶寒发热无汗、头痛项强、肢体酸楚疼痛、口苦微渴、舌苔白或微黄、脉浮等。

养生偏方

• 治头痛：羌活30g，附子10g，延胡索12g，川芎15g。水煎。

• 治真菌性阴道炎、外阴炎：羌活50g，白鲜皮30g，加水1000ml，水煎2次，每日早晚熏洗坐浴。

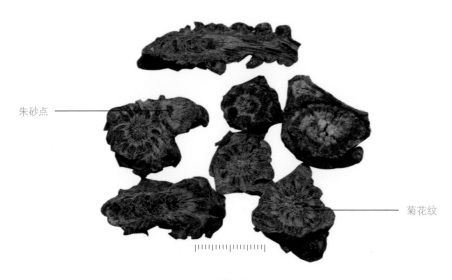

朱砂点

菊花纹

羌活

061 白芷 bái zhǐ

别名：川白芷、芳香。

鉴别要点

白芷 根呈圆锥形，表面有皮孔样横向突起散生，习称"疙瘩丁"。断面灰白色，粉性，皮部散有棕色油点。气香浓烈，味辛，微苦。

杭白芷 根上部横向皮孔样突起多呈四纵行排列，全根呈类圆锥形而具四纵棱，形成层环略呈方形。

性味归经 味辛，性温。归胃、大肠、肺经。

用法用量 3 ~ 10g。

功效 解表散寒，祛风止痛，宣通鼻窍，燥湿止带，消肿排脓。

使用注意 本品辛香温燥，阴虚血热者忌服。

治病验方

• **柴葛解肌汤**：柴胡 6g，干葛 9g，甘草 3g，黄芩 6g，羌活 3g，白芷 3g，芍药 6g，桔梗 3g（原书无分量），水二盅，姜三片，枣二枚，槌法，加石膏末一钱，煎之热服（原方出自《伤寒六书》）。功效：解肌清热。适用于感冒风寒，郁而化热。症见恶寒渐轻，身热增盛，无汗头痛，目痛鼻干，心烦不眠，眼眶痛，脉浮微洪者。

养生偏方

• 治疗乳头皲裂：白芷 10g，研细末，每日 4 次涂患处。

• 治疗高血压病：白芷、川芎、吴茱萸各等份，研末。取药粉适量包裹于药棉内，塞入患者脐部，外以胶布固定，1 日 1 次，10 次为 1 疗程。

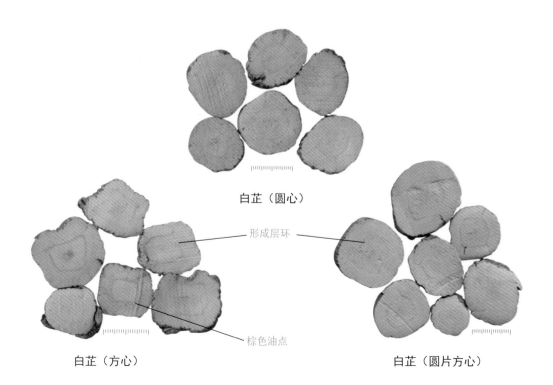

白芷（圆心）

形成层环

棕色油点

白芷（方心）

白芷（圆片方心）

062 细辛

xì xīn

别名：小辛、细草、独叶草、金盆草、山人参。

鉴别要点

北细辛 常卷缩成团，根茎横生呈不规则圆柱形，直径 2 ~ 4mm，有环形的节，节间长 0.2 ~ 0.3cm。根细长，密生节上，质脆易折断，气辛香，味辛辣，麻舌。

汉城细辛 根茎直径 0.1 ~ 0.5cm，节间长 0.1 ~ 1cm。

华细辛 根茎直径 0.1 ~ 0.2cm，节间长 0.2 ~ 1cm。

性味归经
味辛，性温。归心、肺、肾经。

用法用量
1 ~ 3g。散剂每次服 0.5 ~ 1g。外用适量。

功效
解表散寒，祛风止痛，通窍，温肺化饮。生用温散力强，发表散寒；蜜炙温散力弱，润肺止咳。

使用注意
不宜与藜芦同用。

治病验方

• **麻黄附子细辛汤**：麻黄（去节）6g，附子（炮，去皮，破八片）9g，细辛 3g，

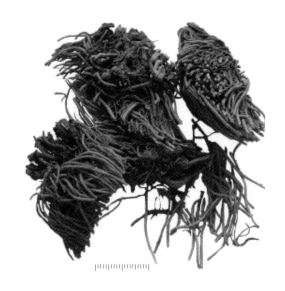

细辛

水煎服（原方出自《伤寒论》）。功效：助阳解表。适用于素体阳虚，外感风寒。症见恶寒发热，寒重热轻，四肢不温，倦怠嗜卧，舌淡苔白，脉浮细或浮而无力。

养生偏方

• 治疗肩周炎：细辛 80g 研末，老生姜 300g 洗净。混合杵成泥绒，铁锅内炒热，入 60° 高粱酒 400ml 调匀再微炒。将药铺于纱布上热敷肩周痛处，每晚 1 次。

• 治鼻塞：细辛（去苗叶）、瓜蒂各一分。上两味，捣罗为散，以少许吹鼻中。

• 治口舌生疮：细辛、黄连等分为末。先以布巾揩净患处，掺药在上，涎出即愈（《卫生易简方》）。

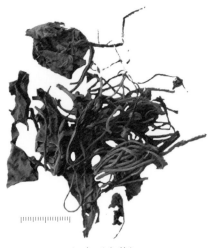

细辛（全草）

063 藁本
gǎo běn

别名：香藁本、藁茇、鬼卿、地新、山茝。

鉴别要点 本品呈不规则结节状圆柱形，上侧残留数个凹陷的圆形茎基，下侧有多数点状突起的根痕及残根。体轻，质较硬，易折断，纤维状。气浓香，味辛、苦、麻。饮片为类圆形或不规则厚片。片面黄色或黄白色，呈纤维性；周边棕褐色或暗棕色，粗糙，质硬。

性味归经 味辛，性温。归膀胱经。

用法用量 3～10g。

功效 祛风，散寒，除湿，止痛。

使用注意 本品辛温香燥，凡阴血亏虚、肝阳上亢、火热内盛之头痛者忌服。

养生偏方

• 治胃痉挛、腹痛：藁本 15g，苍术 10g。加水 800ml，煎至 400ml，日 1 剂。

• 治风湿关节痛：藁本、苍术、防风各 9g，牛膝 12g。加水 800ml，煎至 400ml，日 1 剂。

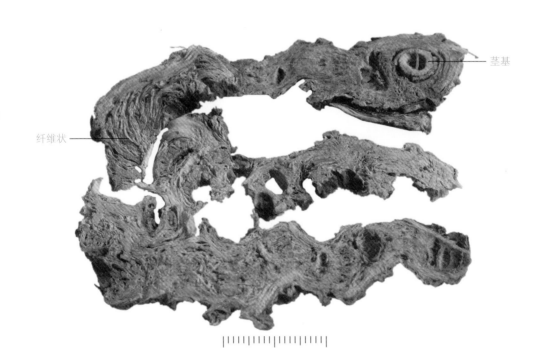

茎基

纤维状

藁本

064 苍耳子
cāng ěr zǐ

别名：荆棘狗、老鼠愁、菓耳实、苍子、胡苍子。

鉴别要点

苍耳子 本品呈扁平纺锤形或扁平卵圆形，有的已裂开，露出膜质种皮。表面呈黄褐色，全体无钩刺，有裂纹，质脆。气微香，味苦。

炒苍耳子 形如苍耳子，表面呈深褐色，偶见焦斑，气微香，味苦。

性味归经 味辛、苦，性温；有毒。归肺经。

用法用量 3～10g。

功效 散风寒，通鼻窍，祛风湿。生用消风止痒力强，炒后可减毒，用于通鼻窍，祛湿止痛。

使用注意 血虚头痛不宜服用。过量服用易致中毒。

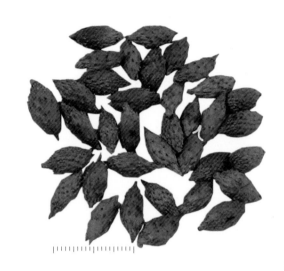

苍耳子

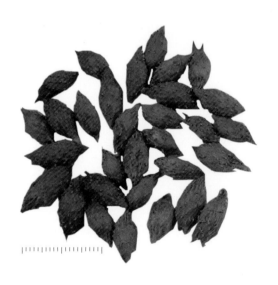

炒苍耳子

治病验方

苍耳散：辛夷25g，苍耳子（炒）12.5g,香白芷50g,薄荷叶2.5g。上并晒干，为细末。每服10g，用葱、茶清，食后调服（原方出自《重订严氏济生方》苍耳散）。功用：治鼻流浊涕不止。

养生偏方

●治疗牙痛:每日用苍耳子6g焙黄去壳，研细末，与生鸡蛋拌匀，不放油盐炒熟服，每日1剂，连服3天。

●治慢性鼻炎：苍耳子160g（打碎），辛夷16g，加入温热的麻油1000ml中浸泡24h，文火煮沸至800ml左右，冷却过滤，每日滴鼻3～4次。

065 辛夷 xīn yí

别名：木笔。

鉴别要点

望春花 药材呈长卵形，似毛笔头，基部常具短梗，梗上有类白色点状皮孔。苞片外表面密被灰白色或灰绿色有光泽的长茸毛，内表面类棕色，无毛。花被片9，外轮花被片3，约为内两轮长的四分之一。雄蕊和雌蕊多数，螺旋状排列。气芳香，味辛凉而稍苦。

玉兰 药材基部枝梗较粗壮，苞片外表密被灰白色或灰绿色茸毛。花被9，内外轮同型。

武当玉兰 基部枝梗粗壮，苞片外表密被淡黄色或淡黄绿色茸毛，花被片10～12，内外轮无明显差异。

性味归经 味辛，性温。归肺、胃经。

用法用量 3～10g，包煎。外用适量。

功效 散风寒，通鼻窍。

使用注意 鼻病因于阴虚火旺者忌服。

治病验方

芎藭散：辛夷、川芎各一两，细辛（去苗）七钱半，木通半两。上为细末。每用少许，绵裹塞鼻中，湿则易之。五七日瘥（原方出自《证治准绳》）。功效：治鼻内窒塞不通，不得喘息。

养生偏方

• 治疗过敏性鼻炎：辛夷花3g（偏风寒者加麝香10g，偏风热者加槐花10g）放于杯中，用800ml开水冲，闷5min左右，频饮，每日1～2剂。

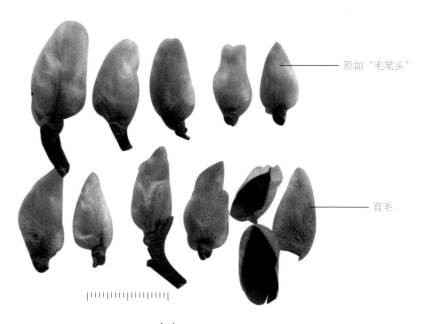

形如"毛笔头"

茸毛

辛夷

066 鹅不食草

é bù shí cǎo

别名：食胡荽、野园荽、鸡肠草、鹅不食、地芫荽、满天星、沙飞草、地胡椒、山胡椒、球子草、杜网草、白珠子草。

鉴别要点 本品缠结成团。须根纤细，淡黄色。茎细，多分枝；质脆，易折断，断面黄白色。叶小，近无柄；叶片多皱缩、破碎，完整者展平后呈匙形，表面灰绿色或棕褐色，边缘有3～5个锯齿。头状花序黄色或黄褐色。气微香，久嗅有刺激感，味苦、微辛。

性味归经 味辛，性温。归肺经。

用法用量 6～9g。外用适量。

功效 发散风寒，通鼻窍，止咳。

使用注意 本品辛苦温燥，气虚胃弱者禁用，血虚、孕妇、肺胃有热、阳实火盛者忌用。

治病验方

治间日疟及三日疟：鲜鹅不食草，捻成团，填鼻内，初感有喷嚏，宜稍忍耐，过一夜，效（原方出自《现代实用中药》）。

养生偏方

• 治鼻炎：鹅不食草研极细末，吸入鼻孔少许（如半粒米大小之量），每日数次；用棉花浸湿拧干后，包药粉适量（可稍多于吸入之用量），卷成细条塞鼻，20～30min后取出，每日1次。

• 治牙痛：本品为末，患者含水一口，随痛处之左右嗅鼻，或以鲜品接烂塞鼻。

• 治泻痢腹痛：鲜品10g，水煎服。

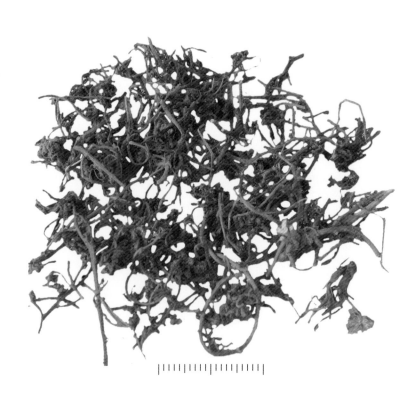

鹅不食草

067 薄荷
bǎo hé

别名：野薄荷、夜息香。

鉴别要点

薄荷 本品为茎、叶、花的混合物，呈段状。茎呈方柱状，表面紫棕色或淡绿色，棱角处被毛茸，质脆，切断面白色，髓部中空。叶皱缩，破碎，深绿色或灰绿色；轮伞花序腋生，花冠淡紫色。有特殊清凉香气，味辛凉。

蜜薄荷 形如薄荷，表面呈深黄色，微显光泽，具蜜香气，味微甜。

性味归经 味辛，性凉。归肺、肝经。

用法用量 3～6g，后下。

功效 疏散风热，清利头目，利咽，透疹，疏肝行气。

使用注意 本品芳香辛散，发汗耗气，故体虚多汗者不宜使用。

治病验方

● 银翘散：连翘 9g，金银花 9g，苦桔梗 6g，薄荷 6g，竹叶 4g，生甘草 5g，荆芥穗 5g，淡豆豉 5g，牛蒡子 9g，鲜苇根汤煎，温服（原方出自《温病条辨》）。功效：辛凉透表，清热解毒。适用于温病初起。症见发热无汗，或有汗不畅，微恶风寒，头痛口渴，咳嗽咽痛，舌尖红，苔薄白或薄黄，脉浮数。

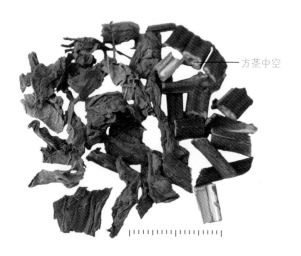

——方茎中空

薄荷

养生偏方

● 治疗流行性感冒：每日取薄荷、野菊花各 30g，桔梗 12g，加水 300ml，煎至 150ml，至愈。

● 治疗急性乳腺炎：用薄荷、橘叶各 60g，加水适量煎，过滤，用毛巾浸汤热敷患处，每日 1 剂，早晚各敷 1 次。

● 治结膜炎：将薄荷叶用冷开水洗净后，浸入乳汁中 10～30 min。患眼用 5% 生理盐水冲洗后，取薄荷叶盖于患眼上，经 10 min 可再换 1 叶，每日数次。

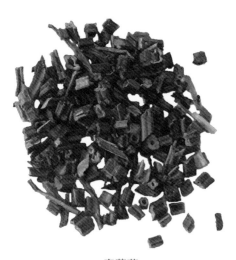

蜜薄荷

068 牛蒡子

<small>niú bàng zǐ</small>

别名： 大力子、鼠黏子、恶实。

鉴别要点

牛蒡子 呈长倒卵形，略扁，微弯曲，长 5 ~ 7mm，宽 2 ~ 3mm。表面灰褐色，带紫黑色斑点，有数条纵棱。顶端钝圆，稍宽，基部略窄，果皮较硬。无臭，味苦后微辛而稍麻舌。

炒牛蒡子 形如牛蒡子，表面显微黄色，质脆，微有香气。

性味归经
味辛、性苦，寒。归肺、胃经。

用法用量
6 ~ 12g。

功效
疏散风热，宣肺透疹，解毒利咽。生品长于疏散风热，解毒散结。炒牛蒡子能缓和寒滑之性，长于解毒透疹，利咽散结，化痰止咳。

使用注意
本品性寒，滑肠通便，气虚便溏者慎用。

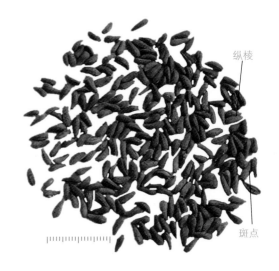

纵棱

斑点

牛蒡子

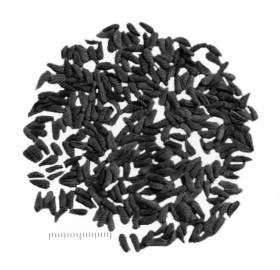

炒牛蒡子

治病验方

具体参见"板蓝根"的"普济消毒饮"，"薄荷"的"银翘散"。

养生偏方

• 治疗偏头痛：炒牛蒡子研末，每次用开水冲服 9g，白酒为引，日 1 次，服后盖被取汗。

• 治习惯性便秘：生牛蒡子（捣碎）15g，开水 800ml 冲泡 20min，代茶饮服，每天 3 次。10 天为 1 个疗程。

069 蝉蜕
chán tuì

别名：蝉退、蝉衣、虫蜕、蝉壳、蚱蟟皮、知了皮、金牛儿、虫衣。

鉴别要点 全形似蝉而中空，饮片形似蝉，多破碎，长约35mm，宽约20mm。表面黄棕色，半透明，有光泽。头部横生2目，略突出，额部前端突出，口吻发达。脊背呈十字形裂开，裂口向内卷曲。胸部背面两旁具翅芽2对，腹面有足3对，均被黄棕色细毛。腹部圆而丰满有细纹，尾部钝尖，由腹部至尾端共9节。体轻，中空，易碎，无臭，味淡。

性味归经 味甘，性寒。归肺、肝经。

用法用量 3～6g。

功效 疏散风热，利咽，透疹，明目退翳，解痉。

使用注意 孕妇慎用。

治病验方

• **竹叶柳蒡汤**：西河柳6g，荆芥穗4.5g，干葛4.5g，蝉蜕3g，薄荷3g，炒牛蒡子4.5g，蜜炙知母3g，玄参6g，甘草3g，麦冬（去心）9g，淡竹叶1.5g（严重患者加石膏五钱，冬米一撮），水煎服（原方出自《先醒斋医学广笔记》）。功效：透疹解表，清泄肺胃。适用于麻疹透发不出。喘咳，烦闷躁乱，咽喉肿痛者。

• **李氏宣毒发表汤**：葛根、荆芥、防风、蝉蜕、牛蒡子、枳壳、前胡、连翘、木通、浙贝母各3g，杏仁（去皮尖）4.5g，薄荷叶1.5g，水煎服（原方出自《麻疹专论》）。功效：解肌透疹。适用于小儿麻疹初期欲出未出、发热咳嗽、喷嚏、流涕、流泪等症。

养生偏方

• 治脱肛：蝉蜕晒干研极细末敷患处，一般1～5次。

• 治过敏性鼻炎：蝉蜕研末，口服1g，每日2次。

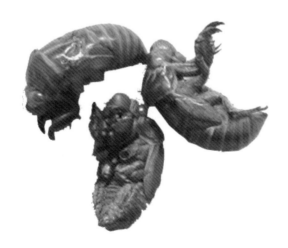

蝉蜕

070 桑叶 sāng yè

别名：家桑、荆桑、桑椹树、黄桑。

鉴别要点

桑叶 呈不规则的片状，黄绿色或浅黄棕色，上表面有小疣状突起，下表面叶脉凸起，小脉交织成网状，脉上被疏毛，质脆。完整者有柄，叶片展平后呈卵形或宽卵形，边缘有锯齿或钝锯齿，有的不规则分裂。气微，味淡、微苦、涩。

蜜桑叶 形如桑叶，表面呈深黄色，微有光泽，略带黏性，味甜。

性味归经
味甘、苦，性寒。归肺、肝经。

用法用量
5～10g。

功效
疏散风热，清肺润燥，清肝明目。生桑叶长于疏散风热，清肝明目；蜜炙桑叶偏于清肺润燥。

使用注意
无。

治病验方

• **桑菊饮**：桑叶 8g，菊花 3g，杏仁 6g，连翘 5g，桔梗 6g，薄荷 3g，甘草 3g，芦根 6g，水煎，日 2 服（原方出自《温病条辨》）。功效：疏风清热，宣肺止咳。适用于风温初起。但咳、身热不甚、口微渴、脉浮数。

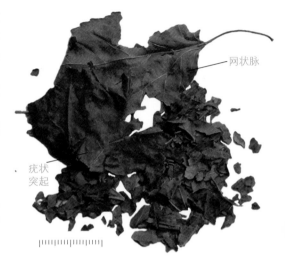

网状脉

疣状突起

桑叶

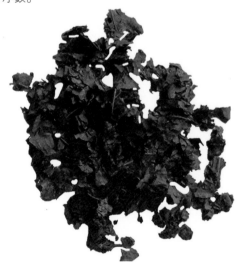

蜜桑叶

• **桑杏汤**：桑叶 3g，杏仁 5g，沙参 6g，浙贝母 3g，淡豆豉 3g，栀子皮 3g，梨皮 3g，水煎服（原方出自《温病条辨》）。功效：清宣肺燥，润燥止咳。适用于外感温燥。症见头痛、身热不甚、口渴、咽干、鼻燥、干咳无痰或痰少而黏，舌红、苔薄白而干、脉浮数等。

• **清燥救肺汤**：桑叶 9g，石膏 8g，炒杏仁 2g，麦冬 4g，人参 2g，阿胶 2g，甘草 3g，炒胡麻仁 3g，蜜制枇杷叶 3g，水煎服（原方出自《医门法律》）。功效：清燥润肺。适用于温燥伤肺。症见头痛身热、干咳无痰、气逆而喘、咽干、口渴、鼻燥、胸膈满闷，舌干少苔，脉虚大而数等。

养生偏方

• 治疗夜间盗汗：桑叶末 9g，米汤下，每日 1 剂，1~2 周为 1 个疗程。

• 治咽喉肿痛、牙痛：桑叶 9～15g，水煎，代茶饮。

071 菊花 jú huā

别名：节华、日精、女节、女茎、更生、周盈、甘菊、真菊、金精、金蕊、甜菊花、药菊。

鉴别要点

亳菊 呈倒圆柱形或圆筒形，直径1.5～3cm，有时压扁呈扇形，舌状花，类白色，劲直，上举。

滁菊 呈不规则球形或扁球形，直径1.5～2.5cm，舌状花，类白色，不规则扭曲，内卷，边缘皱缩。

杭菊 呈碟形或扁球形，直径2.5～4cm，常数个连成片，舌状花类白色或黄色，平展或微折叠，彼此粘连。

贡菊 呈不规则球形或扁球形，直径1.5～2.5cm，舌状花白色或类白色，斜升，上部反折，边缘稍内卷且皱缩。

性味归经 味甘、苦，性微寒。归肺、肝经。

用法用量 5～10g。

功效 散风清热，平肝明目，清热解毒。生菊花长于疏风清热，平肝息风，养肝明目。菊花炭疏散风热作用弱，有止血之效。

使用注意 脾胃虚寒者慎服。

养生偏方

• 治疗高血压病：菊花、金银花各24～30g（以头晕为主者加桑叶12g，动脉硬化、高胆固醇血症者加山楂12～24g）混匀，为1日量，分4次用沸水泡当茶饮。

• 治疗偏头痛：杭菊花20g，1000ml开水泡，日分3次饮用，或代茶常年饮用。

• 治偏正头痛：甘菊花、石膏、川芎各三钱，为末。每服三钱，茶清调下（《卫生易简方》）。

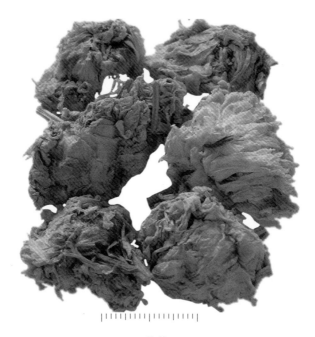

菊花

072 蔓荆子
mán jīng zǐ

别名：蔓荆实、荆子、万荆子、蔓青子、蔓荆、白背木耳、小刀豆藤、白背风、白背草。

鉴别要点

蔓荆子 呈球形，直径4～6mm，表面灰黑色或黑褐色，有灰白色粉霜状绒毛及四条纵沟。基部有小果柄，灰白色宿萼（蒂）五裂。种仁白色，富油性。气特异、味淡、微辛。

焦蔓荆子 色泽加深，灰白色粉霜消失，宿萼变深黄色。

性味归经
味辛、苦，性微寒。归膀胱、肝、胃经。

用法用量
5～10g。

功效
疏散风热，清利头目。生用长于疏散风热。炒蔓荆子长于升清阳之气，祛湿止痛。

使用注意
血虚有火之头痛目眩及胃虚者慎服。

治病验方

• **加味香苏散**：紫苏叶、香附、荆芥、防风、秦艽、蔓荆子各9g，川芎、陈皮各6g，炙甘草3g，生姜3片，水煎2次分服（原方出自《医学心悟》）。功效：理气解表。适用于外感风寒，内有气滞，症见恶寒发热，头痛无汗，肢体酸痛，胸脘痞闷，不思饮食，舌苔薄白者。

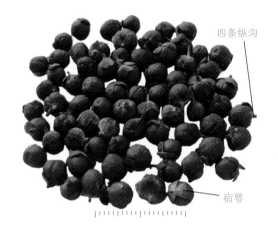

四条纵沟

宿萼

蔓荆子

养生偏方

• 治偏头痛：蔓荆子10g，菊花9g，川芎4g，细辛3g。加水800ml，煎至400ml，早晚分服，日1剂。

• 治老年性白内障：蔓荆子5g（研粉），猪肉50g（剁细），拌匀、炖熟，1次服完。每天1次，一般服2～3天可见效。

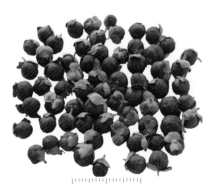

炒蔓荆子

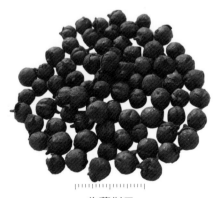

焦蔓荆子

073 葛根 ^{gé gēn}

别名：葛条、粉葛、甘葛、葛藤、葛麻。

鉴别要点

葛根 切断面呈黄白色小白块，表面粗糙，纤维性强，外皮淡棕色，无臭，味微甜。

麸葛根 形如葛根，外观色泽加深，变为焦黄色，具焦麸气。

性味归经 味甘、辛，性凉。归脾、胃、肺经。

用法用量 10～15 g。

功效 解肌退热，生津止渴，升阳透疹，止泻，通筋活络，解酒毒。

使用注意 表虚多汗者忌服。

治病验方

• 葛根芩连汤：葛根 15g，黄芩 9g，黄连 9g，炙甘草 6g，水煎服（原方出自《伤寒论》）。功效：解表清里。适用于身热下利、胸脘烦热、口干口渴、喘而汗出，舌红苔黄，脉滑数。

• 升麻葛根汤：升麻 10g，葛根 10g，芍药 10g，炙甘草 10g，共为末，每次 12g，水煎服（原方出自《阎氏小儿方论》）。功效：解肌透疹。适用于麻疹初起、疹出不透、身热头痛、咳嗽、目赤流泪、口渴、舌红、脉数等。

养生偏方

• 治高血压病：葛根每日 10～15g，加水适量水煎，分 2 次服，疗程 2～8 个周；或泡水当茶饮，连服 1 个月为 1 个疗程。

• 治疗颈项强痛或颈椎病：用葛根 40g、厚朴 15g，煎汤，每日分 2 次服，连服 3 天至 2 周为 1 个疗程。

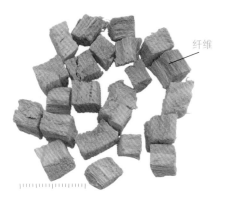

纤维

野葛

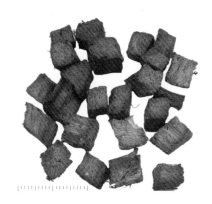

麸野葛

074 柴胡

^{chái hú}

别名：地熏、茈胡、山菜、茹草、柴草。

鉴别要点

北柴胡 根多有分支。质硬而韧，不易折断，断面呈片状纤维性。气清香，味微苦。

南柴胡 根多不分支。质稍软，易折断，断面略平坦。具败油气。

醋柴胡 形如柴胡片，色泽加深，带火色，略有醋气。

鳖血柴胡 形如柴胡，色泽加深，颜色比醋柴胡略深，偶带焦斑，略有血腥气。

性味归经
味辛、苦，性微寒。归肝、胆、肺经。

用法用量
3～10g。

功效
疏散退热，疏肝解郁，升举阳气。生柴胡升散作用较强，多用于解表退热。鳖血柴胡能填阴滋血，抑制浮阳，增强清肝退热的功效。

使用注意
阴虚火旺及气机上逆者忌用或慎用。

治病验方

• **小柴胡汤**：柴胡24g，黄芩9g，人参9g，炙甘草6g，半夏9g，生姜3g，大枣4g，水煎服（原方出自《伤寒论》）。功效：和解少阳。适用于伤寒少阳证。症见往来寒热，胸胁苦满，心烦喜呕，默默不欲饮食，口苦，咽干，目眩，舌苔薄白，脉弦。

• **逍遥散**：柴胡9g，当归（去苗，微炒）9g，白术9g，茯苓（去皮，白者）9g，薄荷3g，芍药9g，炙甘草6g，生姜6g，水煎服（原方出自《太平惠民和剂局方》）。功

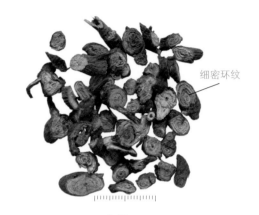

细密环纹

柴胡

效：疏肝解郁，养血健脾。适用于肝郁血虚。症见胁肋疼痛、头晕目眩、神疲食少或月经不调、乳房胀痛、脉弦而虚等。

• **柴胡疏肝散**：柴胡6g，陈皮（醋炒）6g，麸炒枳壳5g，川芎5g，香附5g，芍药5g，炙甘草3g，用水220ml，煎至180ml，空腹时服（原方出自《景岳全书》）。功效：疏肝解郁，行气止痛。适用于肝气郁滞。症见胁肋疼痛，寒热往来，嗳气太息，脘腹胀满，脉弦。

养生偏方

• 治疗急性乳腺炎：柴胡9g，全蝎3g（研细末），以柴胡煎汤吞服全蝎末，1日1次。一般病程短者只服1次可愈。

• 治疗功能性水肿：用柴胡15g、黄芪30g，加水800ml，煎至400ml，日1剂。

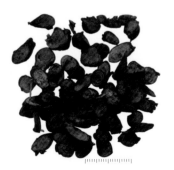

醋柴胡

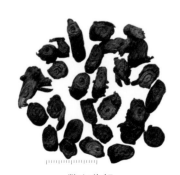

鳖血柴胡

075 升麻 ^{shēng má}

别名：龙眼根、窟窿牙根。

鉴别要点

关升麻 根多分支或结节状，有时皮部脱落，可见网状筋脉，上有数个圆洞状茎基。质坚而轻，断面黄白色。片面黄绿色或淡黄白色，有裂隙，纤维性，皮部很薄，中心有放射状网状条纹，髓部有空洞。体轻，质脆。气微，味微苦而涩。

北升麻 根分支较多，茎基较密，断面微带绿色。

蜜升麻 形如升麻，表面呈黄棕色，有蜜香气，味甜。

升麻炭 形如升麻，表面呈焦黑色，内部呈褐色，有焦糊气。

性味归经
味辛、微甘，性微寒。归肺、脾、胃、大肠经。

用法用量
3 ~ 10g。

功效
发表透疹，清热解毒，升举阳气。生品升散作用较强，偏于解表透疹，清热解毒；蜜升麻略带甘补之性。

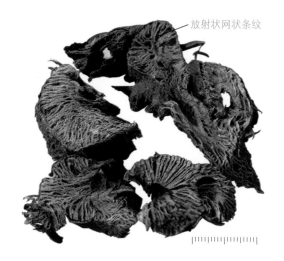

放射状网状条纹

升麻

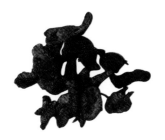

蜜升麻

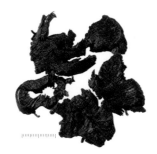

升麻炭

使用注意
麻疹已透，阴虚火旺，以及阴虚阳亢者，均当忌用。

治病验方

• **清胃散**：升麻 9g，黄连 6g，生地黄 6g，当归 6g，牡丹皮 9g，石膏（煅）6g，用灯心草为引，水煎服（原方出自《医宗金鉴》）。功效：清胃凉血。适用于胃火牙痛。症见牙痛牵引头痛，面颊发热，其齿喜冷恶热；或牙宣出血；或牙龈红肿溃烂；或唇舌颊腮肿痛；口气热臭，口干舌燥，舌红苔黄，脉滑数。

养生偏方

• 治疗子宫脱垂：升麻 6g，牡蛎 12g。加水 400ml，煎至 200ml，每日一剂，分 2 ~ 3 次空腹服。根据病情轻重，疗程分为 1 ~ 3 个月，可服 2 ~ 3 个疗程。

• 治胃下垂：升麻、枳壳各 15g，加水 400ml，煎至 200ml，每日 2 次分服，随证加减，3 个月为 1 疗程。

076 淡豆豉

dàn dòu chǐ

别名：香豉、淡豉。

鉴别要点 本品呈扁椭圆形，表面黑色，略皱缩，上附有灰白色膜状物，皮松泡，偶有脱落，种仁棕黄色，质坚。气香，味微甜。

性味归经 味苦、辛，性凉。归肺、胃经。

用法用量 6～12g。

功效 解表，除烦，宣发郁热。

使用注意 胃气虚弱而又易作恶心者，慎服。

治病验方

• 葱豉汤：淡豆豉6g，葱白3枚，用水三升，煮取一升，顿服取汗。若不出汗，加葛根6g，升麻6g，水五升，煎取二升，分再服。（原方出自《肘后备急方》）。功效：通阳发汗。适用于外感初起、恶寒发热、无汗、头痛鼻塞等症。

• 香苏葱豉汤：淡豆豉9～12g，制香附4～6g，新会皮（即新会陈皮）4～6g，鲜葱白2～3枚，紫苏4～9g，清炙草1～2g，水煎服（原方出自《重订通俗伤寒论》）。功效：发汗解表，调气安胎。适用于妊妇伤寒。

养生偏方

• 治痔漏：淡豆豉、槐子，炒，等分为末，每服30g，加水800ml，煎至400ml，空心服。

• 治神经衰弱：炒栀子、淡豆豉各15g，代茶饮。

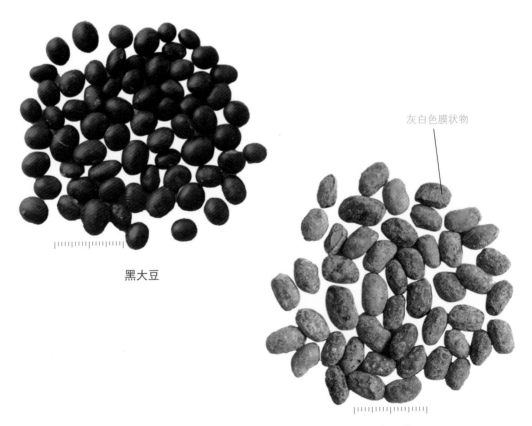

黑大豆

灰白色膜状物

淡豆豉

077 浮萍

fú píng

别名：水萍、水花、萍子草、水藓、水帘、九子萍、田萍。

鉴别要点 本品呈卵形或卵圆形的扁平鳞片状。直径2～5 mm。上表面淡绿色或灰绿色，偏侧有1小凹陷，有光泽，下表面棕绿色或紫棕色，有3～6条须根。质轻松，手捻易碎。气微。味淡。

性味归经 味辛，性寒。归肺经。

用法用量 3～9g。外用适量，煎汤浸洗。

功效 宣散风热，透疹，利尿。

使用注意 表虚自汗者不宜使用。

治病验方

• **浮萍丸**：干浮萍、瓜蒌根等分。上两味为末，以人乳汁和丸如梧子大。空腹饮服二十丸，日三（原方出自《备急千金要方》）。功用：治消渴。

• 浮萍草50g，麻黄（去节、根）、桂心、附子（炮裂，去脐、皮）各25g。四物捣细筛。每服10g，以水一中盏，入生姜半分，煎至六分，不计时候，和滓热服（原方出自《本草图经》）。功用：治时行热病，发汗。

养生偏方

• 治风湿性关节炎：浮萍15g，菖蒲根9g，当归6g，水、白酒各400ml，煎至400ml，日1剂。

• 治急性肾炎：浮萍10g，黑豆30g。加水400ml，煎至200ml，日1剂。

• 治小儿阴囊水肿：浮萍研末，每次1.5g，糖开水送服。

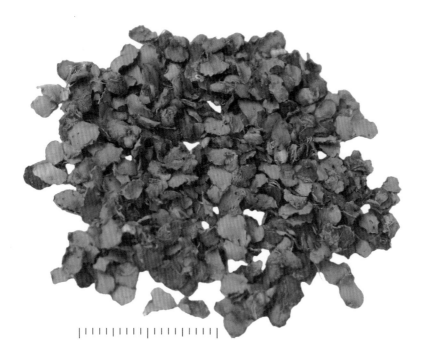

浮萍

第三章　清热药

078 石膏 <small>shí gāo</small>

别名：玉大石。

鉴别要点

石膏 本品为纤维状的集合体，呈长块状、板块状或不规则块状。白色、灰白色或淡黄色，有的半透明。体重，质软，纵断面具纤维状纹理和绢丝样光泽。气微，味淡。

煅石膏 形如生石膏（为无水硫酸钙，又称熟石膏），灰白色，无光泽，易碎，具吸水性。气微弱，味淡。

性味归经
味甘、辛，性大寒。归肺、胃经。

用法用量
15～60g，先煎。

功效
生石膏清热泻火，除烦止渴；煅石膏收湿，生肌，敛疮，止血。

使用注意
凡阳虚寒证、脾胃虚弱及血虚、阴虚发热者慎服。

治病验方

• **麻黄杏仁甘草石膏汤**：麻黄9g，杏仁（去皮、尖）9g，甘草（炙）6g，石膏（碎，绵裹）18g，水煎服（原方出自《伤寒论》）。功效：辛凉宣肺，清热平喘。适用于表证未解，肺热咳喘证。症见身热不解、咳逆气急，甚则鼻煽，口渴，有汗或无汗，舌苔薄白或黄，脉浮而数。

养生偏方

• 治疗急性扭挫伤：新鲜白萝卜50g（或黄瓜、三黄散），生石膏粉150g，捣糊，外敷12～24h，必要时可重复使用。

• 治痔漏：煅石膏500g，冰片5g，共为研细末，外敷患处。

• 治疗大骨节病：石膏粉1～3g，口服，每日2次。

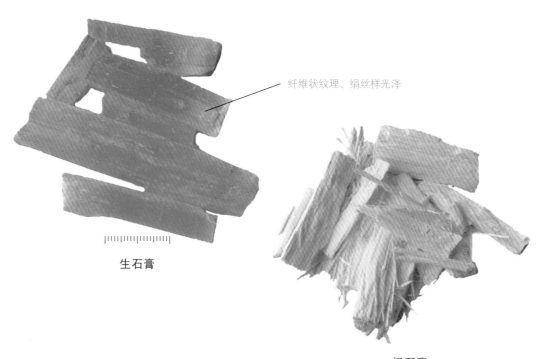

纤维状纹理、绢丝样光泽

生石膏

煅石膏

079 寒水石
hán shuǐ shí

别名：凝水石、水石、鹊石、白水石、凌水石、冰石、盐精石、泥精、盐枕、盐根、冰玉。

鉴别要点

寒水石 为不规则的片状或粉末。粉白色或肉红色，表面凸凹不平，质硬。碎断面不平坦，淡肉红色，有细丝状纵条纹，对光照之可见散在的微小亮星，有土腥气。

方解石 为不规则的片状，斜方柱状或粉末。白色或黄白色，透明或不透明，质坚硬。碎断面平坦光滑，有光泽，方形具棱角。无臭，无味。

煅寒水石 呈粉末状或块状，灰白色，无光泽，质脆。无臭，无味。

性味归经 味甘、辛，性大寒。归肺、胃经。

用法用量 6～15g。外用适量，研末掺或调敷。

功效 清热泻火，利窍，消肿。

使用注意 脾胃虚寒者慎服。

治病验方

• 清肝经湿热方：茵陈25g，郁金、豨莶草、钩藤、寒水石、当归、丹参、枸杞子、五味子、墨旱莲各10g，焦山楂12g，青黛5g，水煎服。功效：清热利湿，活血解毒。适用于急慢性肝炎后期或迁延性慢性肝炎。症见胁痛、时烦易怒、头晕等。

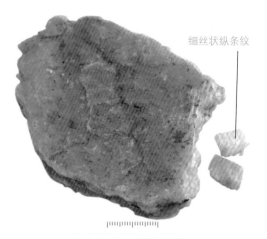

细丝状纵条纹

寒水石（红石膏矿石）

• 桂苓甘露散：滑石30g，石膏20g，寒水石20g，猪苓9g，茯苓（去皮）10g，泽泻10g，白术5g，桂枝（去皮）5g，炙甘草10g，上为末，每服9g，温汤调下，新汲水亦得，生姜汤尤良（原方出自《黄帝素问宣明论方》）。功效：清暑解热，化气利湿。适用于暑湿证。症见发热头痛，烦渴引饮，小便不利及霍乱吐下。

养生偏方

治带状疱疹：地榆120g、大黄12g、寒水石18g、冰片10g，共研细粉，香油调成糊状，于病变处局部外敷。日1次，至痊愈。

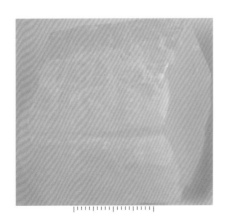

煅寒水石

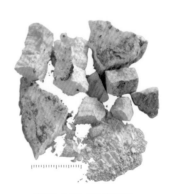

南寒水石（方解石）

080 知母 <small>zhī mǔ</small>

别名：蚔母、连母、野蓼、地参。

鉴别要点

毛知母 本品呈长条状，表面黄棕色至棕色，顶端有浅黄色的茎叶残痕，习称"金包头"。质硬，易折断，断面黄白色。气微，味微甜、略苦，嚼之带黏性。

知母肉 表面白色，有扭曲的沟纹，有的可见叶痕及茎痕。

盐知母 形如知母，表面黄色，带黄斑。

性味归经

味苦、甘，性寒。归肺、胃、肾经。

用法用量

6 ~ 12g。清热泻火，滋阴润燥宜生用；入肾降火滋阴宜盐水炒。

功效

清热泻火，滋阴润燥。生用长于清热泻火，生津润燥。盐知母可引药下行，增强滋阴降火的作用，并善清虚热。

使用注意

脾胃虚寒，大便溏泄者禁服。

治病验方

• **白虎汤**：石膏（碎，绵裹）50g，知母 18g，炙甘草 6g，粳米 9g，水煎服（原方出自《伤寒论》）。功效：清热生津。适用于温热病，热入气分。症见壮热面赤、烦渴引饮、汗出恶风、脉洪大有力等。

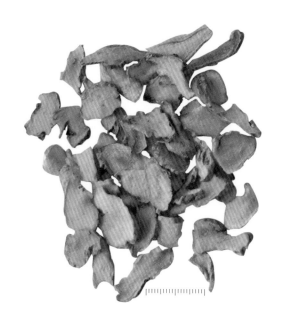

知母

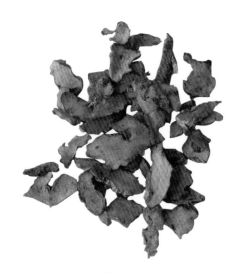

盐知母

• **化斑汤**：石膏 30g，知母 12g，生甘草 10g，玄参 10g，犀角（磨冲）（现用水牛角代）2 ~ 6g，白粳米 9g，水八杯，煮取三杯，一日三次（原方出自《温病条辨》）。功效：清气凉血。适用于气血均热。症见发热，或身热夜甚；外透斑疹，色赤、口渴、或不渴、脉数等。

养生偏方

• 治疗尿频、尿急、慢性肾炎：知母 10g，肉桂 3g，黄柏 10g，水煎服。

• 治久嗽气急：知母 15g（去毛，切片，隔纸炒过）、杏仁 3g（姜水泡，去皮、尖，焙过），加水 300ml，煎至 150ml，日 1 剂。

081 芦根

^{lú} ^{gēn}

别名：芦芽根、苇根、芦头、芦柴根。

鉴别要点

鲜芦根 呈长圆柱形，有的略扁，长10～15 mm，直径10～20 mm。表面黄白色，有光泽，外皮疏松可剥离，节呈环状，有残根和芽痕。体轻，质韧，不易折断。切断面黄白色，中空，有小孔排列成环。气微，味甘。

芦根 呈扁圆柱形。黄白色，节处较硬，节间有纵皱纹。无臭，味甜。

性味归经 味甘，性寒。归肺、胃经。

用法用量 15～30g；鲜品用量加倍，或捣汁用。

功效 清热泻火，生津止渴，除烦，止呕，利尿。

使用注意 脾胃虚寒者慎服。

治病验方

• **苇茎汤**：苇茎60g，薏苡仁30g，冬瓜子24g，桃仁9g，水煎服（原方出自《备急千金要方》）。功效：清肺化痰，祛瘀排脓。适用于肺痈。症见身有微热，咳嗽痰多或咳吐腥臭脓血，胸中隐隐作痛，舌红苔黄腻，脉滑数。

养生偏方

• 治便秘：取芦根500g，加水1000ml煎至750ml，再加蜂蜜750g煎熬收膏，每次服30ml，日3次饭前服。

• 治牙龈出血：芦根水煎，代茶饮。

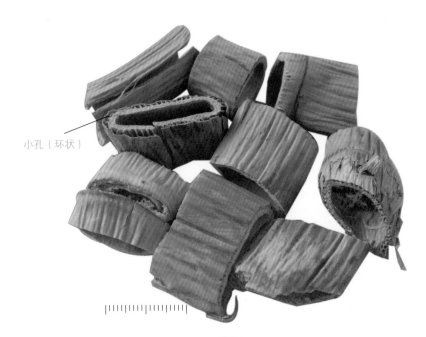

小孔（环状）

芦根

082 天花粉

tiān huā fěn

别名：栝楼根、花粉、楼根。

鉴别要点 本品呈不规则圆柱形、纺锤形或瓣块状，表面黄白色或淡棕黄色，有纵皱纹、细根痕及略凹陷的横长皮孔。质坚实，断面富粉性，横切面可见黄色木质部，有黄色筋脉点（导管），略呈放射状排列，纵切面可见黄色条纹状木质部。气微，味微苦。

性味归经 味甘，性寒。归肺、胃经。

用法用量 9～15g。外用适量，研末撒布或调敷。

功效 清热泻火，生津止渴，除烦止呕，利尿。

使用注意 脾胃虚寒、大便溏泄者慎服。反乌头。少数患者可出现变态反应。

治病验方

• **天花散**：天花粉、生干地黄各30g，葛根、麦冬（去心）、北五味子各15g，甘草7.5g，共研细末，每服9g，加粳米100粒，水煎，日服2次（原方出自《仁斋直指方》）。

功效：滋阴清热，生津止渴。适用于上消。症见口渴多饮，咽干，小便频数，唇红舌燥，苔黄，脉数。

• **特效三消汤**：党参、焦白术、茯苓、麦冬、当归各9g，黄连、黄芩、黄柏、知母、天花粉、炙甘草各6g，熟地黄12g，水煎服（原方出自《验方新编》）。功效：滋阴清热，益气养阴。适用于中消症阳热盛，阴液亏，燥热伤阴。症见多食易饥，心悸消瘦，倦怠无力，口舌干燥。

养生偏方

• 治胃及十二指肠溃疡：天花粉30g，贝母15g，鸡蛋壳10个，研末，每服6g，白开水送下。

• 治疗闪腰疼痛：天花粉即栝楼的干燥块根，取野生天花粉3.3cm左右者，鲜者切细，干者挫末，以米酒送服1～3g，日1次。

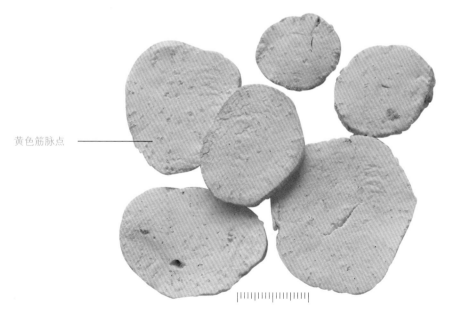

黄色筋脉点

天花粉

083 淡竹叶

dàn zhú yè

别名：竹叶、碎骨子、山鸡米、金鸡米、迷身草、竹叶卷心。

鉴别要点 本品为茎、叶的混合物，呈段片状。茎呈圆柱状，表面淡黄绿色，切断面中空。叶呈片状，多皱缩卷曲，浅绿色或黄绿色，叶脉平行，具横行小脉，形成长方形网格状，下表面尤为明显。体轻，质柔韧。气微，味淡。

性味归经 味甘、淡，性寒。归心、胃、小肠经。

用法用量 9～15g。

功效 清热泻火，除烦止渴，利尿通淋。

使用注意 无实火、湿热者慎服，体虚有寒者禁服。孕妇忌服。

治病验方

• 竹叶石膏汤：淡竹叶 15g，生石膏 30g，半夏（洗）、麦冬（去心）各 9g，人参 6g，甘草 3g，粳米 15g，先煎石膏，再加其他药物同煎，待米熟汤成，分 2 次服（原方出自《伤寒论》）。功效：清热生津，益气和胃。适用于热病之后、余热未清、气阴两伤，咽干唇燥、烦热口渴、咳呛呕哕、身倦无力、舌红少苔、脉虚而数或细数等症。

• 导赤散：生地黄 15g，木通 6g，淡竹叶 9g，甘草梢 3g，水煎服（原方出自《小儿药证直诀》）。功效：清心利尿。适用于心经热盛，口渴面赤，口舌生疮，心胸烦热，渴欲冷饮；或心移热于小肠、小便短黄、尿时刺痛等症。

养生偏方

• 治疗阴道炎：淡竹叶 100g，加水约 300ml，砂锅内浸泡 10min，先用武火煎沸后，再用文火慢煎 10min，早晚分 2 次冷服。

• 治发热心烦口渴：淡竹叶根或叶 10～15g，水煎，代茶饮。

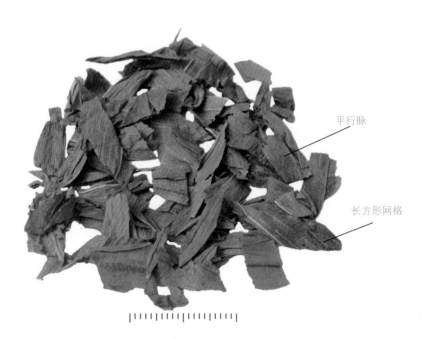

平行脉

长方形网格

淡竹叶

084 莲子心

lián zǐ xīn

别名：苦薏、莲薏、莲心。

鉴别要点

莲子心 本品略呈细棒状，长10～14mm，直径约2mm。幼叶绿色，一长一短卷成箭形，前端向下反折，两幼叶间可见细小胚芽。胚根圆柱形，长约3mm，黄白色。质脆。气微，味苦。

朱莲子心 形如莲子心，表面红色或朱红色。

性味归经 甘、淡，寒。归心、胃、小肠经。

用法用量 2～5g。

功效 清热泻火，除烦止渴，利尿通淋。

使用注意 脾胃虚寒者禁服。

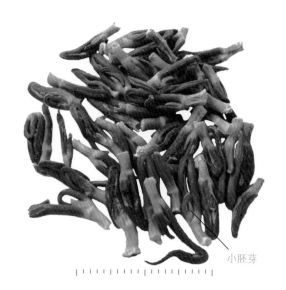

小胚芽

莲子心

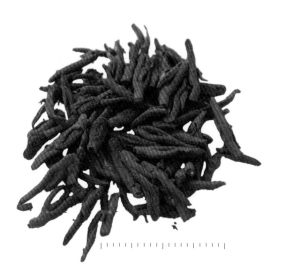

朱莲子心（朱砂拌）

治病验方

• **清宫汤**：玄参心9g，莲子心1.5g，竹叶卷心6g，连心麦冬9g，连翘心6g，犀角3g（磨汁冲服）（现用水牛角替），水煎服（原方出自《温病条辨》）。功效：清心解毒，养阴生津。适用于温病热入心包，症见发热、神昏谵语、舌质红绛等。

养生偏方

• 治疗高血压病：莲子心9g，远志6g，酸枣仁12g，加水约800ml，煎至400ml，日1剂。

• 治牙痛：清莲子心2～3g，冰糖10g，炖烊，时时饮用。

085 鸭跖草
yā zhí cǎo

别名：鸡舌草、鼻斫草、碧竹子、碧竹草、竹叶草、耳环草、竹叶菜、竹叶兰、三角菜、水浮草、竹剪草、兰花草、鸦雀草、兰紫草、竹叶活血丹、鸭仔草。

鉴别要点 本品长可达60cm，黄绿色或黄白色，较光滑。茎有纵棱，节稍膨大，质柔软，断面中心有髓。叶互生，叶片展平后呈卵状披针形或披针形，先端尖，全缘，基部下延成膜质叶鞘，抱茎，叶脉平行。花多脱落，总苞佛焰苞状，心形，两边不相连；花瓣皱缩，蓝色。气微，味淡。

性味归经 味甘、淡，性寒。归肺、胃、小肠经。

用法用量 15～30g；鲜品60～90g，或捣汁。外用适量，捣敷。

功效 清热泻火，解毒，利水消肿。

使用注意 脾胃虚寒者慎服。

治病验方

鲜鸭跖草枝端嫩叶四两。捣烂，加开水一杯，绞汁调蜜内服，每日三次。体质虚弱者，药量酌减（原方出自《泉州本草》）。功用：治五淋，小便刺痛。

养生偏方

• 防治感冒：鸭跖草30～60g（鲜品60～120g），加水800ml，煎至400ml，日1剂。

• 治疗急性扁桃体炎：鲜鸭跖草60g（干品30g），加水适量，浓煎去渣，加冰糖30g，凉服，1日分3次服。

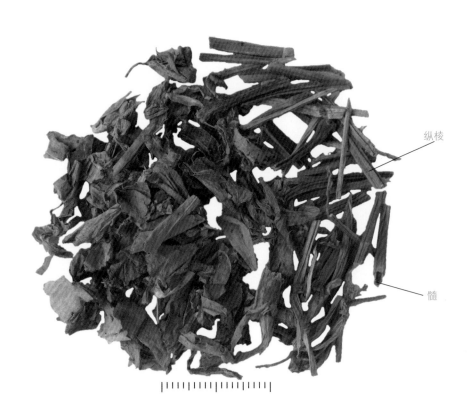

纵棱

髓

鸭跖草

086 决明子

<small>jué míng zǐ</small>

别名：决明、草决明、马蹄决明、假绿豆。

鉴别要点

决明 略呈菱方形或短圆柱形，长3～7mm，宽2～4mm。两端平行倾斜，表面平滑有光泽。一端较平坦，另端斜尖，背腹面各有1条突起的棱线，棱线两侧各有1条斜向对称而色较浅的线形凹纹。质坚硬，不易破碎。气微，味微苦。

小决明 呈短圆柱形，较小，长3～5mm，宽2～3mm。表面棱线两侧各有1片宽广的浅黄棕色带。

炒决明子 形如决明子，微鼓起，色泽加深，有香气。

性味归经
味甘、苦、咸，性微寒。归肝、大肠经。

用法用量
6～15g，大量可用至30g。外用适量，研末调敷。

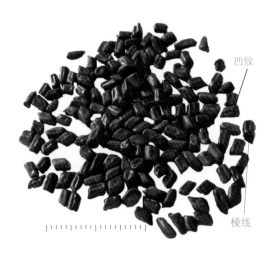

凹纹

棱线

决明子

功效
清热明目，润肠通便。生品长于清肝热，润肠燥；炒决明子有平肝养肾之功。

使用注意
脾胃虚寒及便溏者慎服。

治病验方
决明子100g，地肤子50g。上药捣细罗为散，每于食后，以清粥饮调下5g（原方出自《太平圣惠方》）。主治：治雀目。

养生偏方
• 治疗习惯性便秘：炒决明子10～15g，蜂蜜20～30g，先把炒决明子打碎，加水800ml，煎10min左右，冲入蜂蜜中搅拌，每晚1剂，或早晚分服。

• 治高脂血症：生决明子30g，生山楂、葛根各20g，加水800ml，煎至400ml，或单味决明子沸水泡代茶饮，每日20～30g。

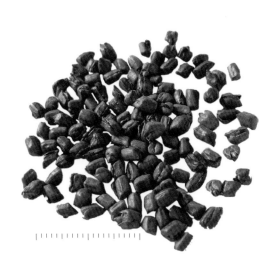

炒决明子

087 青葙子

qīng xiāng zǐ

别名：青葙、野鸡冠花、狼尾花、鸡冠苋、大尾鸡冠花、牛尾花子。

鉴别要点

青葙子 本品呈扁圆形，少数呈圆肾形，直径 1～1.5mm。表面黑色或红黑色，光亮，中间微隆起，侧边微凹处有种脐。种皮薄而脆。气微，味淡。

炒青葙子 形如青葙子，形体微鼓起，偶爆花，有香气。

性味归经 味苦，性微寒。归肝经。

用法用量 3～15g。外用适量，研末调敷或捣汁灌鼻。

功效 清肝泻火，明目退翳。生品清肝平肝作用强；炒后寒性缓和。

使用注意 瞳孔散大、青光眼患者禁服。

治病验方

青葙汤：青葙子 15g，玄明粉（冲）4.5g，酸枣仁 12g，密蒙花、决明子各 9g，茯苓 12g，白扁豆 15g。水煎服（原方出自《中药临床应用》）。功用：治慢性葡萄膜炎。方中青葙子明目退翳，为君药。

养生偏方

• 治夜盲、目翳：青葙子 15g，乌枣 30g。开水煎，饭前服。

• 治头风痛：青葙子 15～30g，加水约 800ml，煎至约 400ml，日 1 剂。

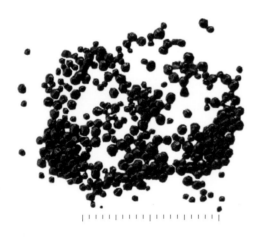

青葙子

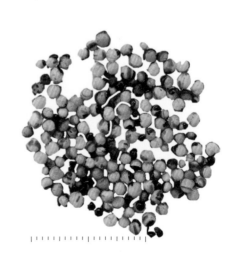

炒青葙子

088 密蒙花

mì méng huā

别名：小锦花、蒙花、黄饭花、疙瘩皮树花、鸡骨头花。

鉴别要点 本品多为花蕾密聚的花序小分枝，呈不规则圆锥状，表面密被茸毛。花蕾呈短棒状，上端略大；花萼钟状，先端4齿裂；花冠筒状，与萼等长或稍长，先端4裂；雄蕊4，着生在花冠管中部。质柔软。气微香，味微苦、辛。

性味归经 味甘，性微寒。归肝经。

用法用量 6～15g。

功效 清热泻火，养肝明目，退翳。

使用注意 虚寒内伤、劳伤目疾者及阳虚、肝寒胃弱者忌用。

治病验方

密蒙花散：密蒙花（净）、石决明、木贼、杜蒺藜（炒去尖）、羌活（去芦）、菊花各等分。上为细末，每服一钱，腊茶清调下，食后，日二服（原方出自《局方》）。功用：治风气攻注，两眼昏暗，眵泪羞明，睑生风粟，隐涩难开或痒或痛，渐生翳膜，视物不明。

养生偏方

• 治目翳：密蒙花、黄柏根（洗锉）各30g，两味捣细为末，炼蜜为丸，如梧桐子大，每服10～15丸，饭后或临睡前热开水送服或煎汤服。

• 治头晕：密蒙花蒸小鸡，去渣服食汤与肉。

• 治创伤：鲜嫩密蒙花适量，加香油适量浸润捣绒，敷于患处，1～2日1剂。

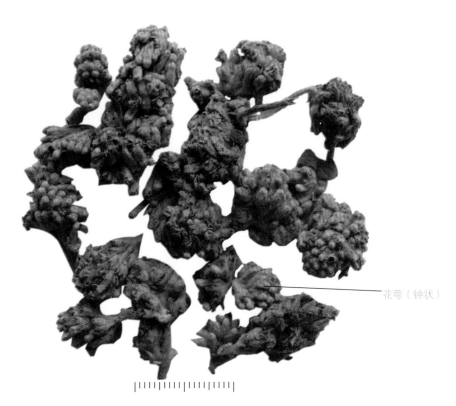

花萼（钟状）

密蒙花

089 谷精草
gǔ jīng cǎo

别名：戴星草、流星草、文星草、谷精珠、珍珠草、佛顶珠。

鉴别要点 本品头状花序呈半球形，直径4～5mm，底部有苞片，淡黄绿色，有光泽，上部边缘密生白色短毛；花序顶部灰白色。揉碎花序，可见多数黑色花药和细小黄绿色未成熟的果实。花茎纤细，直径不及1mm。质柔软。气微，味淡。

性味归经 味辛、甘，性平。归肝、肺经。

用法用量 9～12g。

功效 疏散风热，明目退翳。

使用注意 血虚目疾慎服；忌用铁器煎药。

治病验方

• **谷精草散：** 谷精草（末）、铜绿（研）各一钱,硝石半钱（研）。上三味,捣研和匀,每用一字，吹入鼻内，或偏头痛随病左右吹鼻中（原方出自《圣济总录》)。功用：治脑风头痛。

• 谷精草,捣罗为末,以热面汤调下二钱（原方出自《太平圣惠方》)。功用：治鼻衄，终日不止，心神烦闷。

养生偏方

• 治风热目翳：谷精草30～60g，鸭肝1～2个（如无鸭肝用白豆腐），酌加开水炖1h，饭后服，日1次。

• 治目中翳膜:谷精草、防风等分。为末，米饮服之。

• 治偏正头痛：谷精草30g，为末，以白面调匀，摊于纸上，贴痛处，干则换。

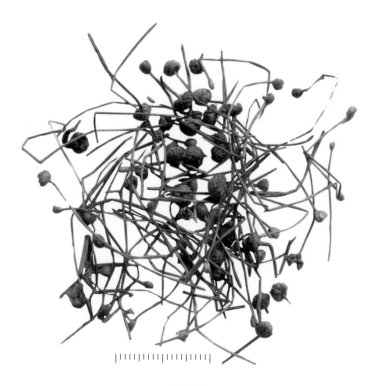

谷精草

090 木贼

mù zéi

別名：千峰草、锉草、笔头草、笔筒草、接骨草、马人参。

鉴别要点 本品呈长管状，不分枝，表面灰绿色或黄绿色，有18～30条纵棱，棱上有多数细小光亮的疣状突起；节明显，节上着生筒状鳞叶。体轻，质脆，易折断，断面中空，周边有多数圆形的小空腔。气微，味甘淡、微涩，嚼之有沙粒感。

性味归经 味甘、苦，性平。归肺、肝经。

用法用量 3～10g。外用适量，研末撒敷。

功效 疏散风热，明目退翳。

使用注意 气血虚者慎服。

治病验方

木贼散：木贼、蒺藜、防风、羌活、川芎、甘草、苍术。水煎服。方中木贼疏风热、退目翳，为君药（原方出自《证治准绳》）。功用：治眼出冷泪。

养生偏方

• 治疗口腔黏膜溃疡：鲜木贼50g（干者20g，小儿量酌减），加水800ml，隔水炖20min，去渣取汁调冰糖，分2次饭后服。

• 治寻常疣：木贼、香附各30g，加水约1500ml煎煮。用时浸泡或淋洗患部，并不时揉搓疣面，每洗30min，早晚各一次。一般洗3～5天可自行脱落。

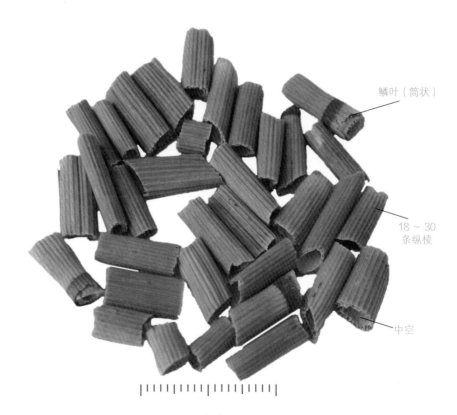

鳞叶（筒状）

18～30
条纵棱

中空

木贼

091 夏枯草

xià kū cǎo

别名：麦穗夏枯草、铁线夏枯草。

鉴别要点 本品呈棒状，略扁，长15～80mm，直径8～15mm，淡棕色至棕红色。全穗由数轮至10数轮宿萼与苞片组成，覆瓦状排列。花冠及雄蕊多已脱落。果实卵圆形，尖端有白色突起，棕色，有光泽。体轻质脆。气微，味淡。

性味归经 味辛、苦，性寒。归肝、胆经。

用法用量 6～15g，大剂量可用至30g。外用适量，煎水洗或捣敷。

功效 清热泻火，明目，散结消肿。

使用注意 脾胃虚弱者慎服。

治病验方

· 清肝胆湿热方：茵陈25g，板蓝根、夏枯草、马尾连、黄柏、栀子、郁金、金钱草各10g，败酱草、滑石各15g，木通、龙胆各5g，水煎服。功效：清热利湿，解毒解表。

适用于急性黄疸型肝炎。症见巩膜和皮肤发黄、发热、口干、口苦、口渴、大便干、尿深黄如浓茶、舌质红、苔黄或黄腻、脉弦数或弦滑等。

· 清解方：豆豉、牛蒡、大青叶、夏枯草、地肤子各10g，金银花、连翘、藿香、赤芍、蝉蜕、桔梗各5g，水煎服（原方出自《浙江中医杂志》1999年4期）。功效：疏风清热，清营凉血。适用于小儿风疹。

养生偏方

· 治疗急性扁桃体炎、咽喉疼痛：鲜夏枯草全草60～90g，加水800ml煎至400ml，1日1剂。

· 预防麻疹：夏枯草15～60g，加水800ml，煎至400ml，1日1剂，连服3天。

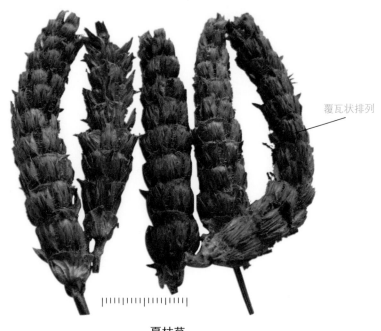

覆瓦状排列

夏枯草

092 蕤仁
<small>ruí rén</small>

别名：蕤核、蕤子、白桵仁、桵仁、美仁子、单花扁核木、蕤李子、山桃、小马茹子、蕤核仁。

鉴别要点

蕤仁 呈类卵圆形，稍扁，长6～10mm，宽6～8mm，厚3～5mm。表面淡黄棕色，有网状沟纹，两侧略不对称，顶端尖。质坚硬。种子扁圆形或心脏形，种皮薄，浅棕色。种仁两瓣，乳白色，富油性。无臭，味微苦。

炒蕤仁 形如蕤仁，色泽较深，带焦斑，略有香气。

性味归经 味甘，性微寒。归肝经。

用法用量 5～9g。

功效 疏风散热，养肝明目。

使用注意 目痛属肝肾两虚者不宜用。

治病验方

• **拨云膏：**蕤仁（去油）五分，青盐一分，猪胰子五钱。共捣二千下，如泥，罐收，点之（原方出自《本草纲目》）。

功效 取下翳膜。

养生偏方

• 治目赤肿痛，昏暗羞明，眦烂流泪：蕤仁6g，加水800ml，煎至400ml，日1剂；或去油煎汤洗眼。

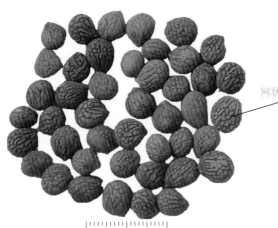

网状沟纹

蕤仁

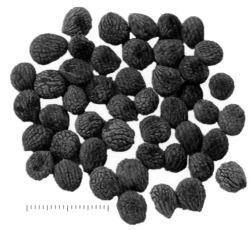

炒蕤仁

093 茺蔚子 <small>chōng wèi zǐ</small>

别名：益母子、冲玉子、益母草子、小胡麻。

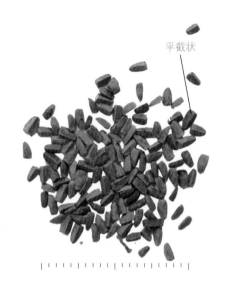

茺蔚子

鉴别要点
茺蔚子 呈三棱形，长 2～3mm，宽约 1.5mm。表面灰棕色至灰褐色，有深色斑点。一端稍宽，平截状，另一端渐窄而钝尖。无臭，味苦。

炒茺蔚子 形如茺蔚子，形体微鼓起，色泽加深，微有香气。

性味归经 味辛、苦，性微寒。归心包、肝经。

用法用量 6～9g。

功效 活血调经，清肝明目。生品长于清肝明目；炒茺蔚子寒性减弱，长于活血调经。

使用注意 瞳孔散大者及孕妇禁服。

治病验方
茺蔚子、枳壳各 15g，水煎成 400ml，加糖适量，每日 1 剂，30 天为 1 疗程（原方出自《湖南药物志》）。功用：治疗子宫脱垂。

养生偏方
● 治疗高血压病：茺蔚子、桑枝、桑叶各 10～15g，煎汤约 1500ml，稍凉倒入盆内，将双脚放入盆内浸泡约 30min，洗后上床休息。

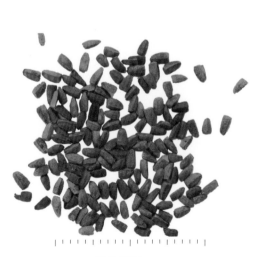

炒茺蔚子

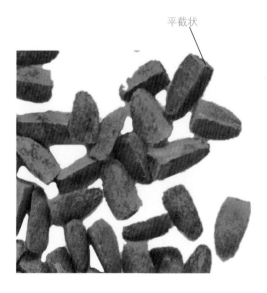

茺蔚子（生品放大图）

094 荷叶 hé yè

别名：蕸。

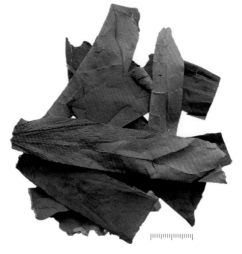

荷叶

鉴别要点

荷叶 本品展开后呈类圆形，全缘或稍呈波状。上表面深绿色或黄绿色，较粗糙；下表面淡灰棕色，较光滑，有粗脉21～22条，自中心向四周射出；中心有突起的叶柄残基，饮片为长短不一的丝状。质脆，易破碎。稍有清香气，味微苦。

荷叶炭 形如荷叶，炒炭表面黑褐色；煅炭为焦黑色。

性味归经 味苦，性平。归肝、脾、胃经。

用法用量 内服3～10g（鲜品15～30g）；荷叶炭3～6g。外用适量，捣敷或煎水洗。

功效 清暑化湿，升发清阳，凉血止血。生品长于清热解暑，生发清阳，凉血止血；荷叶炭收涩化瘀止血力强。

使用注意 气血虚者慎服。

治病验方

• 清络饮：鲜荷叶边、鲜金银花、西瓜翠衣、鲜扁豆花、丝瓜皮、鲜荷叶心各6g，水煎，日二服（原方出自《温病条辨》）。功效：解暑清肺。适用于暑热伤肺，邪在气分之轻症，或暑温病经发汗后余热未解。症见身热口渴不甚，头目不清，昏眩微胀，舌淡红，苔薄白。

养生偏方

• 治冻疮：干荷叶500g，以水5000ml煮成2500ml，洗患处，再以贯众末撒。

• 减轻体重：每日用干荷叶9g或鲜荷叶30g左右，或煎汤代茶饮，或同大米一起煮成粥进食，连用2～3个月。

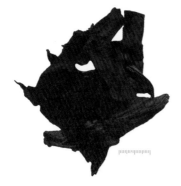

荷叶炭（炒炭）

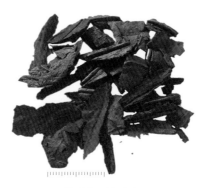

荷叶炭（焖煅）

095 黄芩 _{huáng qín}

别名：山茶根、土金茶根。

鉴别要点

黄芩 呈圆锥形，扭曲，表面棕黄色或深黄色，上部有扭曲的纵皱纹或不规则的网纹，下部有顺纹和细皱纹。老根中心呈枯朽状或中空，暗棕色或棕黑色。饮片为不规则薄片，片面黄色，中间有红棕色的圆心，有的片面中央呈暗棕色或棕黑色，或枯朽状，或空洞；周边棕黄色或深黄色。气微，味苦。

酒黄芩 形如黄芩，表面深黄色。气香。

性味归经

味苦，性寒。归肺、胆、脾、大肠、小肠经。

用法用量

3～9g。外用适量，煎水洗或研末调敷。治上部热证酒炒用，猪胆汁炒可泻肝胆火，炒炭用于止血。枯芩轻虚，多用于上焦之火；子芩重实，多用于下焦之热。

功效

清热燥湿，泻火解毒，止血安胎。生黄芩清热泻火力强；酒黄芩可向上升腾和外行。

使用注意

脾胃虚寒，食少便溏者禁服。

治病验方

• **黄芩滑石汤**：黄芩9g，滑石9g，茯苓皮9g，大腹皮6g，白蔻仁3g，通草3g，猪苓9g，水煎，分3次温服（原方出自《温病条辨》）。功效：清热利湿。适用于湿温邪在中焦。症见发热身痛、汗出热解继而复热、口不渴或渴不多饮、舌苔淡黄而滑、脉缓等。

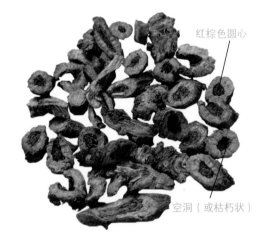

红棕色圆心

空洞（或枯朽状）

黄芩

• **黄芩汤**：黄芩9g，芍药6g，甘草6g，枣12枚，水煎服（原方出自《伤寒论》）。功效：清热止利，和中止痛。适用于邪热入里，身热口苦，腹痛下利，或热痢腹痛，舌红苔黄，脉数。

养生偏方

• 治妊娠恶阻：黄芩30～45g，加水400ml煎至200ml，每次只饮1口，4～8h饮尽，每日1剂。

• 治疗痤疮：黄芩100g加75%乙醇浸泡1星期过滤外用，每日2次。

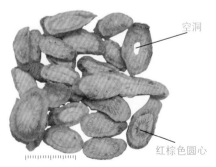

空洞

红棕色圆心

黄芩（斜片）

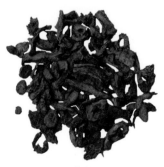

酒黄芩

096 黄连
huáng lián

别名：味连、川连、鸡爪连。

鉴别要点

黄连 多集聚成簇，常弯曲，形如鸡爪。表面粗糙，有的节间表面平滑如茎秆，习称"过桥"。质硬，断面不整齐，皮部橙红色或暗棕色，木部鲜黄色或橙黄色，呈放射状排列。气微，味极苦。

雅连 多为单枝，略呈圆柱形，微弯曲。"过桥"较长。

云连 弯曲呈钩状，多为单枝，较细小。

炒黄连 形如黄连，表面呈棕黄色，微带焦斑，有香气。

酒黄连 形如黄连，表面呈棕黄色，微带焦斑，有酒香气。

性味归经

味苦，性寒。归心、脾、胃、肝、胆、大肠经。

用法用量

2～5g。外用适量。治热病高热，湿热蕴蒸，热毒炽盛诸症，宜生用；肝火上炎，目赤肿痛、头痛，宜酒拌炒；胃热呕吐，用姜汁拌炒；肝火犯胃，脘痛吞酸，宜吴茱萸煎汤拌炒。

功效

清热燥湿，泻火解毒。生黄连擅清心火解毒；酒黄连擅清头目之火。

使用注意

胃虚呕恶，脾虚泄泻，五更肾泻，均应慎服。

治病验方

• **黄连解毒汤**：黄连9g，黄芩6g，黄柏6g，栀子9g，水煎服（原方出自《外台秘要》）。功效：泻火解毒。适用于三焦火毒热盛。症见大热烦渴、口燥咽干、不眠；或热病吐血、衄血；或热盛发斑、身热下利、湿热黄疸；或痈疮疔毒、小便黄赤等。舌红苔黄、脉数有力。

养生偏方

• 治疗湿疹：黄连粉1份，加蓖麻油3份，调成混悬液，涂患处。

• 治心律失常：黄连10g，炙甘草10g，加水300ml，煎至150ml，每日1剂，7天为1个疗程，间歇1周后再进行第2个疗程。

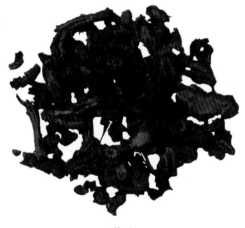

黄连

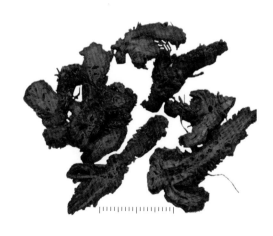

酒黄连

097 黄柏 huáng bò

别名：檗木、檗皮、黄檗。

鉴别要点

黄柏 饮片呈板片状或长短不一的丝片状，宽 3～5mm。外表面黄褐色或黄棕色，外表面深黄色，较平坦或具纵沟纹，有的可见皮孔痕及残存的灰褐色粗皮，有纵棱线及棕色皮孔。内表面暗黄色或淡棕色，具细密的纵棱纹。体轻，质硬，断面纤维性，呈裂片状分层，深黄色。气微，味苦，嚼之有黏性。可使唾液染成黄色。

盐黄柏 形如黄柏，表面深黄色，略见焦斑，略具咸味。

性味归经
味苦，性寒。归肾、膀胱经。

用法用量
3～9g。外用适量，研末调敷或煎水浸洗。降实火，宜生用；清虚热，宜盐水炒用；止血，宜炒炭用。

功效
清热燥湿，泻火除蒸，解毒疗疮。生黄柏长于清热燥湿解毒。盐黄柏长于滋阴降火。

使用注意
脾虚胃弱，无火者禁服。

治病验方

• **二妙散**：炒黄柏 15g，米泔水制苍术 15g，研为粗末，水煎后入姜汁调服（原方出自《丹溪心法》）。功效：清热燥湿。适用于湿热下注。症见筋骨疼痛，或两足痿软，或足膝红肿疼痛，或湿热带下，或下部湿疮等，小便短赤，舌苔黄腻。

• **知柏地黄丸**：熟地黄 24g，山茱萸 12g，山药 12g，泽泻 9g，牡丹皮 9g，茯苓 9g，黄柏 6g，知母 6g，炼蜜为丸，温水送服（原方出自《小儿药证直诀》）。功效：滋阴降火。适用于阴虚火旺。症见骨蒸潮热、虚烦盗汗、腰脊酸痛、遗精等。

养生偏方

• 治疗痔合并感染：黄柏、博落回、红藤各 60g，加水 2000ml，煎取 1000ml，滤过去渣，趁热熏洗患部，每日 2～3 次，每次 15～30min。

• 治神经性皮炎：黄柏 50g，用醋精适量浸泡 6～7 天，搽患处。

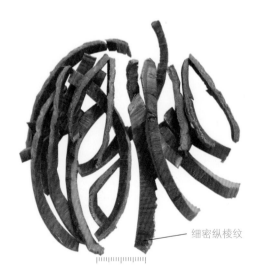

细密纵棱纹

黄柏

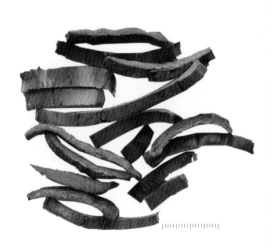

盐黄柏

098 栀子 ^{zhī zǐ}

别名：木丹、鲜支、越桃、支子、山栀子、枝子、黄栀子、黄栀、山黄栀、山栀。

鉴别要点 　**栀子**　呈长卵圆形或椭圆形，表面红黄色或棕红色，具6条翅状纵棱。果皮薄而脆，略有光泽；内表面色较浅，有光泽，具2～3条隆起的假隔膜。种子集结成团，深红色或红黄色，表面密具细小疣状突起。气微，味微酸而苦。

炒栀子　形如栀子碎块，变色，呈棕色，偶带焦斑。

焦栀子　形如栀子碎块，色泽加深，呈棕褐色。

栀子炭　形如栀子，表面呈黑褐色或黑色，内部红褐色。

性味归经　味苦，性寒。归心、肝、肺、胃、三焦经。

用法用量　5～10g。清热泻火多生用，止血多炒焦用。

功效　泻火除烦，清热利湿，凉血解毒。主治热病心烦，肝火目赤，头痛，湿热黄疸，淋证，吐血，衄血，血痢，尿血，口舌生疮，疮疡肿毒，扭伤肿痛。

使用注意　脾虚便溏，胃寒作痛者慎服。

治病验方
　• **栀子豉汤**：栀子9g，淡豆豉9g，水煎服（原方出自《伤寒论》）。功效：清热除烦。适用于虚烦不眠，胸脘痞满，舌红，苔微黄者。

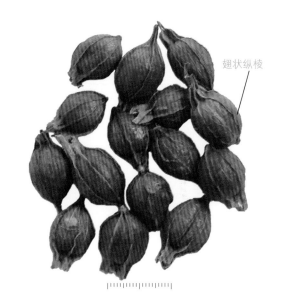

翅状纵棱

栀子（个）

• **栀子柏皮汤**：栀子9g，炙甘草3g，黄柏6g，水煎服（原方出自《伤寒论》）。功效：清热利湿。适用于湿热黄疸，身热发黄。

养生偏方
　• **胃脘火痛**：焦栀子7～9枚，水一盏，煎七分，入生姜汁饮之。（《丹溪纂要》）
　• **鼻出血**：栀子、血余炭。共为末，吹入鼻中。

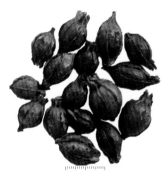

炒栀子

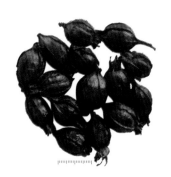

焦栀子

栀子炭

099 龙胆 lóng dǎn

别名： 胆草、苦胆草。

鉴别要点

龙胆 根茎呈不规则的块状，上端有茎痕或残留茎基，周围和下端着生多数细长的根。根上部多有显著的横皱纹，下部有纵皱纹及支根痕。质脆，易折断，断面略平坦，皮部黄白色或淡黄棕色，木部色较浅，呈点状环列。气微，味甚苦。

坚龙胆 表面无横皱纹，外皮膜质，易脱落，木部黄白色，易与皮部分离。

酒龙胆 形如龙胆段，表面色泽加深。

性味归经
味苦，性寒。归肝、胆经。

用法用量
3～6g。

功效
清热燥湿，泻肝胆火。生品善于清热泻火燥湿。酒龙胆苦寒之性相对缓和，并能上行头目。

使用注意
脾胃虚寒者不宜用，阴虚津伤者慎用。

治病验方

• **龙胆泻肝汤：** 酒炒龙胆6g，酒炒黄芩9g，酒炒栀子洗9g，泽泻9g，木通6g，炒车前子9g，酒洗当归3g，酒炒生地黄6g，柴胡6g，甘草6g，水煎服（原方出自《医方集解》）。功效：清肝胆实火，泻下焦湿热。适用于肝胆实火上炎所致头痛目赤、胁痛、口苦、耳聋、耳肿等；肝胆湿热下注所致阴肿、阴痒、阴汗、小便淋浊，或带下黄臭等。舌红苔黄、脉弦数有力。

• **当归龙荟丸：** 当归（焙洗）、龙胆、炒栀子、黄芩、黄连、黄柏各30g，大黄、芦荟、青黛各15g，木香6g，麝香1.5g（另研），上药共研为末，炼蜜为丸，如小豆大，小儿如麻子大，每次4.5g，一日2次，生姜汤送下。或改作汤剂，水煎服（原方出自《宣明论方》）。功效：清热泻火。适用于头晕目眩，耳鸣耳聋，头胀面赤，两目红肿，口干舌燥，大便秘结，小便黄赤，脉沉数有力；胸膈痞满，或两胁痛引少腹，或发热烦躁，神志错乱，躁扰不宁，甚或谵语发狂，惊悸抽搐，大便不畅，小便赤涩，脉实有力。

养生偏方

• 治急性结合膜炎：取龙胆15g，加水250ml，煎至150ml，去渣，加微量食盐，冷后洗眼，每次5～10min，日3～4次。

• 治带状疱疹：用龙胆30g，丹参15g，川芎10g，加水约800ml，煎至约400ml，水煎服，每日1剂，早晚分2次服。大便秘结加大黄12g。

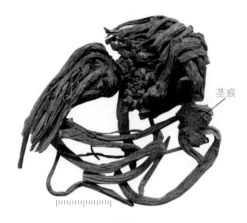

茎痕

龙胆

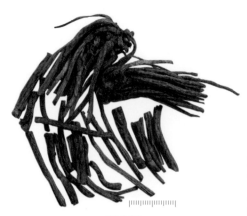

酒龙胆

100 苦参

kǔ shēn

别名：地槐、白茎地骨、山槐、野槐。

鉴别要点

苦参 呈长圆柱形，下部常有分枝。表面具纵皱纹和横长皮孔样突起，外皮薄，多破裂反卷，易剥落，剥落处显黄色，光滑。质硬，不易折断，断面纤维性；切面黄白色，具放射状纹理和裂隙。气微，味极苦。

苦参炭 形如苦参片，表面呈黑色，内部呈棕褐色，质脆易碎，味苦。

性味归经
味苦，性寒。归心、肝、胃、大肠、膀胱经。

用法用量
4.5 ～ 9g。外用适量，煎汤洗患处。

功效
清热燥湿，杀虫，利尿。生品清热燥湿，杀虫止痒，利水作用强；苦参炭苦寒之力减弱，能止血。

使用注意
脾胃虚寒者忌用，反藜芦。

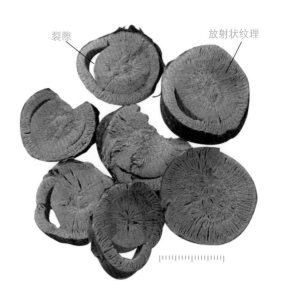

裂隙　　　　放射状纹理

苦参

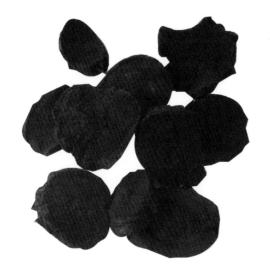

苦参炭

治病验方

• **三物黄芩汤**：黄芩 5g，苦参 6g，干地黄 12g，水煎服（原方出自《备急千金要方》）。功效：滋阴养血，清热除蒸。适用于产后血虚内热，烦热不除，汗多尿少，口干咽燥，舌红，少津，脉细虚数。

养生偏方

• 治疗失眠：苦参 30g，酸枣仁 20g，加水 400ml，煎至 100ml，每晚睡前 20min 服，10 ～ 15 天为 1 疗程。

• 治急、慢性痢疾：苦参 30g，鸡蛋 3 个，将苦参鸡蛋同煮，沸后 30min 弃渣，食蛋喝汤。每日 1 剂，连服 7 天。

• 治疗水肿：苦参粉，每日服 8g，分 3 次饭后服。

101 穿心莲

chuān xīn lián

别名：春莲秋柳、一见喜、榄核莲、苦胆草、金香草、金耳钩、印度草、苦草。

鉴别要点 本品茎呈方柱形，多分枝，节稍膨大；质脆，易折断。单叶对生，叶柄短或近无柄；叶片展平后呈披针形或卵状披针形，先端渐尖，基部楔形下延；上表面绿色，下表面灰绿色，两面光滑。气微，味极苦。

性味归经 味苦，性寒。归心、肺、大肠、膀胱经。

用法用量 6～9g。外用适量。

功效 清热解毒，凉血，消肿。

使用注意 不宜多服久服；脾胃虚寒者不宜用。

治病验方

穿心莲干叶研末。每次一钱，日3～4次（原方出自《福建中草药》）。功用：治流行性感冒，肺炎。

养生偏方

• 治高血压病：穿心莲、决明子各12g，开水冲泡代茶饮。

• 治咽炎：鲜穿心莲15g，嚼烂吞服。

• 治感冒发热头痛及热泻：穿心莲研末，每次1g，每日3次，白开水送下。

• 治咳嗽：穿心莲、十大功劳叶各15g，陈皮6g，加水400ml，煎至200ml，每日2次。

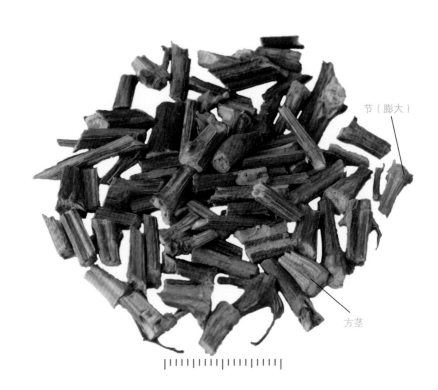

节（膨大）

方茎

穿心莲

102 地黄

dì huáng

别名：生地、地髓、原生地、干生地、牛奶子、婆婆奶。

鉴别要点

生地黄 多呈不规则的团块状或长圆形，中间膨大，两端稍细。表面棕黑色或棕灰色，极皱缩，具不规则的横曲纹。体重，质较软而韧，不易折断，切断面灰黑色、棕黑色或乌黑色，有光泽，油润具黏性，中间隐现菊花心纹理。质较软而韧。气微，味微甜。

地黄炭 片面焦黑色，质轻松鼓胀，外皮焦脆，内部呈焦褐色，味焦苦。

熟地黄 形如生地黄，表面乌黑发亮，质滋润而柔软，易粘连。味甜。

熟地黄炭 形如生地黄炭，断面黑色。

黄酒蒸地黄 形如生地黄，表面乌黑发亮，质滋润而柔软，易粘连。味甜，微有酒气。

黄酒炖地黄 同黄酒蒸大黄。

性味归经 味甘，性寒。归心、肝、肾经。

用法用量 10～15g。

功效 清热凉血，养阴生津。

使用注意 脾虚湿滞，腹满便溏者不宜使用。

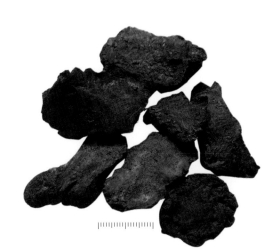

地黄

治病验方

• **清营汤**：水牛角 30g，生地黄 15g，玄参 9g，竹叶心 3g，麦冬 9g，丹参 6g，黄连 5g，金银花 9g，连翘 6g，水煎服（原方出自《温病条辨》）。功效：清营解毒，透热养阴。适用于温热病热入营分。症见身热夜甚、神烦少寐、时有谵语或斑疹隐隐、舌绛而干、脉数等。

• **犀角地黄汤**：犀角（磨冲）（用水牛角代替）1.5～3g，生地黄 30g，芍药 12g，牡丹皮 9g，水煎，分 3 次服（原方出自《备急千金要方》）。功效：清热凉血，解毒散瘀。适用于热伤血络，蓄血留瘀，热扰心营。症见：身热谵语，舌绛起刺，脉细数；吐血、衄血等。

养生偏方

• **治疗便秘**：生地黄 50～100g，玄参、麦冬各 50g，加水 800ml，煎至 400ml，1 剂分 2 次服，连服 3 天为 1 疗程。

• **用于月经过多**：生地黄 60g，黄酒 500ml，浓煎后加适量红糖，在经期 4～7 天服用。

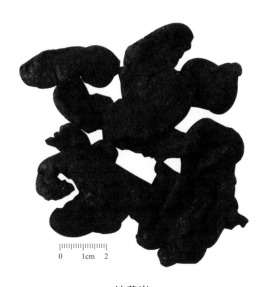

0 1cm 2

地黄炭

103 玄参 xuán shēn

别名：元参、浙玄参、黑参。

鉴别要点 本品呈类圆柱形，表面灰黄色或灰褐色，有不规则的纵沟、横长皮孔样突起和稀疏的横裂纹和须根痕。质坚实，不易折断，饮片为类圆形或不规则薄片，片面黑色或黑褐色，微有光泽，周边黄褐色，皱缩。气特异似焦糖。

性味归经 味甘、苦、咸，性微寒。归肺、胃、肾经。

用法用量 9～15g。

功效 清热凉血，滋阴降火，解毒散结。

使用注意 脾胃虚寒，食少便溏者不宜服用。反藜芦。

治病验方
• 增液汤：玄参30g，麦冬24g，生地黄24g，水煎服（原方出自《温病条辨》）。功效：增液润燥。适用于温热病热邪伤津，津亏便秘。症见大便秘结，口渴，耳聋，舌干红，脉细数或沉而无力。

• 养阴清肺汤：大生地黄6g，麦冬9g，生甘草3g，玄参9g，贝母5g，牡丹皮5g，薄荷3g，炒白芍5g，水煎服（原方出自《重楼玉钥》）。功效：养阴清肺，解毒。适用于白喉之阴虚燥热证。症见喉间起白如腐，不易拭去，咽喉肿痛，鼻干唇燥，呼吸有声，似喘非喘，脉数无力或细数。

养生偏方
• 治慢性咽炎：玄参、麦冬、草决明各5～10g，加800ml开水，浸泡10min后服，每日数次，1～2个月为1疗程。

• 用于手脱皮：每日用玄参、生地黄各30g，泡茶饮服。

• 用于风热头痛：玄参60g，加水800ml，煎至400ml，温饮，每天3次。

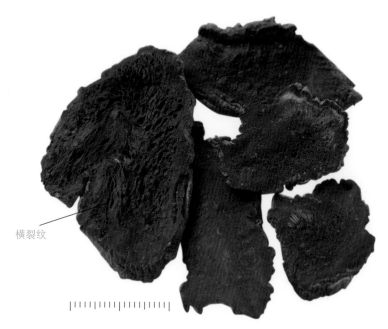

横裂纹

玄参

104 牡丹皮
^{mǔ dān pí}

别名：牡丹根皮、丹皮、丹根。

鉴别要点

连丹皮 呈筒状或半筒状，有纵剖开的裂缝。外表面有多数横长皮孔样突起和细根痕；内表面有明显的细纵纹，常见发亮的结晶。质硬而脆，易折断，断面较平坦，淡粉红色，粉性。气芳香，味微苦而涩。

刮丹皮 外表面有刮刀削痕，外表面红棕色或淡灰黄色，有时可见灰褐色斑点状残存外皮。

牡丹皮炭 形如牡丹皮，表面焦黑色，内部焦褐色，味苦、涩。

性味归经

味苦、辛，性微寒。归心、肝、肾经。

用法用量

6～9g。清营、除蒸、消痈宜生用；凉血、止血宜炒用；活血散瘀宜酒炒。

功效

清热凉血，活血化瘀。生品长于清热凉血，活血散瘀；牡丹皮炭凉血止血。

使用注意

血虚、虚寒诸证，孕妇及妇女月经过多者禁服。

养生偏方

• 治疗高血压病：牡丹皮初次用量15～18g，如无不良反应增至30g，水煎成120～150ml，每日3次分服。

• 治损伤瘀血：虻虫20枚，牡丹皮30g，研末，以酒调服，每服3g。

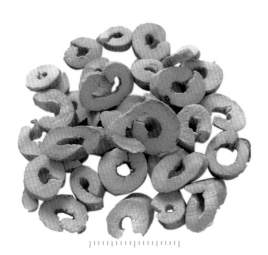

牡丹皮

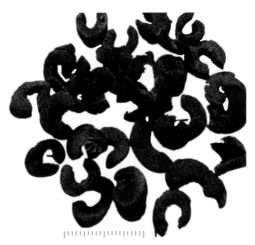

牡丹皮炭

105 赤芍 chì sháo

别名：木芍药、红芍药、臭牡丹根。

鉴别要点

赤芍 呈圆柱形，表面棕褐色，粗糙，有纵沟和皱纹，并有须根痕和横长的皮孔样突起。质硬而脆，易折断，断面皮部窄，木部放射状纹理明显。气微香，味微苦、酸涩。

酒赤芍 形如赤芍，色泽加深，偶带焦斑，微有酒香气。

性味归经
味苦、性微寒。归肝经。

用法用量
6～12g。

功效
清热凉血，散瘀止痛。

使用注意
血寒经闭不宜用。反藜芦。

治病验方

• **清热解毒滋阴汤**：生地黄、龟甲、金银花各12g，知母、黄柏、赤芍各9g，鲜茅根、蒲公英各30g，芦荟1.8g，生甘草3g，水煎服（原方出自《临证偶拾》）。功效：清热解毒，滋阴养血。适用于狐惑病。症见口腔黏膜及舌体溃疡，龟头部亦出现溃疡，舌质红苔白腻，脉滑数。

养生偏方

• 治疗冠心病：赤芍15g，黄精30g，加水约800ml，煎至400ml，日1剂，4～12周为1疗程。

• 治乳痈：赤芍60g，生甘草6g，加水约800ml，煎至400ml，日1剂。

• 治疗肝硬化黄疸：赤芍80～120g，桃仁、红花各15g，加水800ml，煎至400ml，每日1剂。

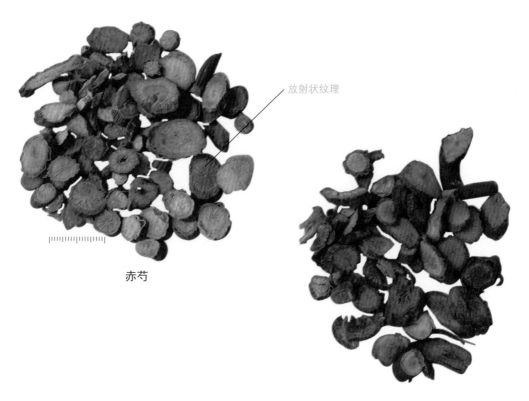

放射状纹理

赤芍

酒赤芍

106 紫草

zǐ cǎo

别名：红石根。

鉴别要点

新疆紫草（软紫草） 呈不规则的长圆柱形，顶端有的可见分歧的茎残基。表面紫红色或紫褐色，皮部疏松，呈条形片状，常10余层重叠，易剥落。体轻，质松软，易折断，断面不整齐，木部较小，黄白色或黄色。气特异，味微苦、涩。

内蒙紫草 呈圆锥形或圆柱形，顶端有残茎1或多个，被短硬毛。表面紫红色或暗紫色，皮部略薄，常数层相叠，易剥离。质硬而脆，易折断，断面较整齐，皮部紫红色，木部较小，黄白色。气特异，味涩。

性味归经
味甘、咸，性寒。归心、肝经。

用法用量
5～10g。外用适量，熬膏或用植物油浸泡涂擦。

功效
清热凉血，活血解毒，透疹消斑。

使用注意
本品性寒而滑利，脾虚便溏者忌服。

治病验方

● **清热宣毒汤**：金银花、连翘、蒲公英、牛蒡子、荆芥、白芷、蝉蜕、天花粉、玄参、甘草各15g，紫草、人参各10g，全蝎5g，水煎服（原方出自《老中医医案选》）。功效：清热宣毒，益气养阴。适用于阴阳毒证属阳热内盛，毒热内陷发斑者。症见精神萎靡、面色不华，面部及胸部等处有红斑，舌质黯红焦干、苔灰白腻、脉象沉数无力等。经血液涂片检出狼疮细胞。

养生偏方

● 治阴道炎：紫草100g，加水3000ml，大火煎40min，滤除药渣坐浴，日1剂，日2次，每次30min。一般用药5～7天。

● 治习惯性便秘：用紫草15g，草决明30g，热水泡代茶饮。

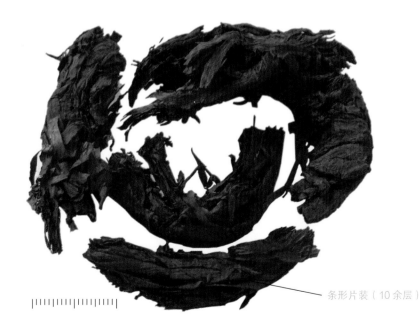

条形片装（10余层）

紫草

107 金银花

jīn yín huā

别名：忍冬、双花、二花。

鉴别要点

金银花 呈棒状，长 20 ~ 40mm，直径 1.5 ~ 3mm。上粗下细，略弯曲。表面黄白色或绿白色，密被短柔毛。花萼绿色，先端 5 裂。开放者花冠筒状，先端二唇形；雄蕊 5，黄色，雌蕊 1，子房无毛。气清香，味淡、微苦。

金银花炭 形如金银花，表面焦褐色，手捻易碎。

性味归经
味甘，性寒。归肺、心、胃经。

用法用量
6 ~ 15g。

功效
清热解毒，疏散风热。生品长于清热解毒，疏散风热；金银花炭寒性减弱，有止血之效。

使用注意
脾胃虚寒及气虚疮疡脓清者忌用。

治病验方

• **四妙勇安汤**：金银花 90g，玄参 90g，当归 30g，甘草 15g，水煎服（原方出自《验方新编》）。功效：清热解毒，活血止痛。适用于脱疽属热毒炽盛者。患肢暗红微肿灼热、溃烂腐臭、疼痛剧烈，或见发热口渴、舌红苔黄、脉数等。

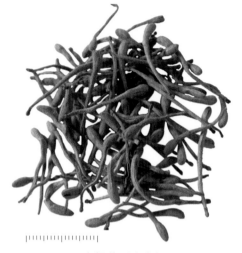

金银花（山东）

• **银翘散**：金银花 15g，连翘 15g，薄荷 6g，牛蒡子 6g，荆芥 4g，淡豆豉 5g，荆芥穗 4g，竹叶 4g，桔梗 6g，甘草 5g，水煎服（原方出自《温病条辨》）。功效：辛凉透表，清热解毒。适用于外感风寒或温病初起。症见发热无汗或有汗不畅，微恶风寒，头痛口渴，咳嗽咽痛，舌尖红、苔薄白或微黄，脉浮数。

养生偏方

• 治疗慢性咽炎：金银花、绿梅花、大海子各 10g。共入保温杯，开水泡 20min 后饮用，每日 4 ~ 5 次；可多次开水泡服。

• 治慢性肠炎：金银花 60g（炒黄，研细末），罂粟壳 10g，水煎冲服金银花末，每次 10g，每日 3 次。服 1 ~ 2 剂即见效。有高血压病、冠心病者慎用。

• 预防儿童上呼吸道感染：金银花、贯众各 60g，甘草 20g，水煎后浓缩至 120ml，滴入咽喉部，每日一次，每次 1.2ml。

• 治疗肿瘤放疗、化疗后口干：金银花露每次 100ml，每日 3 次，天冷时温服，必要时可增加服用次数。

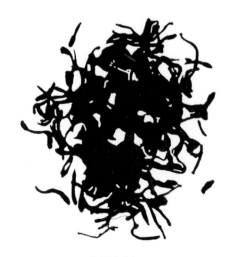

金银花炭

108 连翘 lián qiáo

别名：黄花条、连壳、青翘、落翘、黄奇丹。

鉴别要点 本品呈长卵形至卵形，或自顶端开裂，或裂成两瓣。长 15 ～ 25mm，直径 5 ～ 13mm。表面有不规则的纵皱纹及多数凸起的小斑点，两面各有一条明显的纵沟。青翘多不开裂，表面绿褐色，凸起的灰白色小斑点较少。老翘自尖端开裂或裂成两瓣，表面黄棕色或红棕色，内表面多为浅黄棕色。质硬脆。微有香气，味苦。

性味归经 味苦，性微寒。归肺、心、小肠经。

用法用量 6 ～ 15g。

功效 清热解毒，消肿散结，疏散风热。

使用注意 胃弱脾虚，气虚发热，阴疽及疮疡脓稀色淡者忌服。

治病验方

• 凉膈散：连翘 18g，川大黄 9g，黄芩 5g，栀子 5g，芒硝 9g，薄荷叶 5g，甘草 6g，竹叶 7 片，蜂蜜少许，水煎，食后温服（原

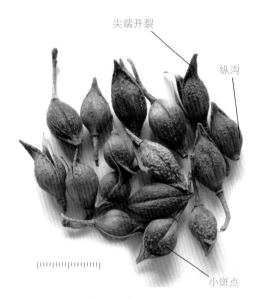

尖端开裂

纵沟

小斑点

连翘（老翘）

方出自《太平惠民和剂局方》）。功效：清火通便，清上泻下。适用于上中二焦火热证。症见烦躁口渴、面赤唇焦、胸中烦热、口舌生疮或咽痛吐衄、便秘溲赤或大便不畅、舌红苔黄、脉滑数等。

养生偏方

• 治疗便秘：用连翘 15 ～ 30g 沏水或煎汤当茶饮，持续 1 ～ 2 周，便下可停药。

• 治呃逆：连翘心 60g，炒焦，煎服或服药末，每次 10g，每日 3 次。

• 治舌破生疮：连翘 15g，黄柏 10g，甘草 6g，水煎含漱。

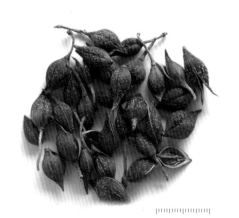

连翘（青翘）

109 大青叶 (dà qīng yè)

别名：大青、蓝叶、蓝菜、蓝腚叶。

鉴别要点 本品多皱缩卷曲，完整叶片展平后呈长椭圆形至长圆状倒披针形。上表面暗灰绿色，有的可见色较深稍突起的小点；先端钝，全缘或微波状，基部狭窄下延至叶柄呈翼状；叶柄长4～10cm，淡棕黄色。气微，味微酸、苦、涩。

性味归经 味苦，性寒。归心、胃经。

用法用量 9～15g。

功效 清热解毒，凉血消斑。

使用注意 脾胃虚寒者忌用。

治病验方

• **大青丸**：大青、大黄（锉、炒）、栀子（去皮）、黄芪（制）、升麻、黄连（去须）各50g，朴硝100g。上七味，捣罗为末，炼蜜丸如梧桐子大。每服三十丸，温水下（原方出自《圣济总录》）。功用：治脑热耳聋。

• **大青汤**：大青、升麻、大黄（锉、炒）各100g，生干地黄（切、焙）150g。上四味粗捣筛。每服10g，以水一盏，煎至七分，去滓，温服，利即愈（原方出自《圣济总录》）。功用：治咽喉唇肿，口舌糜烂，口甘面热。

养生偏方

• 治疗慢性支气管炎：大青叶90g，胡颓叶30g，莱菔子15g，加水800ml，煎至400ml，日1剂，分3次服。

• 防治暑疖、痱子：鲜大青叶50g，水煎代茶饮；或大青叶、薄荷叶各适量，水煎浓汁洗患处，每日2～3次。

• 预防流脑、乙脑：大青叶15g，黄豆30g，加水400ml，煎至200ml，每日1剂，连服7天。

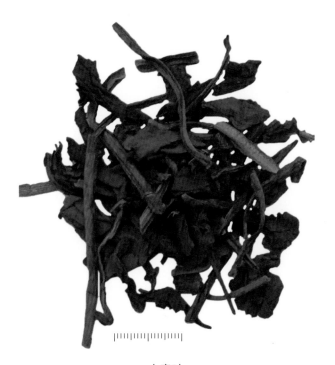

大青叶

110 青黛 qīng dài

别名：靛花。

鉴别要点 本品为深蓝色的粉末，体轻，易飞扬；或呈不规则多孔性的团块、颗粒，用手搓捻即成细末。微有草腥气，味淡。

性味归经 味咸，性寒。归肝经。

用法用量 1～3g，宜入丸、散用。外用适量。

功效 清热解毒，凉血消斑，泻火定惊。

使用注意 胃寒者慎用。

治病验方

● 清肝经湿热方：茵陈 25g，郁金、豨莶草、钩藤、寒水石、当归、丹参、枸杞子、五味子、墨旱莲各 10g，焦山楂 12g，青黛（包煎）5g，水煎服。功效：清热利湿，活血解毒。适用于急慢性肝炎后期或迁延性慢性肝炎。症见胁痛、时烦易怒、头晕等。

养生偏方

● 治口腔溃疡：青黛 60g，冰片 12g，薄荷冰 2.4g，共研末，混合，密闭保存。用时以消毒棉签蘸药末少许，涂于溃疡部位，每日 4～5 次。

● 治腮腺炎：青黛 10g，芒硝 30g，加醋适量调成糊状，外敷腮腺处。

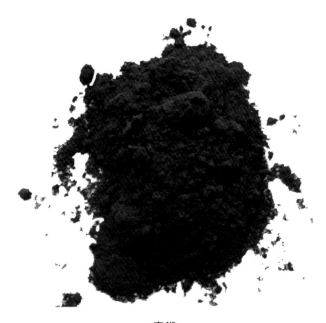

青黛

111 板蓝根

bǎn lán gēn

别名：菘蓝、山蓝、大蓝根、马蓝根、蓝龙根、土龙根、大靛。

鉴别要点 本品呈圆柱形，稍扭曲。表面有纵皱纹、横长皮孔样突起及支根痕。根头略膨大，可见暗绿色或暗棕色轮状排列的叶柄残基和密集的疣状突起。体实，质略软，断面皮部黄白色，木部黄色。气微，味微甜后苦涩。

性味归经 味苦，性寒。归心、胃经。

用法用量 9～15g。

功效 清热解毒，凉血利咽。

使用注意 脾胃虚寒者忌用。

治病验方

• 神犀丹：怀生地黄（绞汁）、金银花各500g，金汁、连翘各300g，板蓝根270g，香豉240g，玄参210g，乌犀角尖（磨汁，水牛角替）、石菖蒲、黄芩各180g，天花粉、紫草各120g，各自生晒研细，用犀角、地黄汁、金汁和捣为丸，每份重3g，凉开水化服，小儿减半，一日两次（原方出自《温热经纬》）。功效：清热开窍，凉血解毒。适用于温热暑疫，邪入营血，热深毒重，耗液伤阴。症见高热昏谵。斑疹色紫、口咽糜烂、目赤烦躁、舌绛紫等。

• 普济消毒饮：酒炒黄芩15g，酒炒黄连15g，陈皮（去白）、生甘草、玄参、柴胡、桔梗各6g，连翘、板蓝根、马勃、牛蒡子（鼠黏子）、薄荷各3g，僵蚕、升麻各2g，炒成粉末，一半用汤调后服用，一半用蜜制成丸，噙化（原方出自《东垣试效方》）。功效：清热解毒，疏风散邪。适用于大头瘟。风热疫毒之邪，壅于上焦，发于头面，症见恶寒发热，头面红肿焮痛，目不能开，咽喉不利，舌燥口渴，舌红苔黄，脉数有力。

养生偏方

• 治流行性感冒：板蓝根30g，羌活15g，加水400ml，煎至200ml，每日1剂，服2次，连服2～3日。

• 治疗口腔黏膜溃疡：鲜板蓝根30～60g，或干品10～30g，煎汁，其中2/3内服，1/3涂擦患处，每日7～8次。全部治愈，需2～3天。

• 治鹅口疮：板蓝根9g，水煎汁，反复涂擦患处，每日5～6次。

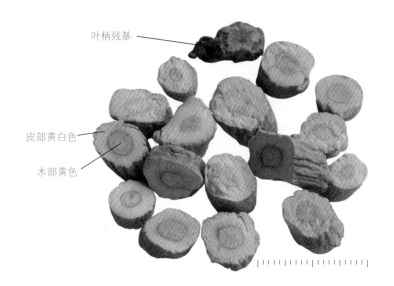

叶柄残基

皮部黄白色

木部黄色

板蓝根

112 野菊花

yě jú huā

别名：野黄菊花、苦薏、山菊花、甘菊花。

鉴别要点 本品呈类球形，直径3～10mm，浅黄色。总苞由4～5层苞片组成，外层苞片卵形或条形，外表面中部灰绿色或淡棕色，通常被有白毛，边缘膜质，内层苞片长椭圆形，膜质，外表面无毛。舌状花1轮，黄色，皱缩卷曲；管状花多数，深黄色，体轻。气芳香，味苦。

性味归经 味苦、辛，性微寒。归肝、心经。

用法用量 9～15g。外用适量，煎汤外洗或制膏外涂。

功效 清热解毒，泻火平肝。

使用注意 脾胃虚寒者慎服。

治病验方

• **五味消毒饮**：金银花20g，野菊花15g，蒲公英15g，紫花地丁15g，紫背天葵子15g，水煎，加黄酒20ml服用（原方出自《医宗金鉴》）。功效：清热解毒疗疮。适用于疗疮初起。症见发热恶寒、疮形如粟、坚硬根深、状如铁钉，以及痈疡疖肿、红肿热痛、舌红苔黄、脉数等。

养生偏方

• 治疗流行性腮腺炎：野菊花15g，泡水代茶饮，每日1剂，连服1周。

• 预防感冒：野菊花沸水浸泡1h，煎30min，取药液内服。成人每次6g，儿童酌减。一般1月投药1次。

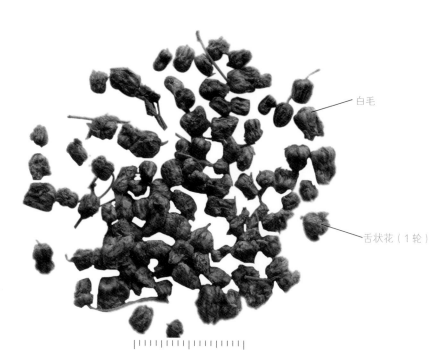

白毛

舌状花（1轮）

野菊花

113 贯众 guàn zhòng

别名：绵马鳞毛蕨、贯节、贯渠、百头、草头、黑狗脊、凤尾草。

鉴别要点

贯众 呈长倒卵形，略弯曲，上端钝圆或截形，下端较尖。表面密被排列整齐的叶柄残基及鳞片，并有弯曲的须根。质坚硬，断面有黄白色维管束 5 ~ 13 个，环列。气特异，味初淡而微涩，后渐苦、辛。

炒贯众 形如贯众，表面呈棕黄色，内部呈深黄色，质脆，味微苦。

贯众炭 形如贯众，表面呈焦黑色，微有光泽，内部呈棕褐色，质脆易碎，味苦。

性味归经 味苦，性微寒。有小毒。归肝、胃经。

用法用量 5 ~ 10g。

功效 清热解毒，凉血止血，杀虫。生贯众长于驱虫，清热解毒；贯众炭寒性减弱，涩味增大，有止血之效。

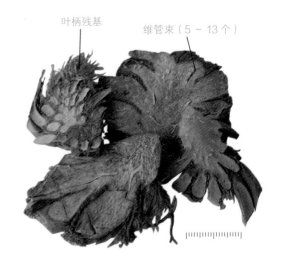

叶柄残基　维管束（5 ~ 13 个）

贯众

使用注意 本品有小毒，用量不宜过大。服用本品时忌油腻。脾胃虚寒者及孕妇慎用。

养生偏方

● 预防流行性感冒：贯众每天 9g，水煎，代茶饮。

● 预防麻疹：贯众、金银花各 15g，鬼灯笼 9g，加水 400ml，煎至 200ml，日 1 剂，连服 5 剂以上，有效。

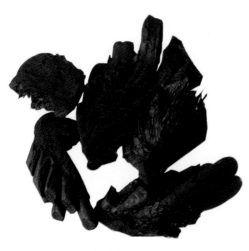

贯众炭

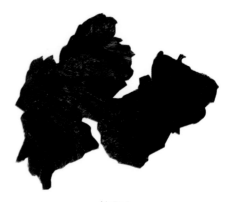

炒贯众

114 白头翁
bái tóu wēng

别名：老公花、毛姑朵花、耗子花、奈何草、老翁花。

鉴别要点 本品呈类圆柱形或圆锥形，稍扭曲。表面具不规则纵皱纹或纵沟，皮部易脱落，露出黄色的木部。根头部稍膨大，有白色绒毛。质硬而脆，断面皮部黄白色或淡黄棕色，木部淡黄色。气微，味微苦涩。

性味归经 味苦，性寒。归胃、大肠经。

用法用量 9～15g。

功效 清热解毒，凉血止痢。

使用注意 虚寒泄痢忌服。

治病验方

• **白头翁汤**：白头翁 15g，黄柏 15g，黄连 6g，秦皮 12g，水煎服（原方出自《医方集解》）。功效：清热解毒，凉血止痢。适用于热毒痢疾。症见腹痛，里急后重，肛门灼热，下痢脓血，赤多白少，渴欲饮水，舌红苔黄，脉弦数。

养生偏方

• 治疗神经性皮炎：将鲜白头翁轻搓渗汁，平贴于皮损处，并稍加压。5min后感灼痛，20min后痛感消失后去之。

• 治痔出血：鲜白头翁捣烂外敷。

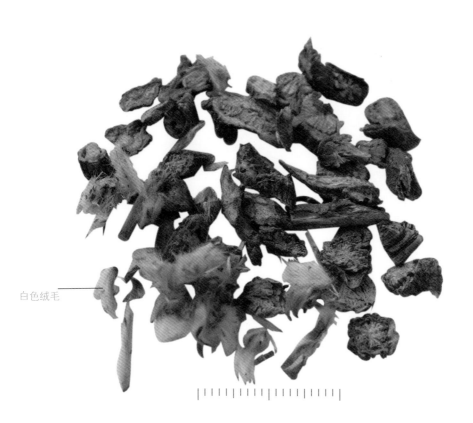

白色绒毛

白头翁

115 秦皮 qín pí

别名：岑皮、梣皮、秦白皮、蜡树皮、苦榴皮。

鉴别要点

枝皮 呈卷筒状或槽状，外表面灰白色、灰棕色至黑棕色或相间呈斑状，并有灰白色圆点状皮孔及细斜皱纹。内表面黄白色或棕色，平滑。质硬而脆，断面纤维性，黄白色。气微，味苦。

干皮 为长条状块片，外表面灰棕色，具龟裂状沟纹及红棕色圆形或横长的皮孔。质坚硬，断面纤维性较强。

性味归经
味苦、涩，性寒。归肝、胆、大肠经。

用法用量
6 ~ 12g。外用适量，煎洗患处。

功效
清热燥湿，收涩止痢，止带，明目。

使用注意
脾胃虚寒者忌用。

治病验方
• **白头翁汤**：(详见本书白头翁项下)。

养生偏方
• 治慢性支气管炎：秦皮 15 ~ 30g，加水 400ml，煎至 200ml，日 1 剂，分 3 次服。

• 治腹泻：秦皮 9g。水煎加糖分服。

• 治麦粒肿，大便干燥：秦皮 9g，大黄 6g，水煎服。孕妇忌服。

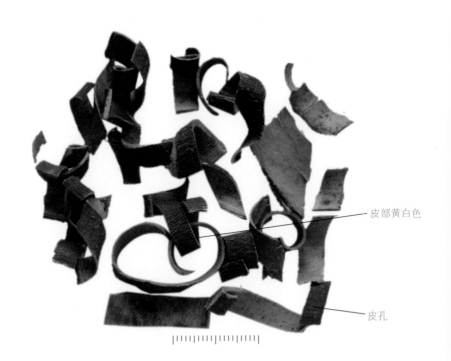

皮部黄白色

皮孔

秦皮

116 鸦胆子
yā dǎn zǐ

别名：老鸦胆、鸦胆、苦榛子、苦参子、鸦蛋子、鸭蛋子、鸭胆子、解苦楝、小苦楝。

鉴别要点 本品呈卵形或椭圆形，长3～10mm，直径4～7mm。表面黑色或黑棕色，有隆起的网状皱纹，两侧有明显的棱线。顶端渐尖，基部有凹陷的果柄痕。果壳质硬而脆。种子1粒，表面类白色或黄白色，具网纹。无臭，味极苦。

性味归经 味苦，性寒；有小毒。归大肠、肝经。

用法用量 0.5～2g，用龙眼肉包裹或装入胶囊吞服。外用适量。

功效 清热解毒，截疟，止痢；外用腐蚀赘疣。

使用注意 本品有毒，对胃肠道及肝肾均有损害，内服需严格控制剂量，不宜多用久服。孕妇及小儿慎用。

治病验方

• 鸦胆丸：鸦胆子（去壳，捶去皮）5g，文蛤（醋炒）、枯矾、川黄连（炒）各1.5g。糊丸，朱砂为衣。或鸦胆霜、铅丹（黄丹）各5g，加木香1g，亦可乌梅肉丸，朱砂为衣。二方俱丸绿豆大，粥皮或盐梅皮，或圆眼干肉或芭蕉子肉包吞十一二丸，立止（原方出自《医碥》）。功用：治痢。

养生偏方

• 治疟疾：鸦胆子果仁10粒，入龙眼肉内吞服，日3次，第3日后减半量，连服5日。

• 治疗鸡眼：鸦胆子仁（研末）2/3、生石灰（过筛）1/3，用醋调成糊状。用时将鸡眼硬皮剥去少许，敷药，固定，每日换药1次，直至鸡眼软化吸收无痛觉。

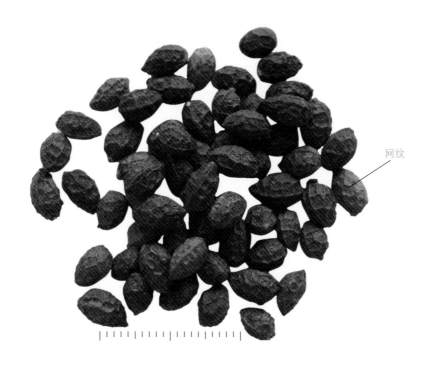

网纹

鸦胆子

117 马齿苋
mǎ chǐ xiàn

别名：马齿草、马苋、马齿菜、长命菜、灰苋、马踏菜、酱瓣草、蛇草、酸味菜、猪母菜、狮子草、地马菜、马蛇子菜、蚂蚁菜。

鉴别要点 本品多皱缩卷曲，常结成团。茎圆柱形，长可达30cm，有明显纵沟纹。完整叶片倒卵形，绿褐色，先端钝平或微缺，全缘。花小，3～5朵生于枝端，花瓣5，黄色。蒴果圆锥形，内含多数细小种子。气微，味微酸。

性味归经 味酸，性寒。归肝、大肠经。

用法用量 9～15g。外用适量捣敷患处。

功效 清热解毒，凉血止血，止痢。

使用注意 脾胃虚寒，肠滑作泄者忌服。

治病验方

• 止痢汤：马齿苋60g，地锦草、凤尾草各30g，水煎服（原方出自《验方选编》）。功效：清热利湿，止痢解毒。适用于痢疾。症见发热、腹痛、腹泻、便脓血、里急后重等。

• 清热导滞汤：茵陈、赤芍、马齿苋各15g，白头翁、六一散各12g，大黄、秦皮、牡丹皮、藿香各9g，黄连3g，水煎服（原方出自关幼波方，《中医原著选读》）。功效：清热导滞，利湿解毒。适用于慢性迁延性肝炎，转氨酶长期不降，证属湿热下注型。症见食纳正常，食后腹胀，有时腹痛，小便黄赤，大便日行3～4次，但不通畅，舌质红，苔白腻或黄，脉沉弦滑。

养生偏方

• 治疗糖尿病：马齿苋100g，加水约800ml，煎至400ml，日服1剂。

• 疗小儿腹泻：马齿苋250～500g，煎汤，加适量白糖调味，1天服完，连服2～3天。或取鲜品焙干研末，1次服3g，1日3次。

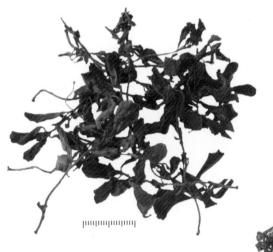

马齿苋（新干品）

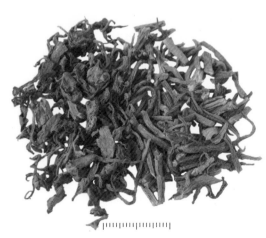

马齿苋

118 拳参

quán shēn

別名：拳蓼。

鉴别要点 本品呈扁长条形或扁圆柱形，弯曲。表面紫褐色或紫黑色，粗糙，一面隆起，一面稍平坦或略具凹槽，全体密具粗环纹，有残留须根或根痕。质硬，断面维管束呈黄白色点状，排列成环。气微，味苦、涩。

性味归经 味苦、涩，性微寒。归肺、肝、大肠经。

用法用量 5～10g。外用适量。

功效 清热解毒，消肿，止血。

使用注意 无实火热毒者不宜，阴证外疡者忌服。

养生偏方

• 治瘰疬：干品研末，每日 3g。

• 治疮疖肿毒，蛇咬伤：拳参内服或鲜品外敷。

• 治赤白痢：拳参 30g，水煎服。

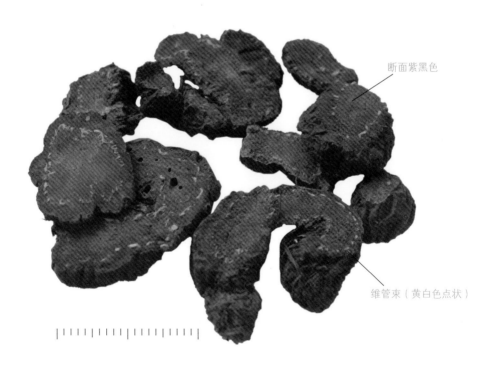

断面紫黑色

维管束（黄白色点状）

拳参

119 紫花地丁

zǐ huā dì dīng

别名：野堇菜、光瓣堇菜。

鉴别要点 本品多皱缩成团。主根长圆锥形，有细纵皱纹。叶基生，叶片呈披针形或卵状披针形；先端钝，边缘具钝锯齿，两面有毛；叶柄上部具明显狭翅。花茎纤细；花瓣5，紫堇色或淡棕色，花距细管状。蒴果椭圆形或3裂，种子多数，淡棕色。气微，味微苦而稍黏。

性味归经 味苦、辛，性寒。归心、肝经。

用法用量 15～30g。

功效 清热解毒，凉血消肿。

使用注意 体质虚寒者忌服。

治病验方

• **五神汤加味**：金银花、泽兰、薏苡仁、车前子各30g，紫花地丁、茯苓、丹参各15g，川牛膝、牡丹皮、泽泻、黄柏各10g，生甘草6g，水煎服（原方出自《中国中西医杂志》1999年9期）。功效：清热利湿，解毒化瘀。适用于下肢丹毒。

养生偏方

• 治虫蛇咬伤：鲜品捣汁外搽患处。

• 治阑尾炎：紫花地丁、红藤各60g。加水约800ml，煎至400ml，日1剂，服2次。

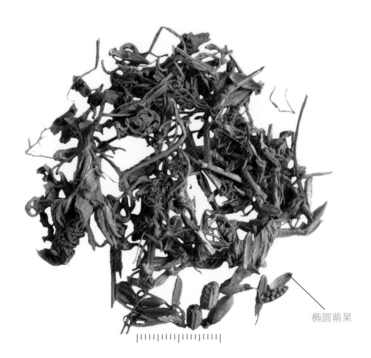

椭圆蒴果

紫花地丁

120 蒲公英
pú gōng yīng

別名：蒲公草、尿床草、西洋蒲公英。

鉴别要点 本品为根、茎、叶、花的混合物，呈段片状。根多呈弯曲的圆锥状，表面棕褐色，抽皱。叶呈片状，多皱缩或破碎，暗灰绿色或绿褐色。花茎呈圆柱状，中空。头状花序，花冠黄褐色或淡黄色。瘦果长椭圆形。气微，味微苦。

性味归经 味苦、甘，性寒。归肝、胃经。

用法用量 10 ～ 15g。

功效 清热解毒，散结消肿，利尿通淋。

使用注意 用量过大，可致缓泻。

治病验方

• **三阳清解汤**：葛根、金银花、连翘、柴胡各24g，石膏、大青叶、蒲公英各30g，黄芩12g，甘草9g，水煎服（原方出自《医方新解》）。功效：辛凉透表，生津止渴，清热解毒，利咽散结。适用于三阳热盛，或温病热入气分的大头瘟毒等证。症见高热持续不断，头昏胀痛，口渴心烦，咽喉疼痛，或微恶风寒，有汗或无汗，项背强痛，或两颊肿痛，舌质红，苔薄黄而燥，脉浮洪数而有力。

养生偏方

• 治小儿便秘：蒲公英30 ～ 60g，加水400 ～ 600ml，煎至200 ～ 300ml，加白糖或蜂蜜，每日1剂顿服。

• 治消化性溃疡：蒲公英20g，研末，用开水浸泡代茶饮，日1剂，1个月为1疗程。

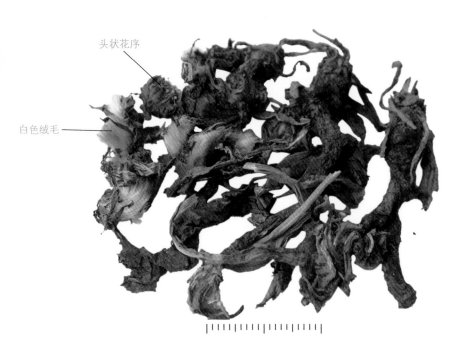

头状花序

白色绒毛

蒲公英

121 白蔹 bái liǎn

别名：兔核、白根、昆仑、白水罐、山地瓜、野红薯、野番薯。

鉴别要点 本品纵瓣呈长圆形或近纺锤形，切面周边常向内卷曲，中部有1突起的棱线。外皮粗糙，易层层脱落，脱落处呈淡红棕色。切面可见放射状纹理，周边较厚，微翘起或略弯曲。体轻，质硬脆，易折断，折断时，有粉尘飞出。气微，味甘。

性味归经 味苦，性微寒。归心、胃经。

用法用量 5～10g。外用适量，煎汤洗或研成极细粉敷患处。

功效 清热解毒，消痈散结，敛疮生肌。

使用注意 脾胃虚寒者不宜服。不宜与乌头类药材同用。

治病验方

• **白蔹散**：白蔹三两，天雄三两（炮裂，去皮脐），商陆一两，黄芩二两，干姜二两（炮裂，锉），踯躅花一两（酒拌炒令干）。上药捣罗为细散，每于食前，以温酒调下二钱（原方出自《太平圣惠方》）。功用：治白癜风，遍身斑点瘙痒。

• **白蔹汤**：白蔹三两，阿胶二两（炙令燥）。上两味，粗捣筛，每服二钱匕，酒水共一盏，入生地黄汁二合，同煎至七分，去滓，食后温服。如无地黄汁，入生地黄一分同煎亦得（原方出自《圣济总录》）。功用：治吐血、咯血不止。

养生偏方

• 治疮疡溃后久不收口：白蔹、白及、络石藤各15g，研成细末，干撒疮上。

• 治扭、挫伤：白蔹g，栀子、芥子各3g，研末，调热酒敷患处。

• 治烫伤：白蔹、地榆等量，研细末，用香油调敷患处。

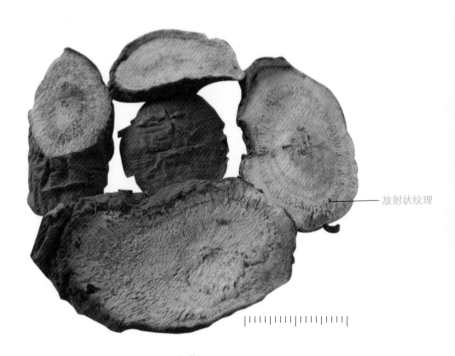

————— 放射状纹理

白蔹

122 白鲜皮 bái xiān pí

别名：白藓皮、八股牛、山牡丹、羊鲜草。

鉴别要点 本品呈卷筒状，外表面具细纵皱纹和细根痕，常有突起的颗粒状小点；内表面类白色，有细纵纹。质脆，折断时有粉尘飞扬，断面不平坦，略呈层片状，剥去外层，迎光可见闪烁的小亮点。有羊膻气，味微苦。

性味归经 味苦，性寒。归脾、胃、膀胱经。

用法用量 5～10g。外用适量，煎汤洗或研粉敷。

功效 清热燥湿，祛风解毒。

使用注意 脾胃虚寒者慎用。

治病验方

• **白鲜皮散**：白鲜皮、防风（去叉）、人参、知母（焙）、沙参各50g，黄芩（去黑心）1.5g。上六味捣罗为散。每服10g，水一盏，煎至六分，温服后临卧（原方出自《圣济总录》）。
功用：治肺脏风热，毒气攻皮肤瘙痒，胸膈不利，时发烦躁。

• **白鲜皮汤**：白鲜皮、茵陈各等分。水二盏煎服，日二服（原方出自《沈氏尊生书》）。
功用：治病黄。

养生偏方

• 治手足癣：白鲜皮、苍术各50g，共为细末，用10～15个熟鸡蛋黄熬油调成糊状，涂于患处，覆盖消毒纱布。每日更换1次，连用5～7天。不愈可再用1个疗程。

• 治疗胃及十二指肠溃疡病：白鲜皮粉，每服5g，口服2次。

• 治慢性湿疹：白鲜皮60g，水煎洗。

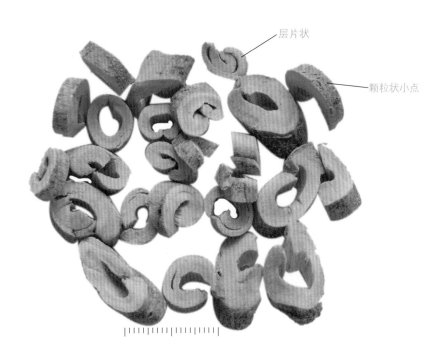

层片状

颗粒状小点

白鲜皮

123 漏芦 lòu lú

别名：野兰、鹿骊、和尚头、祁漏芦、禹漏芦。

鉴别要点 本品呈圆锥形或扁片块状，多扭曲。表面粗糙，具纵沟及菱形的网状裂隙。外层易剥落，根头部膨大，有残茎和鳞片状叶基，顶端有灰白色绒毛。体轻，质脆，易折断，断面不整齐，有裂隙。气特异，味微苦。

性味归经 味苦，性寒。归胃经。

用法用量 5～9g。

功效 清热解毒，消痈散结，通经下乳，舒筋通脉。

使用注意 气虚、疮疡平塌者及孕妇忌服。

治病验方

· 漏芦散：漏芦125g，瓜蒌十个（急火烧焦存性），蛇蜕十条（炙）。上为细散，每服10g，温酒调服，不拘时，良久吃热羹汤助之（原方出自《局方》）。功用：治乳妇气脉壅塞，乳汁不行，及经络凝滞，乳内胀痛，留蓄邪毒，或作痈肿。

· 漏芦丸：漏芦（去芦头）一两，艾叶（去梗炒）四两。上两味，捣罗为末，用米醋三升，入药末一半，先熬成膏，后入余药和丸如梧桐子大。每服三十丸，温米饮下，食前服（原方出自《圣济总录》）。功用：治冷劳泄痢，及妇人产后带下诸疾。

养生偏方

· 治流行性腮腺炎：板蓝根3g，漏芦4g，牛蒡子2g，加水约400ml，煎至200ml，日1剂，早晚分服。

· 治关节痹痛：漏芦（去芦头，麸炒）10g，地龙（去土，炒）15g，上两药研末；再以生姜汁60g，蜂蜜60g，两者同煎，再入黄酒500ml，充分混匀，服时以药液400ml加粉末5g，温后服用。

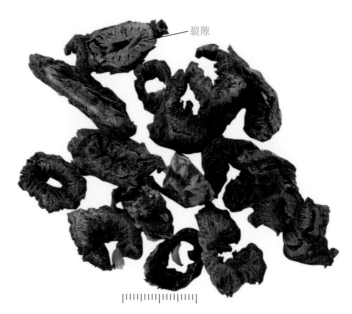

裂隙

漏芦

124 土茯苓
tǔ fú líng

别名：刺猪苓、仙遗粮、山地粟、山牛、山归来、土苓、奇良、白蔹、连饭、红土苓。

鉴别要点 本品略呈圆柱形，有结节状隆起。表面凹凸不平，有坚硬的须根残基。质坚硬。切面粉性，可见点状维管束及多数小亮点；质略韧，折断时有粉尘飞扬，以水湿润后有黏滑感。气微，味微甘、涩。

性味归经 味甘、淡，性平。归肝、胃经。

用法用量 15～60g。

功效 解毒，除湿，通利关节。

使用注意 肝肾阴虚者慎服。服药时忌茶。

治病验方

• **湿热壅遏汤**：土茯苓30g，甘草梢、生地黄各15g，桔梗、柴胡各6g，连翘、赤芍、桃仁各9g，当归12g，红花3g，水煎服（原方出自《老中医经验选编》）。功效：清热解毒，活血利湿。适用于狐惑病。症见眼红赤疼痛，口腔、舌侧有溃疡，生殖器或阴部亦有溃疡。

养生偏方

• 治复发性口疮：土茯苓40g煎水，日1剂代茶饮，连服45天为1疗程。

• 治急性肾炎：土茯苓每日90g，加水约800ml，煎至400ml，日1剂。退肿作用较好，服后小便量增加。

• 治疗牛皮癣：土茯苓60g，研粗末后包煎，加水600ml，煎至200ml，日1剂，早晚各1次，连服15天为1疗程。

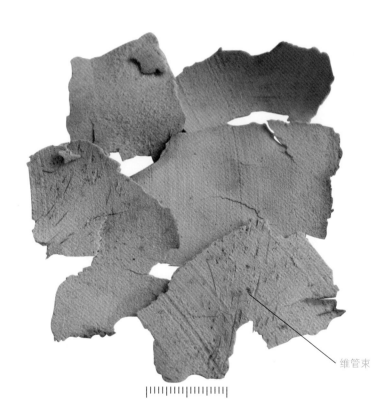

维管束

土茯苓

125 鱼腥草
yú xīng cǎo

别名：蕺菜、折耳根、臭菜、侧耳根、臭根草、臭灵丹、猪皮公。

鉴别要点

鲜鱼腥草 茎呈圆柱形，上部绿色或紫红色，下部白色，节明显。叶互生，叶片心形；先端渐尖，全缘；上表面绿色，密生腺点，下表面常紫红色；叶柄细长，基部与托叶合生成鞘状。穗状花序顶生。具鱼腥气，味涩。

干鱼腥草 茎呈扁圆柱形，扭曲，表面具纵棱数条；质脆，易折断。叶片卷展平后呈心形，上表面暗黄绿色至暗棕色，下表面灰绿色或灰棕色。穗状花序黄棕色。

性味归经
味辛，性微寒。归肺经。

用法用量
15 ~ 25g，不宜久煎；鲜品用量加倍，水煎或捣汁服。外用适量，捣敷或煎汤熏洗患处。

功效
清热解毒，消痈排脓，利尿通淋。

使用注意
本品含挥发油，不宜久煎。虚寒证及阴性疮疡忌服。

治病验方
本书未作收载。

养生偏方

• 治流行性腮腺炎：取鲜鱼腥草适量，捣烂外敷患处，以胶布包扎固定，1日2次。

• 治细菌性痢疾：鲜鱼腥草50 ~ 150g，干品减半，日1剂，水煎服。

• 治急性黄疸型肝炎：鱼腥草180g，白糖30g，加水适量煎服，每日1剂，连服5 ~ 10剂。

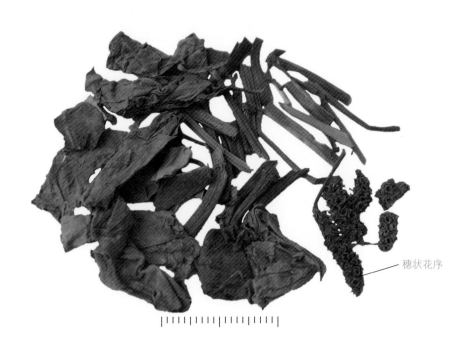

穗状花序

鱼腥草

126 败酱草
bài jiàng cǎo

别名：黄花败酱、龙芽败酱、黄花龙牙。

鉴别要点 根茎有节，上生须状细根。茎圆柱状，外表黄棕色或黄绿色，有纵向纹理，有毛或无毛。质脆，切断面中空，白色。叶多皱缩，破碎。气臭特异，味微苦。

性味归经 味辛、苦，性微寒。归胃、大肠、肝经。

用法用量 10～15g。外用适量，鲜品捣敷患处。

功效 清热解毒，消痈排脓，祛瘀止痛。

使用注意 脾胃虚弱，食少泄泻者忌服。

治病验方

• 利胆退黄汤：茵陈、败酱草、板蓝根、玉米须各30g，金钱草60g，郁金12g，栀子10g，水煎服（原方出自《熊寥生经验方》）。功效：清热利湿，利胆疏肝。适用于阳黄。症见一身面目俱黄如橘子色，小便黄赤，发热，或兼恶寒，口干，或渴，胸脘满闷，厌油食少，右胁隐痛，甚则刺痛，舌红，苔黄，脉弦而数。

• 清肝胆湿热方：茵陈25g，板蓝根、夏枯草、马尾连、黄柏、栀子、郁金、金钱草各10g，败酱草、滑石各15g，木通、龙胆各5g，水煎服。功效：清热利湿，解毒解表。适用于：急性黄疸型肝炎。症见巩膜和皮肤发黄、发热、口干、口苦、口渴、大便干、尿深黄如浓茶、舌质红、苔黄或黄腻、脉弦数或弦滑等。

养生偏方

• 治婴幼儿腹泻：以鲜败酱草挤出绿汁（当日用，当日挤），1周岁以下每服2ml，1～2岁3ml，每日2次，可加少许红糖，脱水严重者可予补液纠正。

• 治内痔出血、血栓性外痔、肛窦炎、肛周脓肿：败酱草全草80～40g，干品减半，水煎服。

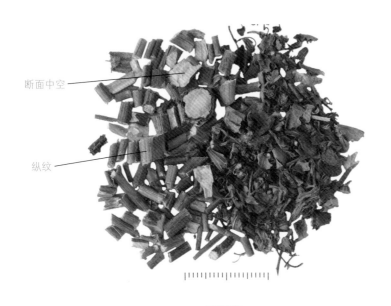

断面中空

纵纹

败酱草

127 白花蛇舌草
bái huā shé shé cǎo

别名：甲猛草、二叶葎、了哥痢、千打锤、羊须草、蛇舌黄、蛇草、茜草。

鉴别要点 根纤细，淡灰棕色。茎细，表面淡棕色或棕黑色，质脆易断，断面中央有白色的髓。叶多破碎，线形，棕黑色。花腋生。气微，味淡。

性味归经 味微苦、甘，性寒。归胃、大肠、小肠经。

用法用量 15～30g，大剂量可用至60g；或捣汁。外用捣敷。

功效 清热解毒，利湿通淋。

使用注意 阴疽及脾胃虚寒者忌用，孕妇慎用。

养生偏方

• 治痢疾、泄泻：白花蛇舌草、铁苋菜各60g，地锦草30g，加水800ml，煎至400ml，日1剂，早晚分服。

• 治疗痤疮：白花蛇舌草20～30g，麦冬、生地黄各15～20g，玄参10～15g。水煎2次，每次煎至250ml，共500ml，分2次服。药渣加水再煎，药液待温时洗患处，每日3～4次。

• 治毒蛇咬伤：鲜白花蛇舌草一至二两。捣烂绞汁或水煎服,渣敷伤口(《福建中草药》)。

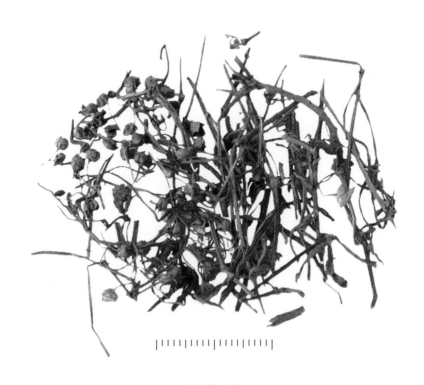

白花蛇舌草

128 半枝莲

bàn zhī lián

别名：并头草、狭叶韩信草、牙刷草、紫连草、小韩信草、小韩信、溪边黄芩、野夏枯草、方儿草、四方草、再生草、狭叶向天盏。

鉴别要点 本品为根、茎、叶、花的混合物，呈段状。根纤细。茎方柱状，表面暗紫色或棕绿色，光滑。叶多皱缩，上表面暗绿色，下表面灰绿色。花序总状、偏向一侧，花萼下唇裂片钝或较圆，花冠唇形，棕黄色或浅蓝紫色，被毛。果实扁球形，浅棕色。气微，味微苦。

性味归经 味辛、苦，性寒。归肺、肝、肾经。

用法用量 15～30g。

功效 清热解毒，化瘀利尿。

使用注意 孕妇及脾胃虚寒者慎服。

养生偏方
- 治咽炎、扁桃体炎：半枝莲、绵毛鹿茸草、一枝黄花各9g，水煎服。
- 辅助治疗癌症：半枝莲30g，加水约800ml，煎至400ml，上、下午分服，或代茶饮。
- 治尿道炎，小便血尿疼痛：鲜半枝莲5g，洗净，煎汤，调冰糖服，日2次（《泉州本草》）。

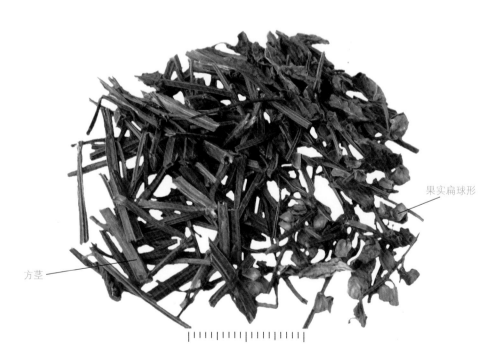

果实扁球形

方茎

半枝莲

129 马蔺子 mǎ lìn zǐ

别名：荔实、马楝子、马莲子。

鉴别要点 本品为扁平或不规则卵形多面体，长约5 mm，宽3～4 mm。表面红棕色或黑棕色，略有细皱纹，基部有浅色种脐。质坚硬。气微弱，味淡。

性味归经 味甘，性平。归心、脾、肺经。

用法用量 3～9 g。外用研末调敷或捣敷。

功效 清热解毒，凉血止血，利湿蠲痹。

使用注意 脾虚便溏者慎用。

治病验方

• 马蔺散：马蔺子、干姜、黄连。上三味为散。熟煮汤，取一合许，和二方寸匕，入腹即断。冷热皆治（原方出自《随身备急方》）。功用：治水痢。

• 升麻散：川升麻一两，马蔺子二两。上药，捣细罗为散，每服以蜜水调下一钱（原方出自《太平圣惠方》）。功用：治喉痹肿热痛闷。

养生偏方

• 治喉痹肿热痛闷：川升麻30 g，马蔺子60 g，捣细罗为散，每服以蜜水调下3 g。

• 治咽喉肿痛：马蔺子6 g，牛蒡子9 g，大青叶30 g，加水约600 ml，煎至200 ml，日1剂。

• 治月经过多：马蔺子9 g，马蔺花9 g，石榴皮12 g，共为细末，1日分3次服。

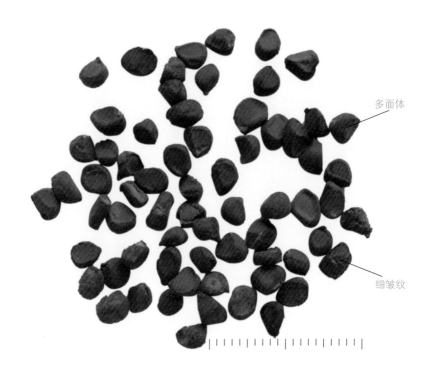

多面体

细皱纹

马蔺子

130 马鞭草

^{mǎ} ^{biān} ^{cǎo}

别名：铁马鞭、紫顶龙芽草、野荆芥。

鉴别要点 本品为茎、叶、花的混合物，呈段状。茎方柱状，四面有纵沟，表面绿褐色，粗糙；质硬而脆，切断面中间有髓或中空。叶灰绿色或绿褐色，多皱缩破碎，具毛。穗状花序，花小而数多。无臭，味苦。

性味归经 味苦，性凉。归肝、脾经。

用法用量 5～10g。

功效 活血散瘀，解毒，利水，退黄，截疟。

使用注意 孕妇慎服。

养生偏方

• 治口腔炎：马鞭草30g，水煎服，每日1剂，早晚各1次，3日为1疗程。

• 治百日咳：马鞭草（干品），1～3岁用12～30g，4岁以上用60～250g，水煎，分2次服，连服3～10天。

• 治乳痈肿痛：马鞭草1握，酒1碗，生姜1块，擂汁服，渣敷之。

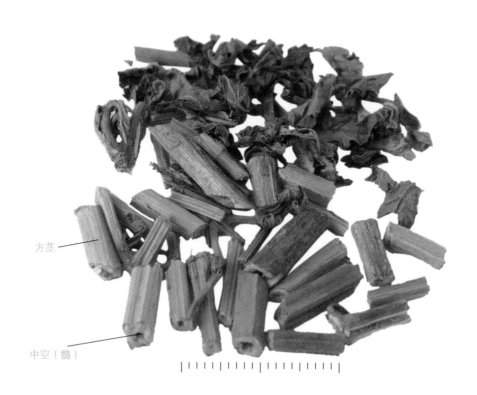

方茎

中空（髓）

马鞭草

131 丝瓜络

sī guā luò

别名：天萝筋、丝瓜网、丝瓜壳、瓜络、天罗线、丝瓜筋、丝瓜瓤、千层楼、丝瓜布。

鉴别要点

丝瓜络　为丝状维管束交织而成，表面淡黄白色，体轻，质韧，有弹性，不能折断。横切面可见子房3室，呈空洞状。气微，味淡。

丝瓜络炭　如丝瓜络段，表面焦黑色，内部焦褐色。

性味归经　味甘，性平。归肺、胃、肝经。

用法用量　5～12g。

功效　祛风，通络，活血，下乳。生品长于祛风化痰，通络除痹；丝瓜络炭微具涩味，有止血作用。

使用注意　无。

养生偏方

• 治脱肛：丝瓜络1条，五倍子30g，2味烧炭研为细末，每服3g，米酒冲服。

• 用于眼部带状疱疹：丝瓜络煅后存性，研为细末，加白酒、麻油调成糊状，涂抹于局部，待干燥后再重新抹上，直至痊愈。

• 治疗痛经：丝瓜络研末，每次6g，黄酒送服。

• 治乳少不通：丝瓜络30g，无花果60g。炖猪蹄或猪肉服。

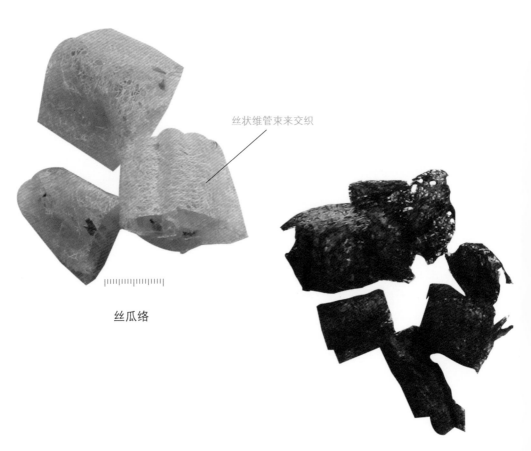

丝状维管束来交织

丝瓜络

丝瓜络炭（炒炭）

132 山豆根（广豆根）

shān dòu gēn

别名：三小叶山豆根、胡豆莲。

鉴别要点 本品根茎呈不规则的结节状，其下着生根数条。根呈长圆柱形，常有分枝。表面棕色至棕褐色，有不规则的纵皱纹及横长皮孔样突起。质坚硬，难折断。有豆腥气，味极苦。

性味归经 味苦，性寒。有毒。归肺、胃经。

用法用量 3 ~ 6g。

功效 清热解毒，消肿利咽。

使用注意 本品有毒，过量服用易引起呕吐、腹泻、胸闷、心悸等副作用，故用量不宜过大。脾胃虚寒者慎用。

养生偏方

• 治上感、扁桃体炎、咽炎所致之咽痛：山豆根 6g，板蓝根、白茅根各 15g。加水 800 ~ 400ml，煎至 400 ~ 200ml，每日 1 剂，1 剂 2 服，早晚各服 1 煎，连服 2 ~ 4 天。

• 治疗银屑病：广豆根 25 ~ 50g，每日 1 剂，沸水泡，当茶饮。

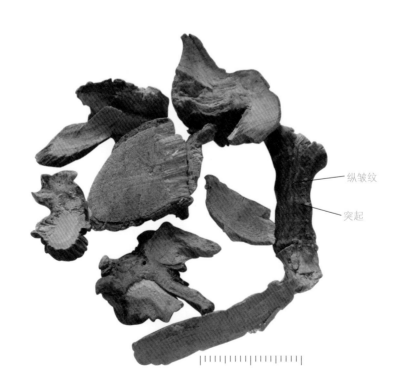

纵皱纹

突起

山豆根

133 北豆根

bèi dòu gēn

别名：蝙蝠葛。

鉴别要点 本品呈细长圆柱形，弯曲，有分枝。表面多有弯曲的细根，并可见突起的根痕和纵皱纹，外皮易剥落。质韧，不易折断，断面不整齐，纤维细，木部淡黄色，呈放射状排列，中心有髓。气微，味苦。

性味归经 味苦，性寒；有小毒。归肺、胃、大肠经。

用法用量 3 ~ 9g。

功效 清热解毒，祛风止痛。

使用注意 脾胃虚寒者不宜使用。

养生偏方

• 治痔：北豆根饮片 50g，洗净，浸润 30min，加水 500ml，煮沸 30min，过滤，取滤液将纱布浸润，趁热（60℃左右）敷于患处，保持 30min。

• 治慢性扁桃体炎：北豆根 9g，配金莲花 3g，甘草 6g，加水约 800ml，煎至 400ml，1 日 1 剂。

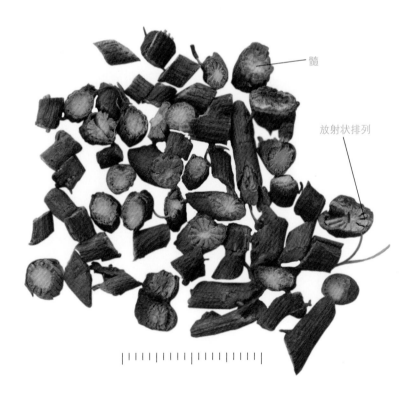

髓

放射状排列

北豆根

134 射干 shè gān

别名：乌扇、乌蒲、夜干、草姜、仙人掌、紫金牛、扁竹、黄知母、冷水丹、冷水花、扁竹兰、金蝴蝶、金绞剪、紫良姜、凤凰草。

鉴别要点 本品呈不规则结节状，表面皱缩，有较密的环纹。上面有数个圆盘状凹陷的茎痕，偶有茎基残存；下面有残留细根及根痕。饮片片面黄色，颗粒性，周边黄褐色、棕褐色或黑褐色，皱缩，不整齐，质硬，断面颗粒性。气微，味苦、微辛。

性味归经 味苦，性寒。归肺经。

用法用量 3 ~ 10g。

功效 清热解毒，消痰，利咽。

使用注意 本品苦寒，脾虚便溏者不宜使用。孕妇忌用或慎用。

治病验方

• 犀角汤：犀角 6g，羚羊角 3g，大黄、升麻各 12g，豆豉、前胡、射干、黄芩、栀子各 9g，水煎服（原方出自《备急千金要方》）。功效：清热解毒，凉血清心。适用于热毒极重，深入筋骨，关节红肿，痛如刀割，筋脉拘急，日轻夜重，壮热烦渴，舌红，少津，脉弦数者。

养生偏方

• 治疗乳糜屎：射干 15g，加水 800ml，煎至 400ml 后加白糖适量，1 日分 3 次服。10 天为 1 疗程。

• 治跌打损伤：射干根 15g，白茅根 10g，白酒、水各半，煎服。

• 治疗慢性咽喉炎：射干 150g、猪脂 300g，炼油去油渣，入射干，文火煎射干至焦黄，去药渣，冷却成膏，1 次 1 匙，每日 4 ~ 5 次含服。连用 1 个月。

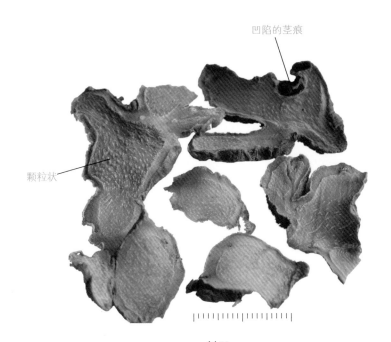

凹陷的茎痕

颗粒状

射干

135 马勃 mǎ bó

别名：灰菇、香末菇、乌龙菌、药包、人头菌、大气菌、地烟。

鉴别要点

脱皮马勃 呈扁球形或类球形，直径15～20cm，无不孕基部。包被灰棕色至黄褐色，纸质，常破碎呈块片状，或已全部脱落。孢体灰褐色或浅褐色，紧密，有弹性，用手撕之，内有灰褐色棉絮状丝状物。触之则孢子呈尘土样飞扬，手捻有细腻感。臭似尘土，无味。

大马勃 不孕基部小或无。残留的包被由黄棕色的膜状外包被和较厚的灰黄色的内包被所组成。光滑，质硬而脆，成块脱落。孢体浅青褐色，手捻有润滑感。

紫色马勃 呈陀螺形，或已压扁呈扁圆形，直径5～12cm，不孕基部发达。包被薄，两层，紫褐色，粗皱，有圆形凹陷，外翻，上部常裂成小块或已部分脱落。孢体紫色。

性味归经 味苦，性寒。归肺经。

用法用量 3～10g。

功效 清热解毒，消痰，利咽。

使用注意 风寒伏肺咳嗽失音者禁服。

治病验方

• **射干麻黄汤**：射干9g，麻黄9g，生姜9g，细辛3g，紫菀6g，款冬花6g，半夏9g，五味子3g，大枣3枚，水煎服（原方出自《金匮要略》）。功效：宣肺祛痰，下气止咳。适用于咳而上气，喉中有水鸣声者。

养生偏方

• 治褥疮：马勃研细粉局部外用，日4～6次。

• 治急性喉炎：马勃3g，白矾1.5g，研末吹喉。

• 治脚气（脚癣）：马勃60g，冰片10g，研末外用。

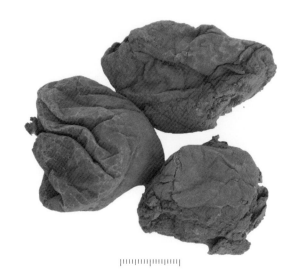

马勃

136 锦灯笼

jǐn dēng lóng

别名：挂金灯、金灯、灯笼果、红姑娘。

鉴别要点 本品略呈灯笼状，多压扁。表面橙红色或橙黄色，有5条明显的纵棱。顶端渐尖，微5裂，基部略平截，中心凹陷有果梗。体轻，质柔韧，中空，或内有棕红色或橙红色果实。气微，宿萼味苦，果实味甘、微酸。

性味归经 味苦，性寒。归肺经。

用法用量 5～9g。外用适量，捣敷患处。

功效 清热解毒，利咽化痰，利尿通淋。

使用注意 脾虚泄泻者及孕妇忌用。

养生偏方

• 治咽喉肿痛：锦灯笼15g，甘草6g。加水800ml煎至400ml，1日1剂。

• 治喉炎：锦灯笼3g研末，加冰片0.3g，吹喉部。

• 治急性扁桃体炎：锦灯笼花萼2～3个或全草9～15g，煎服或冲茶服。

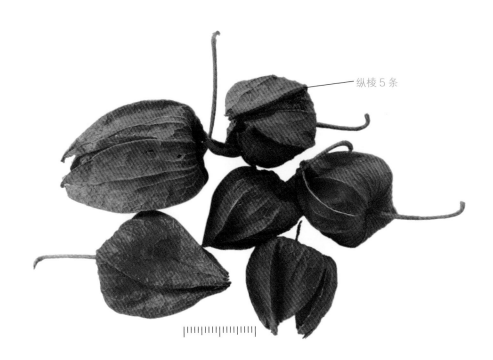

纵棱5条

锦灯笼

137 金果榄
jīn guǒ lǎn

别名：金苦榄、金榄、九龙胆、地苦胆、苦地胆、九莲子、破石珠。

鉴别要点 本品呈不规则圆块状，表面棕黄色或淡褐色，粗糙不平，有深皱纹。质坚硬，不易击碎、破开，横断面淡黄白色，导管束略呈放射状排列，色较深。饮片片面淡黄白色，具有放射状的深色花纹，周边棕黄色或淡褐色，质坚硬，粉性。气微，味苦。

性味归经 味苦，性寒。归肺、大肠经。

用法用量 3～9g。外用适量，研末吹喉或醋磨涂敷患处。

功效 清热解毒，利咽，止痛。

使用注意 脾胃虚弱者慎用。

养生偏方

● 治细菌性痢疾、小儿消化不良：金果榄 6～15g，水煎服；或研末，每服 1.5～3g，每天 2 次。

● 治胃痛：金果榄晒干研粉，每服 3g，每天 3 次。儿童剂量减半，服药时忌食生冷酸辣之品。

● 治小儿喘息型支气管炎：金果榄 9g，水煎，代茶饮。

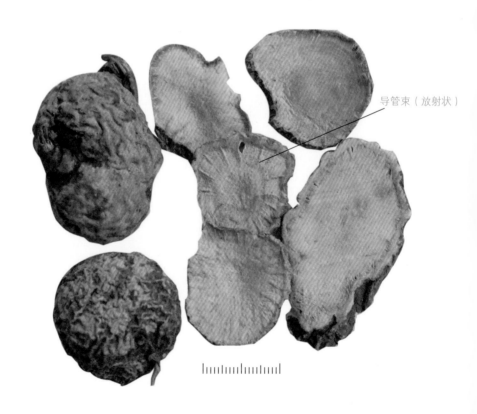

导管束（放射状）

金果榄

138 木 蝴 蝶
mù hú dié

别名：云故纸、千张纸、玉蝴蝶。

鉴别要点 本品呈蝶形薄片状，种皮三面延长成宽大菲薄的翅。长 50 ~ 80 mm，宽 35 ~ 45mm，表面浅黄白色，翅半透明薄膜状，有绢丝样光泽，上有放射状纹理，边缘多破裂。子叶2枚，蝶形，黄绿色或淡黄色，长 10 ~ 15mm，体轻。无臭，味微苦。

性味归经 味苦、甘，性凉。归肺、肝、胃经。

用法用量 1 ~ 3g。

功效 清肺利咽，疏肝和胃。

使用注意 无。

养生偏方
• 用于咳嗽：小儿每日用木蝴蝶 5 ~ 12g，成人每日用木蝴蝶 12 ~ 20g，水煎后顿服或分次服。
• 治久咳声哑：木蝴蝶 6g，玄参 9g，水煎调冰糖服；或木蝴蝶 6g，浙贝母 3g，菊花 9g，加适量水和冰糖炖服。

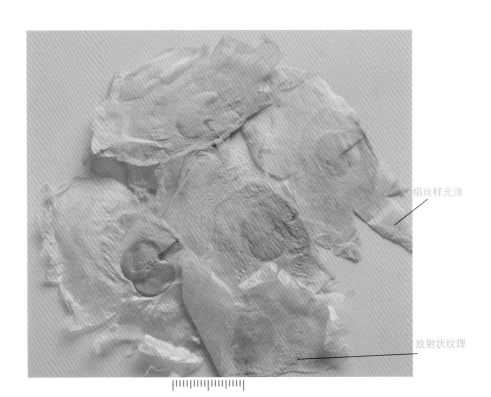

绢丝样光泽

放射状纹理

木蝴蝶

139 胖大海
pàng dà hǎi

别名：安南子、大洞果、胡大海、大发、通大海。

鉴别要点 本品呈纺锤形或椭圆形，表面棕色或暗棕色，微有光泽，具不规则的干缩皱纹。外层种皮极薄，中层种皮较厚，遇水膨胀成海绵状。断面可见散在的树脂状小点。内层种皮可与中层种皮剥离，稍革质。气微，味淡，嚼之有黏性。

性味归经 味甘，性寒。归肺、大肠经。

用法用量 2～3枚，沸水泡服或煎服。

功效 清热润肺，利咽开音，润肠通便。

使用注意 脾胃虚寒、便溏、寒积便秘、肺寒咳嗽者忌服。

养生偏方

• 治红眼病：胖大海2粒，洗净，开水泡胀后去核，搅成烂泥状，晚睡前外敷双眼，纱布固定，每晚1次，连敷3晚。

• 治中老年高脂血症：胖大海15g，绞股蓝12g，蒲黄9g，五灵脂6g。加水约800ml，煎至400ml，日1剂。

• 治慢性咽炎：胖大海3g，杭白菊、生甘草各9g，水煎，代茶饮。

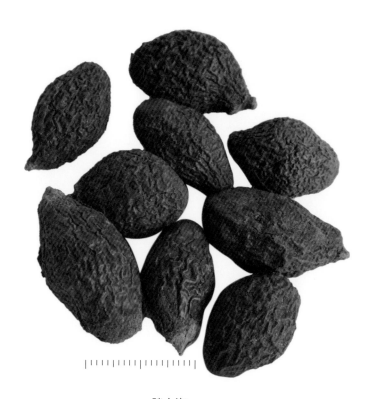

胖大海

140 青蒿 qīng hāo

别名：三庚草、黑蒿、蒿、方溃、草蒿、白染艮。

鉴别要点 本品茎呈圆柱形，上部多分枝；表面黄绿色或棕黄色，具纵棱线；质略硬，易折断，断面中部有髓。叶互生，卷缩易碎，完整者展平为三回羽状深裂，两面被短毛。气香特异，味微苦。

性味归经 味苦、辛，性寒。归肝、胆经。

用法用量 6～12g，后下。

功效 清虚热，除骨蒸，解暑热，截疟，退黄。

使用注意 脾胃虚弱，肠滑泄泻者忌服。

治病验方

• 青蒿鳖甲汤：青蒿 6g，鳖甲 15g，生地黄 12g，知母 6g，牡丹皮 9g，水煎服（原方出自《温病条辨》）。功效：养阴透热。适用于温病后期，邪伏阴分。症见夜热早凉，热退无汗，舌红少苔，脉细数。

养生偏方

• 治疗秋季腹泻：青蒿 20～25g，加水800ml，煎至400ml，日 1 剂，分 3 次温服（过热易致恶心呕吐），至体温恢复正常、消化道症状消失即停药。

• 治疗发热：青蒿干品 25～30g，加水400ml，煎沸不超过 30min，只煎 1 次，日 1 剂。

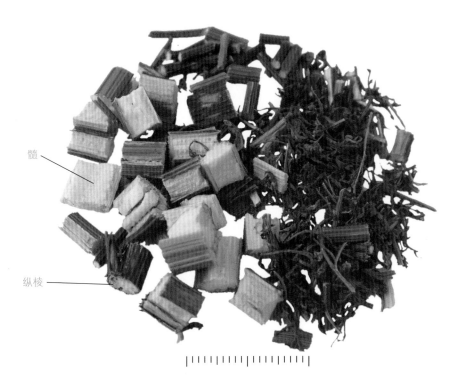

髓

纵棱

青蒿

141 地骨皮

(dì gǔ pí)

别名：杞根、地骨、地辅、地节、枸杞根皮、山杞子根、甜齿牙根、山枸杞根、红榴根皮。

鉴别要点 本品呈筒状或槽状，外表面灰黄色至棕黄色，粗糙，有不规则纵裂纹，易成鳞片状剥落。内表面黄白色至灰黄色，较平坦，有细纵纹。体轻，质脆，易折断，断面不平坦。气微，味微甘而后苦。

性味归经 味甘，性寒。归肺、肝、肾经。

用法用量 9～15g。

功效 凉血除蒸，清肺降火。

使用注意 外感风寒发热及脾虚便溏者不宜用。

治病验方

• 清心莲子饮：黄芩、麦冬（去心）、地骨皮、车前子、炙甘草各5g，白莲子、白茯苓、炙黄芪、人参各6g，水煎，食前服（原方出自《太平惠民和剂局方》）。功效：清心利尿，益气养阴。适用于气阴两虚，心火上炎，口苦咽干，口舌生疮，遗精淋浊；或正气不足，热扰营血，血崩，烦躁发热；气虚湿热下注，小便淋涩、混浊，茎中刺痛，劳累即发者。

养生偏方

• 治高血压病：地骨皮60g，加水3碗，煎至1碗，煎好后加少量白糖服或加猪肉煎煮服。隔日1剂，服5剂为1疗程，必要时加服2～3疗程。

• 用于齿龈红肿，口干或热臭齿龈出血：每天取地骨皮、麦冬各15g。加水约600ml，煎2次，共约300ml，贮于保温杯内，不时含少量于口内，然后轻轻漱口吐出。

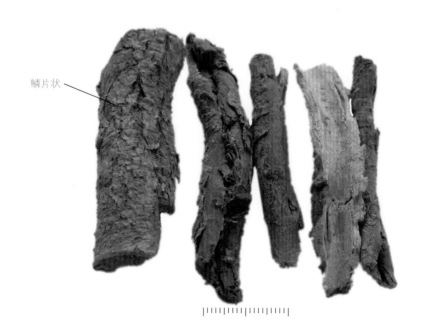

鳞片状

地骨皮

142 白薇

bái wēi

别名：白马尾。

鉴别要点

白薇　本品为不规则的小段或厚片，表面棕黄色，切面皮部黄白色，木部黄色。质脆，易折断。气微，味微苦。

蜜白薇　形如白薇，表面棕黄色，略带黏性，味甜。

性味归经　味苦、咸，性寒。归胃、肝、肾经。

用法用量　5～10g。

功效　清热凉血，利尿通淋，解毒疗疮。

使用注意　脾胃虚寒，食少便溏者不宜使用。

养生偏方

• 体虚低热，夜眠多汗：白薇、地骨皮各15g，水煎服。

• 热淋、血淋：白薇15g，车前草30g，加水600ml煎至200ml，日1剂。

• 火眼：白薇30g，水煎，代茶饮。

• 瘰疬：鲜白薇、鲜天冬等分，捣烂敷患处。

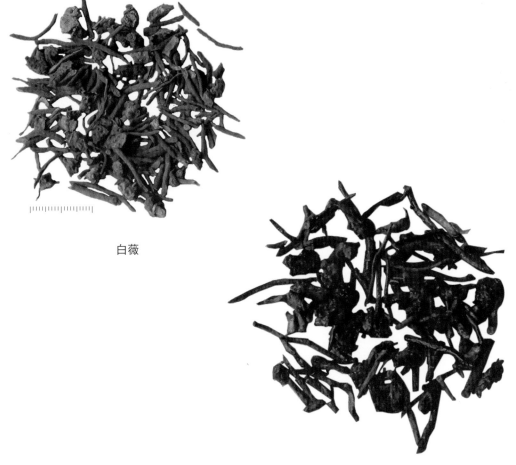

白薇

蜜白薇

143 银柴胡
yín chái hú

别名：银胡、山菜根、牛肚根、沙参儿、白根子、土参、丝石竹、霞草、山�
蚂蚱、鹤草、黄柴胡、铁柴胡。

鉴别要点 本品呈类圆柱形，表面多具孔穴状或盘状凹陷，习称"砂眼"，从砂眼处折断可见棕色裂隙中有细砂散出。根头部略膨大，有密集的呈疣状突起的芽苞、茎或根茎的残基，习称"珍珠盘"。饮片为类圆形的厚片。片面黄白色，有黄白相间的放射状纹理，偶有裂缝；周边淡黄色或黄白色，有纵皱纹。质硬而脆，易折断。气微，味甘。

性味归经 味甘，性微寒。归肝、胃经。

用法用量 3～10g。

功效 清虚热，除疳热。

使用注意 外感风寒，血虚无热者忌用。

治病验方

清骨散：青蒿 3g，醋炙鳖甲 3g，知母 3g，地骨皮 3g，胡黄连 3g，秦艽 3g，银柴胡 5g，甘草 2g，水煎服（原方出自《证治准绳》)。功效：清虚热，退骨蒸。适用于阴虚发热。症见骨蒸潮热或低热日久不退、形体消瘦、唇红颧赤、困倦盗汗或口烦心渴、舌红少苔、脉细数等。

养生偏方

• 治小儿疳积：银柴胡、地骨皮、桔梗、甘草各 9g，加水 800ml，煎至 400ml，每日 1 剂，日 3 服。

• 治温病阴伤：银柴胡 6g，鳖甲 9g，加水 400ml，煎至 200ml，日 1 剂。

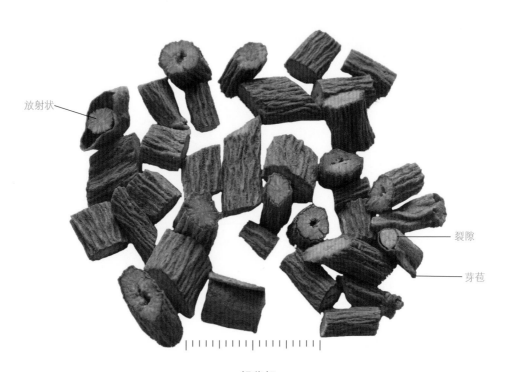

放射状

裂隙

芽苞

银柴胡

144 胡黄连

hú huáng lián

別名：胡连、西藏胡黄连。

鉴别要点 本品呈圆柱形，表面粗糙，有较密的环状节，上端密被暗棕色鳞片状的叶柄残基。体轻，质硬脆，易折断，断面木部有4～10个类白色点状维管束排列成环。气微，味极苦。

性味归经 味苦，性寒。归肝、胃、大肠经。

用法用量 3～10g。

功效 退虚热，除疳热，清湿热。

使用注意 脾胃虚寒者慎用。

治病验方

参见"银柴胡"的"清骨散"。

养生偏方

• 治菌痢：将胡黄连烘干研末，成人每日2～6g，分3次服。

• 治痔：胡黄连配槐花，研末外敷，效佳。

• 治婴儿赤目：茶调胡黄连末，涂手足心。

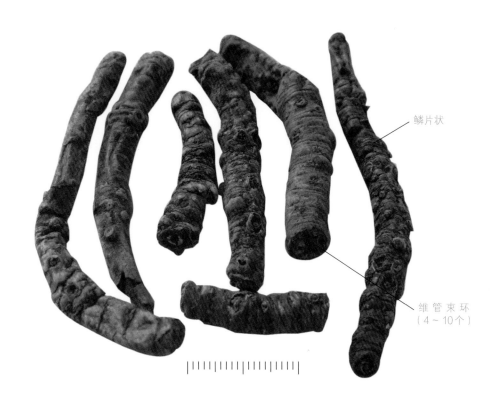

鳞片状

维管束环
（4～10个）

胡黄连

145 枸骨叶
gōu gǔ yè

别名：功劳叶、羊角刺、老鼠刺、猫儿刺、六角茶、六角刺、八角刺、鸟不宿、苦丁茶。

鉴别要点 本品呈类长方形或矩圆状长方形，偶有长卵圆形。先端具3枚较大的硬刺齿，长卵圆形叶常无刺齿。上表面黄绿色或绿褐色，有光泽，下表面灰黄色或灰绿色。叶脉羽状，叶柄较短。革质，硬而厚。气微，味微苦。

性味归经 味苦，性凉。归肝、肾经。

用法用量 9～15g。外用适量，捣汁或熬膏涂敷。

功效 清热养阴，益肾，平肝。用于肺痨咯血，骨蒸潮热，头晕目眩。

使用注意 脾胃虚寒及肾阳不足者慎服。

养生偏方

• 治神经性头痛：枸骨叶15g，水煎代茶饮。

• 治腰及关节痛：枸骨叶浸酒饮。

• 治肺结核咯血：枸骨茶、沙参、麦冬、桑白皮各9～15g，水煎服。

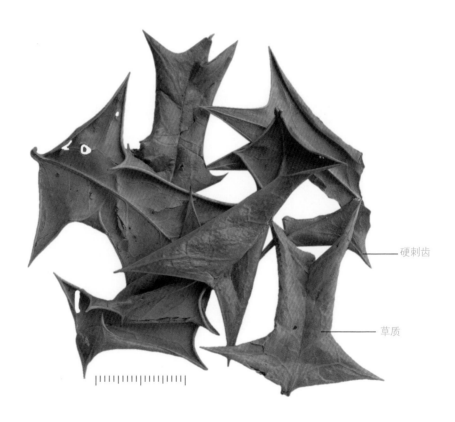

硬刺齿

草质

枸骨叶

第四章　活血化瘀药

146 川芎

chuān xiōng

别名：芎䓖、胡䓖、马衔。

鉴别要点

川芎 为不规则的薄片，片面黄白色或灰黄色，可见波状环纹（形成层），散有黄棕色小油点（油室）；周边粗糙不整齐，质坚硬。香气浓郁而特殊，味苦、辛，稍有麻舌感，微回甜。

酒川芎 形如川芎，色泽加深，偶见焦斑，略有酒香气。

性味归经
味辛，性温。归肝、胆、心包经。

用法用量
3～10g。

功效
活血行气，祛风止痛。酒川芎活血行气止痛作用增强。用于胸痹心痛，胸胁刺痛，跌扑肿痛，月经不调，经闭痛经，癥瘕腹痛，头痛，风湿痹痛。

使用注意
阴虚火旺、舌红津少口干、月经过多者不宜应用。

治病验方

• **川芎茶调散**：川芎 12g，荆芥（去梗）12g，白芷 6g，羌活 6g，甘草 6g，细辛（去芦）3g，防风（去芦）4.5g，薄荷叶（不见火）12g，共为细末。每服 6g，饭后清茶调下（原方出自《太平惠民和剂局方》）。功效：疏风止痛。适用于风邪头痛。症见偏正头痛或巅顶作痛，恶寒发热，目眩鼻塞，舌苔薄白，脉浮。

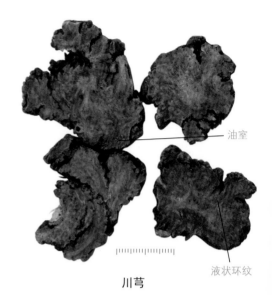

川芎

（标注：油室、波状环纹）

• **血府逐瘀汤**：桃仁 12g，红花 9g，当归 9g，生地黄 9g，川芎 5g，赤芍 6g，牛膝 9g，桔梗 5g，柴胡 3g，枳壳 6g，甘草 3g，水煎服（原方出自《医林改错》）。功效：活血祛瘀，行气止痛。适用于胸中血瘀证。症见胸痛、头痛日久，痛如针刺而有定处，或呃逆日久不止，或内热烦闷，或心悸失眠，急躁易怒，入暮潮热，唇暗或目眶暗黑，舌黯红或有瘀斑，脉涩或弦紧。

• **生化汤**：当归 24g，川芎 9g，桃仁（去皮、尖，研）6g，干姜（炮黑）2g，炙甘草 2g，黄酒、童便各半，煎服（原方出自《傅青主女科》）。功效：化瘀生新，温经止痛。适用于产后瘀血腹痛。症见恶露不行，小腹冷痛。

养生偏方

• **治偏头痛**：川芎（细切）30g，入白酒 500ml，浸 7 日后服之。

• **治足跟骨质增生**：用川芎 15g，生草乌 5g，研极细末，装入布袋，垫入患足鞋跟，洒上少许酒精，5～7 日更换药粉 1 次。疼痛消失后巩固治疗 1 星期。

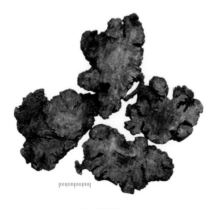

酒川芎

147 延胡索

yán hú suǒ

别名：玄胡素、元胡、延胡、玄胡索、元胡索。

鉴别要点

延胡索 块茎不规则扁球形，表面有不规则网状皱纹，有的块茎成"分瓣"状或上部分成2～3瓣。质坚硬，断面角质，有蜡样光泽。气微，味苦。

醋延胡索 形如延胡索片或颗粒，表面呈深黄色，微具焦斑，略有醋气。

醋延胡索 形如延胡索片或颗粒，表面呈深黄色，微具焦斑，略有醋气。

醋煮延胡索 形如延胡索片或颗粒，表面呈深棕黄色，略有醋气。

性味归经
味辛、苦，性温。归肝、脾经。

用法用量
3～10g；研末吞服，一次1.5～3g。

功效
活血，行气，止痛。生品偏重于活血利气，醋延胡索行气止痛作用增强。

使用注意
孕妇忌服。

治病验方
• 膈下逐瘀汤：五灵脂（炒）6g，当归9g，川芎6g，桃仁（研泥）9g，牡丹皮、赤芍、乌药各6g，延胡索3g，甘草9g，香附6g，红花9g，枳壳6g，水煎服（原方出自《医林改错》）。功效：活血化瘀，行气止痛。适用于膈下瘀血证。症见肚腹积块，痛处不移；或卧则腹坠似有物者；或小儿痞块。

• 少腹逐瘀汤：小茴香（炒）3g，干姜（炒）3g，延胡索3g，没药（研）6g，当归9g，川芎6g，官桂3g，赤芍6g，蒲黄（生）9g，五灵脂（炒）6g，水煎服（原方出自《医林改错》）。功效：活血祛瘀，温经止痛。适用于少腹寒凝血瘀证。症见少腹瘀血积块疼痛或不痛，或痛而无积块，或少腹胀满，或经期腰痛，少腹作胀，或月经一月见三五次，接连不断，断而又来，其色或紫或黑，或有瘀块，或崩漏兼少腹疼痛等症。

养生偏方
• 治痛经、产后腹痛：延胡索（酒炒）15g，香附（醋制）6g。共研细粉，每服6g，酒冲服。

• 治急、慢性扭挫伤：醋制延胡索、广木香、郁金各等分，共研细末，每服15g，每日3次，温开水送服。

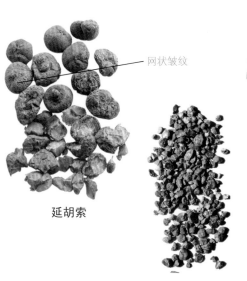

网状皱纹

延胡索

醋延胡索

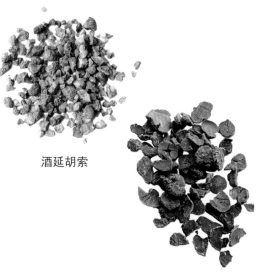

酒延胡索

醋煮延胡索

148 郁金 yù jīn

别名：玉金、玉京。

鉴别要点

温郁金 呈长圆形或卵圆形，稍扁。表面具不规则的纵皱纹，纵纹隆起处色较浅。质坚实，断面灰棕色，角质样；中部有颜色较浅的内皮层环纹；周边灰黄色或灰褐色，质坚实。气微香，味微苦。

黄丝郁金 呈纺锤形，有的一端细长，长 2.5～4.5cm，直径 1～1.5cm。表面具细皱纹。断面橙黄色，外周棕黄色至棕红色。气芳香，味辛辣。

桂郁金 呈长圆锥形或长圆形，长 2～6.5cm，直径 1～1.8cm。表面具疏浅纵纹或较粗糙网状皱纹。气微，味微辛苦。

绿丝郁金 呈长椭圆形，较粗壮，长 1.5～3.5cm，直径 1～1.2cm。气微，味淡。

醋郁金 形如郁金，色泽加深，带焦斑，略有醋气。

性味归经 味辛、苦，性寒。归肝、心、肺经。

用法用量 3～10g。

功效 活血止痛，行气解郁，清心凉血，利胆退黄。生品善疏肝行气以解郁，活血祛瘀以止痛。醋郁金能引药入血，增强疏肝止痛作用。

使用注意 不宜与丁香、母丁香同用。

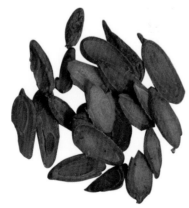

醋郁金

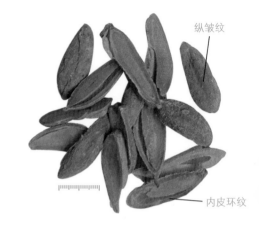

纵皱纹

内皮环纹

郁金

治病验方

• **行气活血汤**：葛根、草河车、白芷、郁金、枳壳、生甘草各 9g，红花、泽兰各 15g，赤芍、白芍、五味子各 12g，水煎服（原方出自《中医原著选读》）。功效：疏肝理气，活血化瘀。适用于慢性肝炎，早期肝硬化，长期肝功能不正常，证属气滞血瘀型者。症见两胁作痛，痛有定处，肝脾肿大，边缘锐利，面有色素沉着，脉弦滑，舌质紫绛或有瘀斑，舌苔白或无苔。

• **活血通脉片**：三七、黄精、麦冬、陈皮、鸡血藤、丹参各 30g，人参、赤芍、葛根、郁金各 15g，红花、降香、木香各 12g，川芎 9g，桃仁 6g，冰片 3g，依法制成片剂，每片 0.5g，每次 5 片，日服 3 次（原方出自《中医药研究参考》1975 年第 8 期）。功效：行气活血，通经止痛。适用于冠心病心绞痛。

养生偏方

• 治疗急性乳腺炎：郁金 9g，红枣 3 枚，冰片 3g，先煎红枣，去核，与郁金、冰片一起捣烂成泥状塞鼻，左侧乳痈塞右鼻孔，右侧乳痈塞左鼻孔，日 1 次，每次用 1／4 量。

• 治疗肝炎：取郁金粉每次 5g，日服 3 次。

149 姜黄 jiāng huáng

别名： 郁金、宝鼎香、亳命、黄姜、黄丝。

鉴别要点 本品为不规则圆形或类圆形厚片。片面棕黄色至金黄色，角质状，有蜡样光泽，内皮层环纹明显，维管束呈点状散在；周边灰黄色或深黄色，粗糙，有纵皱纹。质坚实。气香特异，味苦、辛，咀嚼后能染唾液为黄色。

性味归经 味辛、苦，性温。归脾、肝经。

用法用量 3 ~ 10g。外用适量。

功效 破血行气，通经止痛。

使用注意 本品辛散、温通、苦泄，故血虚无气滞血瘀证者及孕妇慎服。

治病验方

• 心舒III号：生蒲黄 15g，西党参 9g，川红花 6g，片姜黄、降香各 4.5g，以上为 1 日量，煎煮浓缩，制成浸膏片。分 3 次服。亦可作汤剂，水煎服（原方出自湖南省中医药研究处方）。功效：行气活血，降脂止痛。适用于冠心病心绞痛、高脂血症及高血压病等，证属气滞血瘀者。

• 冠心通：人参、姜黄、生蒲黄、川芎、半夏各一份，淫羊藿、瓜蒌皮各 1.5 份，黄芪、葛根各 2 份，细辛、黄连各 0.3 份，制成水丸，每次 6g，每日 3 次。4 周为一次疗程（原方出自《中国中西医结合杂志》1999 年 8 月）。功效：扶元固本，祛瘀化痰。适用于冠心病。

养生偏方

• 治淋证：姜黄、滑石各 60g，木通 30g，上为细末。每服 3g，用水 150ml，煎至 100ml，温服，每日 3 次。

• 治诸疮癣初生时痛痒：姜黄为细末，外敷患处。

• 治产后泄血不止及治腹痛、胸膈闷：姜黄为末，酒服 1g，每日 3 ~ 4 次。

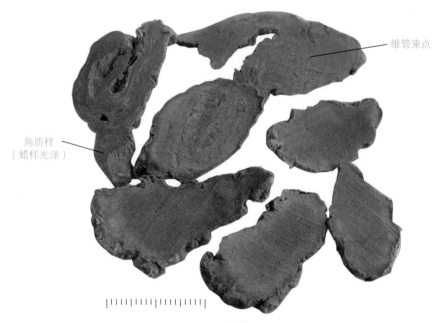

维管束点

角质样
（蜡样光泽）

姜黄

150 乳香 rǔ xiāng

别名：熏陆香、马尾香、乳头香、塌香、天泽香、摩勒香、多伽罗香。

鉴别要点

乳香 为不规则的乳头状、泪滴状及不规则小颗粒。牙白色或黄白色，陈久者则显棕黄色；半透明，外表多被类白色粉尘。质坚脆，碎断面蜡样，无光泽，亦有少数呈玻璃样光泽。气微芳香，味微苦。

醋乳香 形如乳香，表面深黄色，显油亮，略有醋气。

性味归经 味辛、苦，性温。归心、肝、脾经。

用法用量 煎汤或入丸、散，3～5g；外用适量，研末调敷。

功效 活血定痛，消肿生肌。生品活血消肿、止痛力强。醋乳香还具有增强活血止痛、收敛生肌的功效，并可矫臭矫味。

使用注意 孕妇及胃弱者慎用。

治病验方

• 七厘散：血竭30g，麝香、冰片各0.4g，乳香、没药、红花各5g，朱砂4g，儿茶7.5g，上八味，研极细末，以药七厘冲烧酒服之，量伤之大小复用烧酒调敷（原方出自《良方

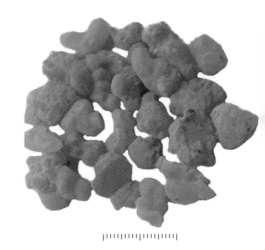

||||||||||||||||

乳香

集腋》）。功效：活血散瘀，止痛止血。适用于跌打损伤、筋断骨折之瘀血肿痛，或刀伤出血。并治一切无名肿毒、烧伤烫伤等。

• 活络效灵丹：当归、丹参、乳香、没药各15g，水煎服；或为散剂，分4次服，温酒送下（原方出自《医学衷中参西录》）。功效：养血活血，通络止痛。适用于气血凝滞，癥瘕积聚，心腹疼痛，腿痛臂痛，疮疡，以及一切脏腑积聚，经络瘀滞。

养生偏方

• 治疗烧烫伤：乳香、没药各20g，冰片1g，共研细末，加150ml生蜂蜜，调成糊状。涂于烫伤创面，每天1次。

• 治急性腰腿扭伤：取乳香、没药各等量，研末，用30%乙醇调成糊状。用时将糊剂摊纱布上，敷于患处，纱布固定，每日1～2次，一般3～5天即愈。

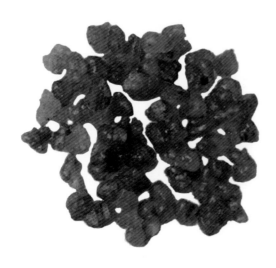

醋乳香

151 没药 _{mò yào}

别名：末药、明没药、末药、生没药、生明没药。

鉴别要点

天然没药 呈不规则颗粒性团块，大小不等。表面黄棕色或红棕色，近半透明部分呈棕黑色，被有黄色粉尘。质坚脆，破碎面不整齐，无光泽。有特异香气，味苦而微辛。

胶质没药 呈不规则块状和颗粒，多黏结成大小不等的团块。表面棕黄色至棕褐色，不透明，质坚实或疏松，有特异香气，味苦而有黏性。

醋没药 形如没药，表面黑褐色或棕黑色，有光泽，略有醋气。

性味归经

味辛、苦，性平。归心、肝、脾经。

用法用量

3～5g，炮制去油，多入丸、散用。

功效

散瘀定痛，消肿生肌。生品化瘀力强。

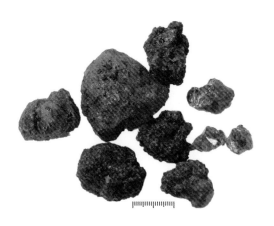

没药

醋没药能增强活血止痛、收敛生肌的作用。

使用注意

孕妇及胃弱者慎用。

治病验方

• 身痛逐瘀汤：秦艽 3g，川芎 6g，桃仁 9g，红花 9g，甘草 6g，羌活 3g，没药 6g，当归 9g，五灵脂（炒）6g，香附 3g，牛膝 9g，地龙（去土）6g。若微热，加苍术、黄柏；若虚弱，量加黄芪一二两，水煎服（原方出自《医林改错·下卷》）。功效：活血行气，祛瘀通络，通痹止痛。适用于肩痛，臂痛，腰痛，腿痛或周身疼痛。

• 手拈散：延胡索、五灵脂、草果、没药各等分，研末，每服 6g，开水送下（原方出自《奇效良方》）。功效：活血祛瘀，行气止痛。适用于气血凝滞之脘腹疼痛。

养生偏方

• 治疗皮肤病：没药 50g，金银花 50g，加入 1000ml 水中，煎至 500～700ml，湿敷或涂于患处。

• 治筋骨损伤：米粉 120g（炒黄），入没药、乳香末各 15g，酒调成膏。摊贴之。

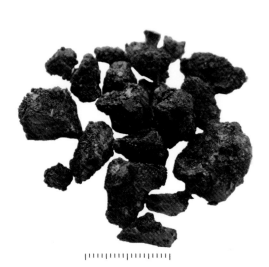

醋没药

152 银杏叶

yín xìng yè

别名：飞蛾叶、鸭脚子、白果叶。

鉴别要点

本品多皱折或破碎，完整者呈扇形。黄绿色或浅棕黄色，上缘呈不规则的波状弯曲，有的中间凹入。具二叉状平行叶脉，细而密，光滑无毛，易纵向撕裂。气微，味微苦。

性味归经

味甘、苦、涩，性平。归心、肺经。

用法用量

9 ~ 12g。

功效

活血化瘀，通络止痛，敛肺平喘，化浊降脂。

使用注意

有实邪者忌用。

治病验方

• 银川汤：银杏叶9g，红花、川芎各6g，葛根10g，水煎服（原方出自《冠心病资料选编》）。功效：活血化瘀，行气止痛。适用于治冠心病心绞痛、高脂血症。

养生偏方

• 治小儿秋季腹泻：银杏叶干品100g（鲜品150g），加水2000ml，煎煮20min（鲜品煎煮时间稍短），待水温降至35℃时，浸泡搓洗患儿双足20min，每日3次。

• 治冠心病心绞痛：银杏叶、瓜蒌、丹参各15g，薤白12g，郁金9g，生甘草5g，加水400ml，煎至200ml，日1剂。

• 治雀斑：银杏叶捣烂，搽于面部。

• 治灰指甲：银杏叶煎水洗。

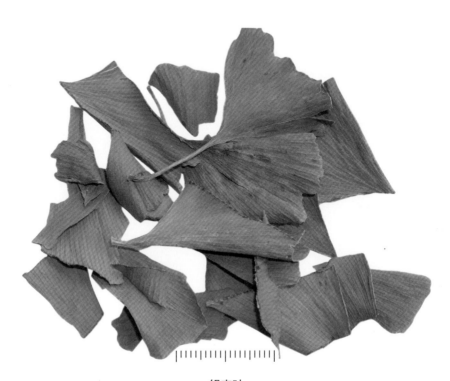

银杏叶

153 土鳖虫
_{tǔ biē chóng}

别名：地鳖、土鳖、金边土鳖、簸箕虫。

鉴别要点

地鳖 呈扁平卵形，长 1.3～3cm，宽 1.2～2.4cm。前端较窄，后端较宽，背部紫褐色，具光泽，无翅。前胸背板较发达，盖住头部；腹背板 9 节，呈覆瓦状排列。腹面红棕色，头部较小，有丝状触角 1 对，常脱落，胸部有足 3 对，具细毛和刺。腹部有横环节。质松脆，易碎。气腥臭，味微咸。

冀地鳖 长 2.2～3.7cm，宽 1.4～2.5cm。背部黑棕色，通常在边缘带有淡黄褐色斑块及黑色小点。

炒土鳖虫 形如土鳖虫，色泽加深。

性味归经 味咸，性寒；有小毒。归肝经。

用法用量 3～10g。

功效 破血逐瘀，续筋接骨。

使用注意 孕妇禁用。

治病验方

䗪虫（土鳖虫）三十枚，盐一升，上两味，以水三升，煮三沸。含之，稍稍咽之，日三（原方出自《备急千金要方》）。功用：治舌肿满口不得语。

养生偏方

● 治急性腰扭伤：用鲜土鳖虫 7～8 只（小者用 14～15 只），温水洗净，捣烂，绞汁去渣，以白酒冲服，每日 1～2 次；或用土鳖虫 3 只，焙黄，令酥，研末，开水送服，每晚 1 次。

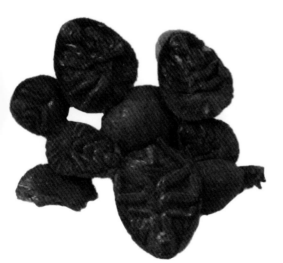

炒土鳖虫

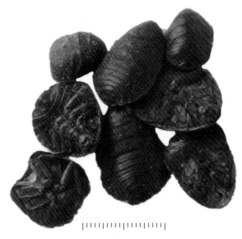

土鳖虫

154 自然铜
zì rán tóng

别名：石髓铅。

鉴别要点

自然铜 为不规则碎块或小方块状，亮黄色，有金属光泽，有的黄棕色或棕褐色，无金属光泽，具条纹，条痕绿黑色。体重，质坚硬或稍脆，易砸碎，断面黄白色，有金属光泽。无臭，无味。

煅自然铜 形如自然铜，多淬裂成小碎块，黑褐色，光泽消失，质酥脆，略具醋气。

性味归经
味辛，性平。归肝经。

用法用量
3～9g，多入丸、散服，若入煎剂宜先煎。外用适量。

功效
散瘀止痛，续筋接骨。生品具有散瘀、接骨、止痛的功能。炮制品可增强散瘀止痛作用。

使用注意
自然铜为行血散瘀之品，凡血虚无瘀者忌服。

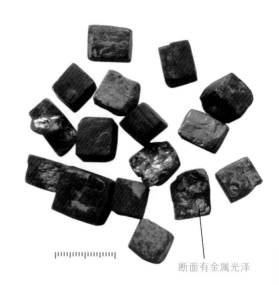

断面有金属光泽

自然铜

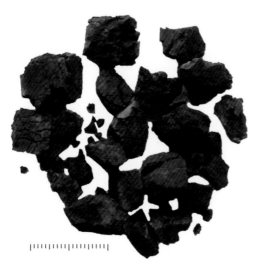

煅自然铜（醋淬）

治病验方

自然铜散：自然铜、密陀僧各 30g（并煅，研），甘草、黄柏各 60g（并为末）。上四味，一处研细，收密器中，水调涂或干敷（原方出自《圣济总录》）。功用：治一切恶疮及火烧汤烫。

养生偏方

• 治闪腰岔气，腰痛：煅自然铜、土鳖虫各 30g。研末，每服 1.5g，开水送下，每日 2 次。

• 治跌扑损伤：自然铜（研极细，水飞过）、当归、没药各 1.5g，以酒调和。另以手摩痛处。

155 苏木 sū mù

别名：苏枋、苏方、苏方木、棕木、赤木、红柴。

鉴别要点 本品呈长圆柱形或对剖半圆柱形。表面黄红色至棕红色，具刀削痕，常见纵向裂缝。质坚硬。断面略具光泽，年轮明显，有的可见暗棕色、质松、带亮星的髓部。气微，味微涩。

性味归经 味甘、咸，性平。归心、肝、脾经。

用法用量 3～9g。

功效 活血祛瘀，消肿止痛。

使用注意 孕妇慎用。

治病验方

• **独圣散**：苏木不拘多少，为细末，每服3g,酒调服(原方出自《圣济总录》)。功用：治破伤风。

• **苏木酒**：苏木60g，用黄酒300ml，水300ml，煎至300ml，分3次服，晨空腹、午时、夜卧时各1服(原方出自《圣济总录》)。功用：治跌打损伤。

养生偏方

• 治偏坠肿痛：用苏木60g，好酒1壶，煮热频饮。

• 治产后气滞作喘：苏木、人参、麦冬各适量，水煎服。

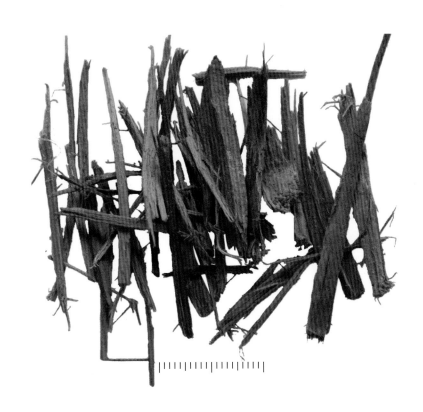

苏木

156 骨碎补 gǔ suì bǔ

别名：毛姜、猴姜、石岩姜、申姜。

鉴别要点

骨碎补　为不规则的厚片，片面红棕色或淡红棕色，可见黄色点状维管束排列成环；周边（外表）被深棕色至暗棕色的小鳞片，柔软如毛。体轻，质脆。无臭，味淡、微涩。

烫骨碎补　鼓起呈海绵状，表面深棕色，带焦斑，质松脆；断面淡棕色。无臭，味淡、微苦、涩。

性味归经　味苦，性温。归肝、肾经。

用法用量　3～9g。

功效　疗伤止痛，补肾强骨；外用消风祛斑。

使用注意　阴虚内热及无瘀血者不宜服。

治病验方

• **舒筋活血洗剂**：土牛膝、伸筋草、透骨草、骨碎补、桑寄生各15g，当归尾、红花、秦艽、五加皮、木瓜各9g。水煎，熏洗，每剂加黄酒60g。每日一剂，熏洗2次（原方出自《林如高骨伤验方歌诀方解》）。功效：活血通络，祛风舒筋。适用于下肢骨折，脱位后期，瘀血凝聚，筋节不伸。

• **化瘀通络洗剂**：骨碎补、苏木、桑寄生、伸筋草、威灵仙各15g，桃仁、续断、当归尾、桑枝各9g，川芎、红花各6g，水煎，熏洗，每剂加黄酒60g。每日1剂，熏洗2次（原方出自《林如高骨伤验方歌诀方解》）。功效：活血舒筋，化瘀通络。适用于上肢骨折，脱位后期，筋络挛缩酸痛者。

养生偏方

• **治疗遗尿**：骨碎补50g，食盐5g，水250ml，浸泡12h后取出，焙干研末，睡前淡盐汤冲服3g。

• **治疗寻常疣**：骨碎补20g，甘油20ml，75%酒精80ml，骨碎补捣碎后加入甘油和酒精，密封振摇，放置1周，外涂患处，日1次，15天为1疗程。

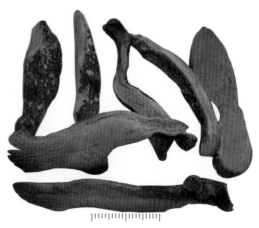

烫骨碎补（沙烫）

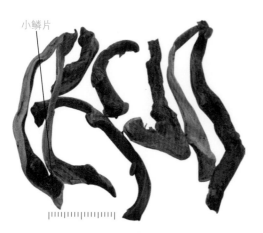

小鳞片

骨碎补

157 皂角刺

zào jiǎo cì

别名：皂荚刺、皂刺、天丁、皂角针、皂针。

鉴别要点 本品为主刺和 1 ～ 2 次分枝的棘刺，表面紫棕色或棕褐色，体轻，质坚硬，不易折断。切片厚 0.1 ～ 0.3cm，常带有尖细的刺端；木部黄白色，髓部疏松，淡红棕色；质脆，易折断。气微，味淡。

性味归经 味辛，性温。归肝、胃经。

用法用量 3 ～ 10g。外用适量，醋蒸取汁涂患处。

功效 消肿托毒，排脓，杀虫。用于痈疽初起或脓成不溃；外治疥癣麻风。

使用注意 孕妇忌服。

治病验方

红花散瘀汤：当归尾、石决明各 15g，皂角刺、红花、苏木、连翘各 12g，僵蚕、穿山甲、乳香、大黄、贝母各 9g，牵牛子 6g，水酒各半，煎服（原方出自《外科正宗》）。功效：活血祛瘀，通络解毒。主治便毒。入房忍精，强固不泄，瘀精浊血凝结，两胯或小腹肿痛，小便涩滞。

养生偏方

• 治疗坐骨神经痛：皂角刺 20 ～ 40g，加水 600ml，煎至 300ml，滤去渣，分 2 次服，每日 1 剂，直至疼痛消失后，再巩固 3 ～ 5 天停药。

• 治疗跟骨骨刺：皂角刺 80g，加陈醋 1kg，煎沸后熏洗足跟部，待药液变温，再泡洗足 20min，每日熏洗 2 次，15 天为 1 疗程。

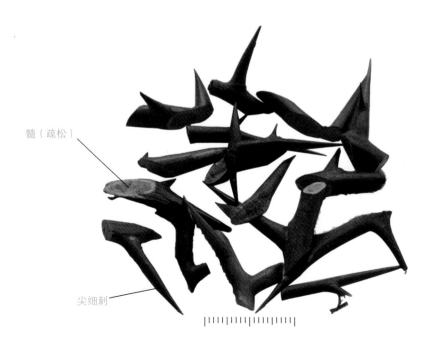

髓（疏松）

尖细刺

皂角刺

158 丹参 dān shēn

别名：赤参、紫丹参、红根。

鉴别要点

丹参 野生品根茎短粗，根数条，直径0.3～1cm。表面棕红色或暗棕红色，粗糙，老根外皮疏松，常呈鳞片状剥落。质硬而脆，断面疏松，有裂隙或略平整而致密，皮部棕红色，木部灰黄色或紫褐色，导管束黄白色，呈放射状排列。气微，味微苦涩。栽培品较粗壮，直径0.5～1.5cm，外皮紧贴不易剥落。质坚实，断面较平整，略呈角质样。

酒丹参 形如丹参，表面色泽加深，带黄斑，微有酒气。

性味归经
味苦，性微寒。归心、肝经。

用法用量
10～15g。

功效
活血祛瘀，通经止痛，清心除烦，凉血消痈。生品具有祛瘀止痛、清心除烦、通血脉的功能。酒丹参，寒凉之性减弱，活血祛瘀、调经止痛的功能增强。

使用注意
不宜与藜芦同用。

治病验方

• 丹参合剂：丹参、当归、桃仁、郁金、金银花、香附、陈皮各9g，败酱草12g，茵陈21g，甘草6g，大枣5枚，水煎服（原方出自《新医药学杂志》1975年第1期）。功效：活血祛瘀，清热解毒，疏肝利胆。适用于传染性肝炎。

• 复方丹参片：丹参750g，三七225g，冰片25g，依法制片。共制成1000片。每服3片，日服3次（原方出自上海中药制药二厂）。功效：活血化瘀，芳香开窍，理气止痛。适用于冠心病引起的胸闷、心绞痛等。

养生偏方

• 治神经衰弱：丹参15g，五味子20g，加水600ml，煎至200ml，内服。

• 治月经不调，产后恶露不下：丹参（去芦）为末，每服6g，食前酒调下。

• 治烧烫伤：丹参（锉）240g，羊脂1000g，加水同煎成膏，涂患处。

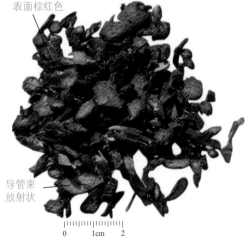

表面棕红色

导管束放射状

|||||||||||||||
0   1cm   2

丹参

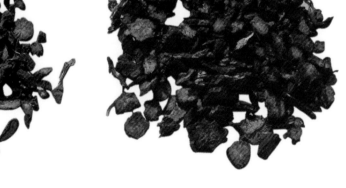

酒丹参

159 红花
_{hóng huā}

别名：草红、刺红花、杜红花、红蓝花。

鉴别要点 本品为不带子房的管状花，长10～20mm，红色或红黄色。花冠筒细长，先端5裂，裂片呈狭条形，长5～8mm。雄蕊5枚，花药聚合成筒状，黄白色；柱头长圆柱形，顶端微分叉。质柔软。气微香，味微苦。

性味归经 味辛，性温。归心、肝经。

用法用量 3～10g。

功效 活血通经，散瘀止痛。用于经闭，痛经，恶露不行，癥瘕痞块，胸痹心痛，瘀滞腹痛，胸胁刺痛，跌扑损伤，疮疡肿痛。

使用注意 孕妇慎用。

治病验方

• 通窍活血汤：桃仁（研泥）、红花、赤芍各9g，川芎6g，鲜生姜（切片）9g，大枣（去核）7枚，老葱（切碎）3根，麝香（绢包）0.1g，用黄酒500ml，将前七位煎至一盅，纳麝香，再煎二沸，临卧服（原方出自《医林改错》）。功效：活血通窍。适用于上部瘀血所致的久聋，目赤疼痛，酒渣鼻，头发脱落，牙疳及白癜风、紫癜风，以及肌肤甲错，两目暗黑的干血痨证。

养生偏方

• 治疗急性腰扭伤：红花10g，鸡蛋2个，食用油适量，以红花拌鸡蛋加食用油炒熟（不加盐），食用，日1次。

• 治疗溃疡病：红花60g，大枣10枚，蜂蜜60g。先将红花、大枣加水400ml，文火煮至200ml，去红花加入蜂蜜。每日晨空腹服200ml，连服20天为一疗程，直至治愈为止。

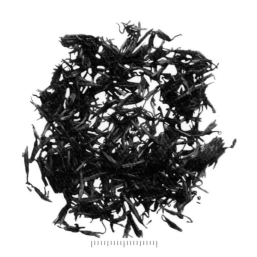

红花

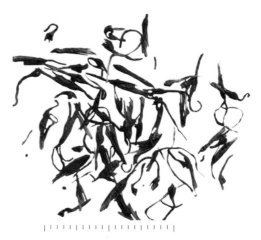

红花（放大图）

160 西红花

xī hóng huā

别名：藏红花、番红花。

鉴别要点 本品由多数柱头集合成松散线状，柱头三分枝，长约30mm，暗红色，上部较宽而略扁平，顶端边缘显不整齐的齿状，内侧有一短裂隙，下端有时残留一小段黄色花柱。体轻，质松软，滋润而有光泽或无光泽及油润感。气香特异，微有刺激性，味微苦。

性味归经 味甘，性平。归心、肝经。

用法用量 1～3g，煎服或沸水泡服。

功效 活血化瘀，凉血解毒，解郁安神。

使用注意 孕妇慎用。

养生偏方

• 治吐血：西红花1朵，酒20ml，将花入酒中，隔水炖服。

• 治疗离心性环状红斑：西红花2g，猪瘦肉50～100g，白糖适量，蒸服，隔天1次。

• 治伤寒发狂，惊怖恍惚：西红花0.6g，水100ml，浸1宿服。

• 治月经不调：西红花（藏红花）3g，黑豆150g，红糖90g，水煎服。

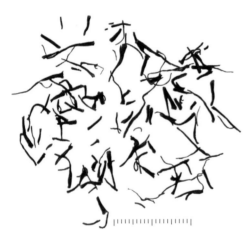

西红花

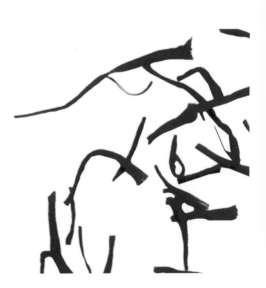

西红花（放大图）

161 桃仁
tǎo rén

别名：毛桃仁、大桃仁。

鉴别要点

桃仁 呈扁长卵形，长 1.2 ~ 1.8cm，宽 0.8 ~ 1.2cm，厚 0.2 ~ 0.4cm。表面黄棕色至红棕色，密布颗粒状突起。一端尖，中部膨大，另一端钝圆稍偏斜，边缘较薄。种皮薄，子叶 2，类白色，富油性。气微，味微苦。

山桃仁 呈类卵圆形，较小而肥厚，长约 0.9cm，宽约 0.7cm，厚约 0.5cm。

炒桃仁 形如桃仁，种仁表面显深棕黄色，富油质。气微，味微苦。

燀桃仁 形如桃仁，种仁表面光滑显白色，气微，味微苦。

性味归经
味苦、甘，性平。归心、肝、大肠经。

用法用量
5 ~ 10g。

功效
活血祛瘀，润肠通便，止咳平喘。生品偏重于行血祛瘀。炒桃仁偏于润燥和血。

使用注意
孕妇慎用。

治病验方

• **桃核承气汤**：桃仁（去皮尖）12g，大黄 12g，桂枝（去皮）6g，炙甘草 6g，芒硝 6g，上五味，以水七升，煮取二升半，去渣，纳芒硝，更上火，微沸下火，空腹服，日三服（原方出自《伤寒论》）。功效：破血行瘀。适用于下焦蓄血证。症见少腹急结，

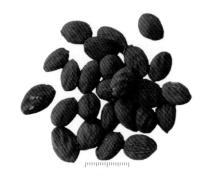

桃仁

小便自利，甚则谵语烦躁，其人如狂，至夜发热，以及血瘀经闭、痛经、脉沉实而涩等。

• **桃红四物汤**：熟地黄 15g，川芎 8g，白芍（炒）10g，当归 12g，桃仁 6g，红花 4g，水煎服（原方出自《医宗金鉴》）。功效：养血，活血，逐瘀。适用于妇人月经先期，量多，色紫，黏稠，或有块腹痛腹胀。

养生偏方

• 用于外伤性胸痛：生桃仁适量，去皮，文火炒黄，研末。每次 3g，每天 2 次，黄酒冲服。

• 治咳嗽，胸痛：桃仁（去皮，尖）9g，用水研汁，和粳米少许煮粥食之。

• 治冬月唇干血出：将桃仁捣烂，猪油调涂唇上，即效。

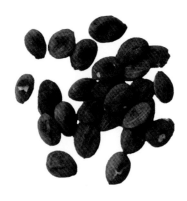

炒桃仁

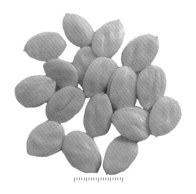

燀桃仁

162 牛膝 niú xī

别名：百倍、牛茎、铁牛膝、杜牛膝、怀牛膝、怀夕、真夕、怀膝、土牛膝、淮牛膝、红牛膝、接骨丹。

鉴别要点

牛膝 呈细长圆柱形，表面有细纵皱纹及侧根痕。质硬脆，易折断，断面平坦，有黄白色小点断续排列成 2～4 轮同心环。气微，味微甜而稍苦涩。

酒牛膝 形如牛膝，表面色泽加深，带黄斑，微有酒气。

盐牛膝 形如牛膝，表面色泽加深，带黄斑，略有咸味。

性味归经
味苦、甘、酸，性平。归肝、肾经。

用法用量
5～12g。

功效
逐瘀通经，补肝肾，强筋骨，利尿通淋，引血下行。生品具有逐瘀通经的功能，还可引血下行。酒牛膝偏于补肝肾、强筋骨、祛瘀止痛。盐牛膝具有增强通淋行瘀的作用。

使用注意
孕妇慎用。

治病验方

• 牛膝汤：滑牛膝 30g（去苗），虎胫骨 60g（涂酥，炙黄），赤芍 30g，琥珀 30g，桂心 30g，当归 30g（锉，微炒），川芎 30g，没药 30g，麒麟竭 30g，干漆 30g（捣碎，炒令烟出），防风 30g（去芦头），木香

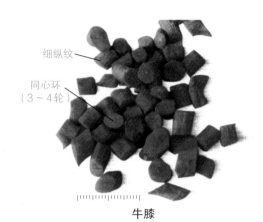

细纵纹
同心环
（3～4轮）

牛膝

15g，地龙 15g（微炒），羌活 30g（去芦头），酸枣仁 30g（微炒），生干地黄 30g。上药捣细罗为散。每服以温酒调下 3g，不计时候（本方出自《太平圣惠方》）。功效：清热活血止痛。治妇人血风走注，腰脚疼痛不可忍。

养生偏方

• 治功能性子宫出血：牛膝 30～40g，水煎，顿服或分 2 次服，日 1 剂。

• 治麻疹合并喉炎：牛膝 20g，甘草 10g，加水 150ml，煎至 60ml，每 20～40min 服 4～6ml。

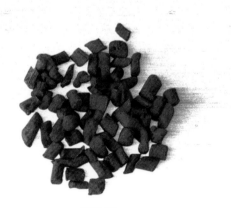

酒牛膝

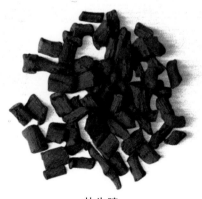

盐牛膝

163 益母草
^{yì mǔ cǎo}

别名：益母蒿、益母艾、红花艾、坤草、野天麻、玉米草、灯笼草。

鉴别要点

鲜益母草 幼苗期无茎,基生叶圆心形,5～9浅裂。花前期茎呈方柱形,上部多分枝,四面凹下成纵沟。叶交互对生,有柄;叶片青绿色,质鲜嫩,揉之有汁;下部茎生叶掌状3裂,上部叶羽状深裂或浅裂成3片。气微,味微苦。

干益母草 茎表面灰绿色或黄绿色;体轻,质韧,断面中部有髓。叶片灰绿色,多皱缩、破碎,易脱落。轮伞花序腋生,小花淡紫色,花萼筒状,花冠二唇形。

益母草炭 形如益母草段,表面呈焦黑色,内部呈褐色,味苦而稍辛香。

性味归经
味苦、辛,性微寒。归肝、心包、膀胱经。

用法用量
9～30g;鲜品12～40g。

功效
活血调经,利尿消肿,清热解毒。用于月经不调,痛经经闭,恶露不尽,水肿尿少,疮疡肿毒。

使用注意
孕妇慎用。

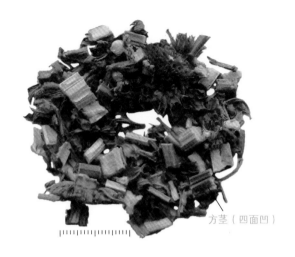

方茎（四面凹）

益母草

益母草炭

治病验方

• **益肾汤**：当归、赤芍、川芎、红花、丹参、桃仁、紫花地丁各9g,金银花、板蓝根、白茅根、益母草各30g,水煎服（原方出自《新医药学杂志》）。功效：活血化瘀,清热解毒。适用于慢性肾炎。症见面部浮肿、晨起为甚、腰痛溲少、下肢按之没指等。

养生偏方

• 治月经不调：益母草12g,红糖15g。水煎,代茶饮。

• 治痛经：益母草15g,延胡索6g。水煎,代茶饮。

• 治产后腹痛：益母草15g,五灵脂（包煎）9g。加水200ml,煎至100ml,加糖服。

164 鸡血藤 jī xuè téng

别名：血藤、山鸡血藤。

鉴别要点 本品为椭圆形、长矩圆形或不规则的斜切片。切面木部红棕色至棕色，导管孔多数，红棕色或黑棕色的树脂状分泌物与木部相间排列呈3～8个偏心性半圆形环，髓部偏向一侧。周边灰棕色，粗糙。质坚硬。气微，味涩。

性味归经 味苦、甘，性温。归肝、肾经。

用法用量 9～15g。

功效 活血补血，调经止痛，舒筋活络。用于月经不调，痛经，经闭，风湿痹痛，麻木瘫痪，血虚萎黄。

使用注意 本品能活血通经，故月经过多者不宜服用。

治病验方

• 疗瘫健步灵：天麻、淫羊藿（仙灵脾）、黄芪各500g，鸡血藤1000g，牛膝120g，制南星、全蝎、僵蚕各30g，蜈蚣50条，地龙60g，将前6味加水适量，煎煮2次，去渣，浓缩；再将后4味研细粉过筛，然后混合，干燥，制成粉剂，备用。3岁以下每次0.5～1g，3～6岁1～1.5g，6～12岁1.5～2g，日服3次（原方出自《中西医结合儿科试用新方》）。功效：舒筋活血，祛风通络，恢复神经肌肉。适用于传染性多发性神经根炎，多发性神经炎、面神经麻痹等。

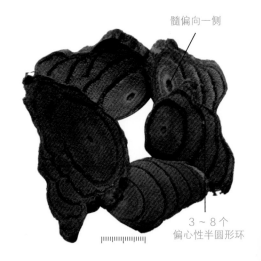

髓偏向一侧

3～8个偏心性半圆形环

鸡血藤

养生偏方

• 用于白细胞减少症：鸡血藤300g，加水1500ml，文火煎至600ml。每次服50ml，每日4次，10天为1疗程。

• 治再生障碍性贫血：鸡血藤60～120g，鸡蛋2～4个，大枣10枚，加水8碗，煎至大半碗（鸡蛋熟后去壳放入再煎），鸡蛋与药汁同服，每日1剂。

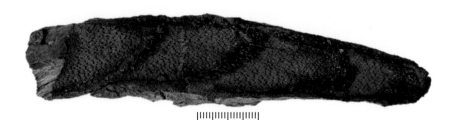

鸡血藤

165 泽兰 zé lán

别名：地瓜儿苗、地笋、地石蚕、蛇王草。

鉴别要点 本品为茎、叶、花的混合物，呈段状。茎呈方柱状，四面均有浅纵沟，表面黄绿色或带紫，节处有白色茸毛，质脆，切断面黄白色，髓部中空。叶皱缩，破碎，上表面黑绿色，下表面灰绿色，两面均有短毛，边缘有锯齿。花黄褐色。无臭，味淡。

性味归经 味苦、辛，性微温。归肝、脾经。

用法用量 6～12g。

功效 活血调经，祛瘀消痈，利水消肿。

使用注意 泽兰为活血祛瘀之品，适用于瘀血内阻诸症，无瘀血者及血虚者应慎用。

治病验方

• **荣肝汤**：当归、党参、白芍、王不留行各12g，炒白术、炒苍术、木香、香附、佛手各10g，茵陈、山楂、泽兰、生牡蛎15g，水煎服（原方出自《首批国家级名老中医效验秘方精选》）。功效：健脾疏肝，活血化瘀，清热利湿。适用于慢性肝炎，早期肝硬化，证属肝郁脾虚，气滞血瘀，湿热未清者。

养生偏方

• 用于产后腹痛：泽兰叶30～60g，加水600ml，煎至200ml，加红糖适量口服。每天1剂，分2次服。

• 治小儿褥疮及疮肿初起、损伤瘀肿：泽兰适量，捣烂敷患处。

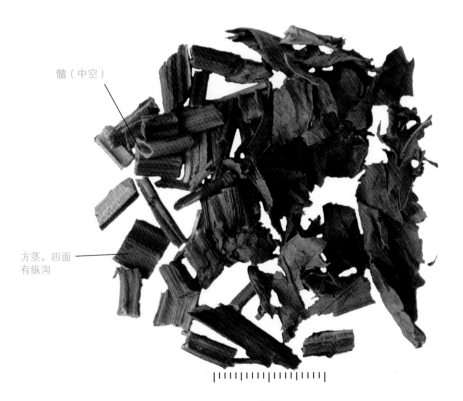

髓（中空）

方茎，四面有纵沟

泽兰

166 王不留行

wáng bù liú xíng

别名：麦蓝菜。

鉴别要点
王不留行 呈球形，直径约 2mm。表面黑色，少数红棕色，略有光泽，有细密颗粒状突起，一侧有 1 凹陷的纵沟。质硬。气微，味微涩、苦。

炒王不留行 大多数呈白色球形爆花状，质脆，气香。

性味归经 味苦，性平。归肝、胃经。

用法用量 5 ～ 10g。

功效 活血通经，下乳消肿，利尿通淋。生品长于消痈肿。炒王不留行长于活血通经，下乳，通淋。

使用注意 孕妇慎用。

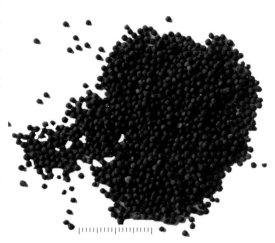

王不留行

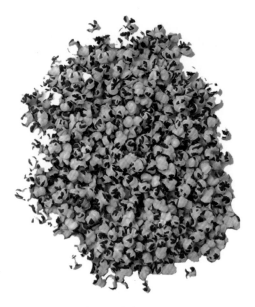

炒王不留行

治病验方
● 消坚通窍汤：黄芪 50g，海蛤壳、炮穿山甲各 25g，皂角刺、牛膝各 10g，海藻、王不留行各 15g，木通 9g，马鞭草 30g，水蛭 6g，水煎服（原方出自《实用中医药杂志》1994 年 5 期）。功效：益气化痰，活血利湿。适用于前列腺增生症。

养生偏方
● 治疗带状疱疹：取王不留行若干，用文火焙干至黄褐色（或爆花），以不焦为度，研成细末，用鸡蛋清调成糊状，涂抹患处，每日 3 次。

● 治急性乳腺炎：用蒲公英 50g，王不留行 25g，加水 600ml，煎至 200ml，内服，每日 1 剂。

167 月季花 yuè jì huā

别名：日日春、日日草、日日新、三万花、四时春、时钟花、雁来红。

鉴别要点 本品呈类球形，直径1.5～2.5cm。花托长圆形，萼片5；花瓣呈覆瓦状排列，长圆形，紫红色或淡紫红色；雄蕊多数，黄色。体轻，质脆。气清香，味淡、微苦。

性味归经 味甘，性温。归肝经。

用法用量 3～6g。

功效 活血调经，疏肝解郁。

使用注意 月季花多用、久服，可引起便溏、腹泻，故脾胃虚弱者应慎用；孕妇忌用。

养生偏方

• 治月经不调：鲜月季花每次15～20g，开水泡服，连服数日。

• 治烫伤：月季花焙干研粉，茶油调搽患处。

• 治产后阴挺：月季花鲜30g，加红酒少许炖服。

• 治外伤肿痛：月季花、土鳖虫等量，研细末，每次4.5g，每日2次，温酒少许冲服。另用鲜月季花捣烂敷患处。

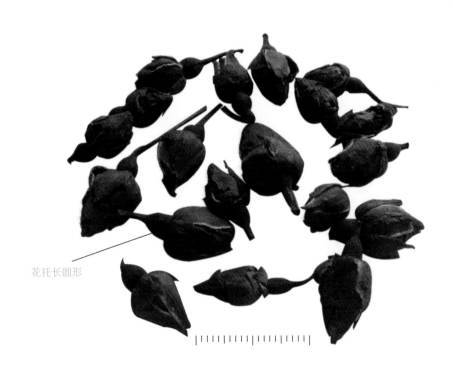

花托长圆形

月季花

168 凌霄花

líng xiāo huā

别名：吊钟海棠、吊钟花、灯笼花。

鉴别要点

凌霄 多皱缩卷曲，黄褐色或棕褐色，完整花朵长 4 ~ 5cm。萼筒长 2 ~ 2.5cm，裂片 5，裂至中部，萼筒基部至萼齿尖有 5 条纵棱。花冠先端 5 裂，裂片半圆形；雄蕊 4，2 长 2 短，花药个字形。气清香，味微苦、酸。

美洲凌霄 完整花朵长 6 ~ 7cm。萼筒长 1.5 ~ 2cm，硬革质，先端 5 齿裂，裂片短三角状，长约为萼筒的 1 / 3，萼筒外无明显的纵棱；花冠内表面具明显的深棕色脉纹。

性味归经 味甘、酸，性寒。归肝、心包经。

用法用量 5 ~ 9g。

功效 活血通经，凉血祛风。

使用注意 孕妇慎用。

治病验方

• **凌霄花散**：凌霄花 15g，当归 30g（锉，微炒），木香 30g，没药 30g，桂心 15g，赤芍 15g。上药捣细罗为散。每服 3g，不计时候，以热酒调下（本方出自《太平圣惠方》）。功效：活血化瘀，行气散寒。治妇人久积风冷，气血不调，小腹刺痛。

养生偏方

• 治闭经：凌霄花为末，每服 9g，食前温酒调下。

• 治酒渣鼻：凌霄花、栀子各等分，为细末，每服 6g，食后茶调下，日进 2 服。

• 治痫疾：凌霄花为细末，每服 9g，温酒调下，空心服。

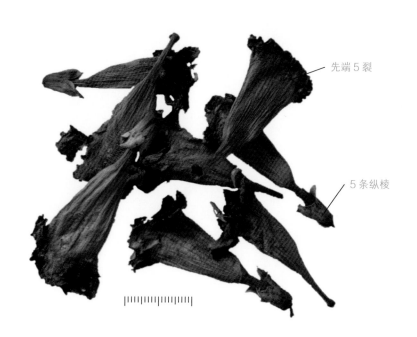

先端 5 裂

5 条纵棱

凌霄花

169 北刘寄奴

^{běi liú jì nú}

别名：金寄奴、乌藤菜、九里光、白花尾、千粒米、斑枣子、九牛草。

鉴别要点 本品全体被短毛。根短而弯曲。茎圆柱形，有棱；质脆，易折断。叶对生，完整者羽状深裂，黑绿色。总状花序顶生，花萼长筒状，有明显10条纵棱，先端5裂，花冠多脱落。蒴果狭卵状椭圆形。种子细小。气微，味淡。

性味归经 味苦，性寒。归脾、胃、肝、胆经。

用法用量 6～9g。

功效 活血祛瘀，通经止痛，凉血，止血，清热利湿。用于跌打损伤，外伤出血，瘀血经闭，月经不调，产后瘀痛，癥瘕积聚，血痢，血淋，湿热黄疸，水肿腹胀，白带过多。

使用注意 气血虚弱，脾虚作泄者忌服。

治病验方

• 刘寄奴汤：北刘寄奴、知母（焙）各50g，当归（切，焙）、鬼箭羽各100g，桃仁（去皮、尖、双仁，炒）75g。上五味粗捣筛。每服20g，水一盏半，煎至八分，去渣，温服，空心食(原方出自《圣济总录》)。功效：治产后恶露不尽，脐腹疞痛，壮热憎寒。

• 刘寄奴散：北刘寄奴一味，为末，掺金疮创面，裹（原方出自《普济本事方》)。功效：敛金疮口，止疼痛。

养生偏方

• 治跌打损伤：北刘寄奴15～24g，酒水各半炖1h。温服，一日两次。

• 治大小便血：北刘寄奴研末，茶调，空心服10g。

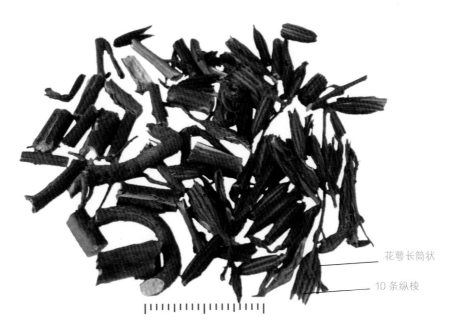

花萼长筒状

10条纵棱

北刘寄奴

170 三棱 sān léng

别名：黑三棱。

鉴别要点 本品呈圆锥形，略扁。表面黄白色或灰黄色，有刀削痕，须根痕小点状，略呈横向环状排列，饮片片面灰白色或黄白色，粗糙，有多数明显的细筋脉点。体重，质坚实。气微，味淡，嚼之微有麻辣感。

醋三棱 形如三棱，片面色泽加深，偶见焦黄斑，微有醋气。

性味归经 味辛、苦，性平。归肝、脾经。

用法用量 5～10g。

功效 破血行气，消积止痛。生品长于破血行气。醋三棱破瘀散结、止痛的作用增强。

使用注意 孕妇禁用；不宜与芒硝、玄明粉同用。

治病验方

• 消瘀化痰止遗方：桃仁、莪术、三棱、木通各20g，益母草、王不留行、淡竹叶、茵陈、牡蛎各30g，菖蒲、远志、浙贝母、杏仁各12g，水煎服（原方出自《中医痰病学》）。功效：消瘀化痰，潜阳止遗。适用于遗精、滑泄证。症见精神困盹、梦幻怪异、健忘、心烦或下腹部疼痛不适、小便短赤、舌质紫暗、苔黄浊腻、脉滑数等。

养生偏方

• 治疗肌注后硬结（三棱散）：三棱、莪术、芒硝各100g，用蜡和蜂糖调成糊状，外敷于硬结处，每日换药1次。

• 治食积腹胀：三棱、莱菔子各9g。加水400ml，煎至100ml，内服。

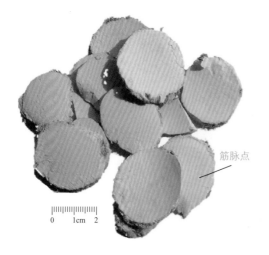

筋脉点

|||||| 0 1cm 2

三棱

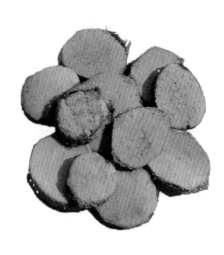

醋三棱

171 莪术 ^{é zhú}

别名：蓬药、莪荗、青姜、黑心姜、姜黄。

鉴别要点

蓬莪术 表面灰黄色至灰棕色，有明显的节，节上有须根残基或除去须根后的痕迹。体重，质坚实，难折断；断面角质样，内皮层环状，黄白色维管束呈点状。气香，味微苦、辛。

广西莪术 环节稍突起，断面黄棕色至棕色，常附有淡黄色粉末，内皮层环纹黄白色。

温莪术 断面黄棕色至棕褐色，常附有淡黄色至黄棕色粉末。气香或微香。

醋莪术 形如莪术片，色泽较暗，微黄色，偶有焦斑，角质状，具蜡样光泽，质坚脆，略有醋气。

性味归经 味辛、苦，性温。归肝、脾经。

用法用量 6 ~ 9g。

功效 行气破血，消积止痛。生品行气止痛、破血祛瘀力强。醋莪术散瘀止痛作用增强。

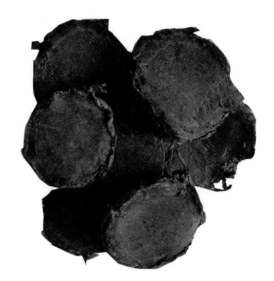

醋莪术

使用注意 孕妇禁用。

治病验方

• **参芪丹鸡黄精汤**：黄芪、丹参、首乌藤（夜交藤）各30g，当归、党参、生地黄、柴胡、苍术、白术、陈皮、青皮、黄精、莪术、三棱各10g，鸡血藤15g，薄荷3g，水煎服（原方出自《临证效验秘方》）。功效：宣痹通阳，活血化瘀。适用于冠心病。症见心悸，心前区憋闷疼痛，脘胀腹满，脉沉。

养生偏方

• 治心痛：莪术30g，为粗末，每服9g，水、醋各50ml，煎至70ml，去滓热服。

• 治小儿心腹痛：莪术，炮熟透，为细末，每服3g，热酒调下。

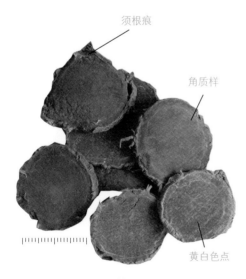

须根痕

角质样

黄白色点

莪术

172 水蛭 shuǐ zhì

别名：蚂蟥、马蛭、马鳖。

鉴别要点

蚂蟥 呈扁平纺锤形，有多数环节。背部黑褐色或黑棕色，稍隆起，用水浸后，可见黑色斑点排成5条纵纹；腹面平坦，棕黄色。两侧棕黄色，前端略尖，后端钝圆，两端各具1吸盘。质脆，易折断，断面胶质状。气微腥。

水蛭 扁长圆柱形，体多弯曲扭转，长2～5cm，宽0.2～0.3cm。

柳叶蚂蟥 狭长而扁，长5～12cm，宽0.1～0.5cm。

烫水蛭 形如水蛭，形体鼓起，显微黄色，质松脆，微有香气。

性味归经
味咸、苦，性平；有小毒。归肝经。

用法用量
1～3g。

功效
破血通经，逐瘀消癥。生品以破血逐瘀为主。用于血瘀经闭，癥瘕痞块，中风偏瘫，跌扑损伤。

使用注意
孕妇禁用。

治病验方

• **三虫通经汤**：水蛭6g，蜈蚣6条，地龙、肉苁蓉、枸杞子各12g，菟丝子、路路通各15g，柴胡3g，水煎服（原方出自《男科病实用方》）。功效：活血通窍补肾。适用于不射精症。

养生偏方

• 治肺源性心脏病：水蛭粉，每次1g，口服，每日3次。

• 治高脂血症：水蛭粉3～5g，每晚开水送服，30日为1个疗程。

• 治食管癌：海藻30g，水蛭6g。共研细末，每次6g，1日2次，黄酒冲服。

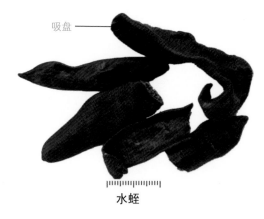

吸盘

水蛭

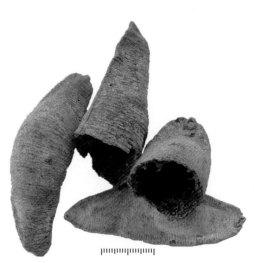

烫水蛭

173 虻虫
méng chóng

別名：牛蝱、牛虻、牛蚊子、中华虻、白斑虻、灰虻。

鉴别要点

虻虫 略呈椭圆形，头部呈黑棕色而有光泽，有凸出的两眼及长形的吸吻；背部黑棕色，有光泽，腹部黄褐色，有横纹节，质脆，易破碎。有臭气，味苦、咸。

炒虻虫 形如虻虫，表面色泽加深，微有腥臭气味。

焙虻虫 形如虻虫，表面呈黄褐色或棕褐色，微有腥臭气味。

性味归经 味苦，性微寒。归肝经。

用法用量 内服：煎汤，1.5 ～ 3g；研末，0.3 ～ 0.6g；或入丸剂。外用：适量，研末敷或调搽。

功效 破血逐瘀。

使用注意 体虚无瘀者不宜用；孕妇忌服。

养生偏方

• 治内痔出血：虻虫粉 3 ～ 12g，每日 1 次口服。

• 治肿毒：虻虫、松香各等分，为末，置膏药中贴患处。

• 治心绞痛：虻虫 6 ～ 12g，陈皮 12g，气虚加党参 15g，阴虚加玉竹 12g，加水 400ml，煎至 200ml，每日 1 剂，连服 30 天为 1 疗程。

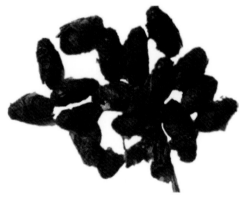

炒虻虫

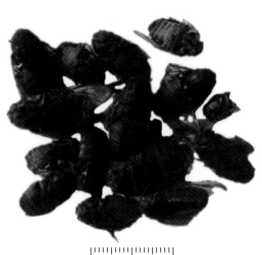

虻虫

174 穿山甲
chuān shān jiǎ

别名：川山甲、山甲、山甲片、麒麟片、钱鲤甲。

鉴别要点 本品呈扇面形、三角形、菱形或盾形，中间较厚，边缘较薄。外表面黑褐色或黄褐色，有光泽，宽端有数十条排列整齐的纵纹及数条横线纹；窄端光滑。内表面色较浅，中部有一条明显突起的弓形横向棱线，其下方有数条与棱线相平行的细纹。角质，半透明，坚韧而有弹性，不易折断。气微腥，味淡。

炮穿山甲 形如穿山甲，黄色，形体鼓起，质酥脆，手掰易碎。腥气减弱，味淡。

性味归经 味咸，性微寒。归肝、胃经。

用法用量 5 ~ 10g，一般炮制后用。

功效 活血消癥，通经下乳，消肿排脓，搜风通络。炮穿山甲善于消肿排脓，搜风通络。

使用注意 孕妇慎用。

治病验方

• **二甲调肝汤**：炒穿山甲、丹参、白芍、女贞子各15g，鳖甲、糯米、根须各24g，三七6g，茵陈、田基黄各30g，太子参、茯苓各18g，水煎服（原方出自《首批国家

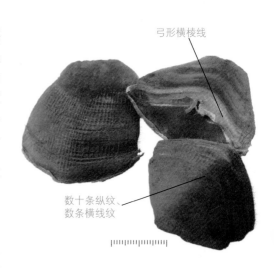

弓形横棱线

数十条纵纹、数条横线纹

穿山甲

级名老中医效验秘方精选》）。功效：消癥活血清热，益气养阴。适用于慢性肝炎，早期肝硬化。

• **复方三甲丸**：炮穿山甲、炙鳖甲、炙龟甲、土鳖虫、郁金各40g，三七、醋炒延胡索、广佛手各60g，鸡内金50g，丹参200g，半枝莲300g，蜂蜜150g，共为末，炼蜜为丸，每丸9g，1次1丸，1日3次，1个月为1疗程（原方出自《肝胆病实用方》）。功效：清热解毒，活血化瘀，软坚散结。适用于慢性乙型肝炎。症见体倦乏力，胁肋疼痛，面色晦暗，食欲不振，舌暗紫，脉细弦或涩者。

养生偏方

• 治疗肩周炎：穿山甲适量焙焦研末，每次服1 ~ 2g，每日2次，温开水冲服，一般用药10天痛减，2个月痊愈。

• 治痢，里急后重：穿山甲、好蛤粉等份，上为细末。每服3g，好酒空心调服。

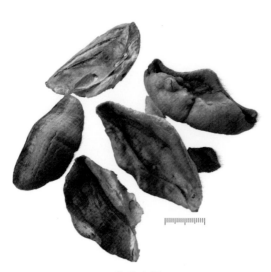

炮穿山甲

175 水红花子
shuǐ hóng huā zǐ

别名：水荭子、荭草实、河蓼子、川蓼子、水红子。

鉴别要点

水红花子 呈扁圆形，直径2～3.5mm，厚1～1.5mm。表面棕黑色，有的红棕色，有光泽，两面微凹，中部略有纵向隆起。顶端有突起的柱基，基部有浅棕色略突起的果梗痕，有的有膜质花被残留。质硬。气微，味淡。

炒水红花子 形如水红花子，大部分爆裂成白花，气微香。

性味归经
味咸，性微寒。归肝、胃经。

用法用量
15～30g。外用适量，熬膏敷患处。

功效
散血消癥，消积止痛，利水消肿。生品长于消瘀破癥、化痰散结。炒水红花子药性缓和，消食止痛和健脾利湿作用较好。

使用注意
无瘀血及脾胃虚寒者慎服。

养生偏方

- 治腹中痞积：水红花子一碗，以水三碗，用文武火煎成膏，量痞大小摊贴，仍以酒调膏服。忌荤腥油腻。

- 治慢性肝炎、肝硬化腹水：水红花子15g，大腹皮12g，牵牛子（黑丑）9g。加水600ml，煎至200ml，内服。

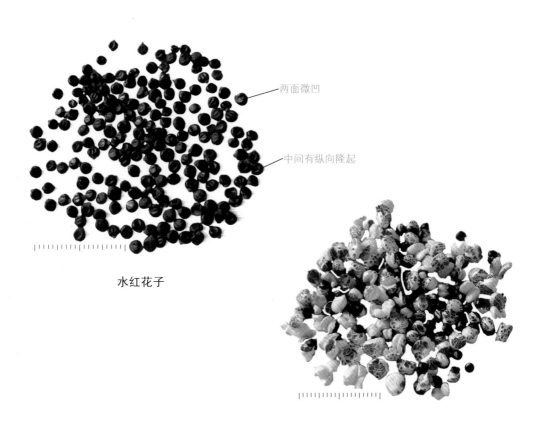

两面微凹

中间有纵向隆起

水红花子

炒水红花子

第五章 化痰 止咳平喘药

176 半夏 bàn xià

别名：地文、守田、羊眼半夏、蝎子草、麻芋果、三步跳、和姑。

鉴别要点

半夏 呈类球形，有的稍偏斜，直径 1～1.5cm。表面白色或浅黄色，顶端有凹陷的茎痕，周围密布麻点状根痕；下面钝圆，较光滑。质坚实，断面洁白，富粉性。纵剖面呈肾脏形，粉质坚实，色白。气微，味辛辣而强烈刺舌。气微，味辛辣、麻舌而刺喉。

法半夏 形如生半夏或呈不规则碎块，内外皆呈黄色或淡黄色，粉性，质较松。

姜半夏 形如生半夏，表面略有光泽，表面灰黄色或淡黄色，微有辣味，微具姜气。

姜半夏片 形如清半夏，薄片状，片面灰黄色或淡黄色，角质样，质脆。微有辣味，微具姜气。

性味归经 味辛，性温；有毒。归脾、胃、肺经。

用法用量 内服一般炮制后使用，3～9g。外用适量，磨汁涂或研末以酒调敷患处。

功效 燥湿化痰，降逆止呕，消痞散结。法半夏偏重于燥湿化痰；姜半夏具有温中化痰，降逆止呕的功能。

使用注意 不宜与川乌、制川乌、草乌、制草乌、附子同用，生品内服宜慎。

治病验方

• **二陈汤**：半夏 15g，陈皮 15g，茯苓 9g，炙甘草 6g，生姜 7 片，乌梅一枚，水煎服（原方出自《太平惠民和剂局方》）。功效：燥湿化痰，理气和中。适用于湿痰咳嗽。症见痰多色白易咳，胸膈痞闷，恶心呕吐，肢体倦怠，或头眩心悸，舌苔白润，脉滑。

• **半夏白术天麻汤**：半夏 9g，天麻 6g，茯苓 6g，陈皮 6g，白术 15g，生姜 2 片，大枣 3 个，蔓荆子 3g，炙甘草 3g，水煎服（原方出自《医学心悟》）。功效：燥湿化痰，平肝息风。适用于风痰上扰。症见眩晕头痛，胸闷呕恶，舌苔白腻，脉弦滑。

养生偏方

• 治顽固性呃逆：制半夏 20g，水煎，代茶饮。

• 治失眠症：制半夏、夏枯草各 15g，每日一剂，水煎，分两次服，服药期间停用其他中西药。

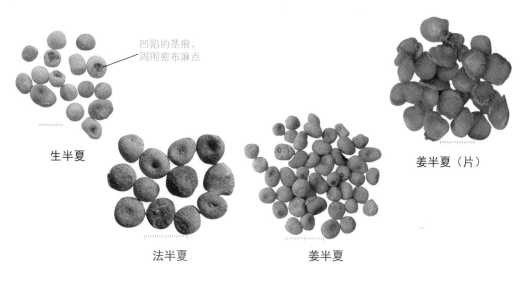

凹陷的茎痕，周围密布麻点

生半夏

法半夏

姜半夏

姜半夏（片）

177 天南星

^{tiān nán xīng}

别名：南星、白南星、山苞米、蛇包谷、山棒子。

鉴别要点

天南星 呈扁球形，高 1 ~ 2cm，直径 1.5 ~ 6.5cm。表面类白色或淡棕色，较光滑，顶端有凹陷的茎痕，周围有麻点状根痕。质坚硬，不易破碎，断面不平坦，白色，粉性。气微辛，味麻辣。

制天南星 多为扁肾形的薄片，片面淡黄棕色，半透明，光滑，质脆。微臭，味辛。

胆南星 为小方块状，表面黄棕色或棕黑色，质硬。有特异的臭气，味苦。

性味归经
味苦、辛，性温；有毒。归肺、肝、脾经。

用法用量
外用生品适量，研末以醋或酒调敷患处。

功效
散结消肿。外用治痈肿，蛇虫咬伤。生品偏重于散结消肿；制天南星具有燥湿化痰、祛风止痉、散结消肿的功效。胆南星具有清热化痰、息风定惊的功效。

使用注意
孕妇慎用，生品内服宜慎。

治病验方

• **玉真散**：天南星、禹白附子、防风、白芷、天麻、羌活各等分，共为细末，每服3g，热酒调服。同时外敷患处（原方出自《外科正宗》）。功效：祛风化痰，解痉止痛。适用于破伤风。症见牙关紧闭，口撮唇紧，身体强直，角弓反张。

• **导痰汤**：天南星（炮，去皮）6g，枳实（去

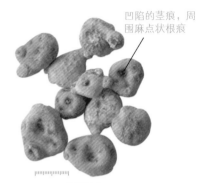

凹陷的茎痕，周围麻点状根痕

天南星

瓤，麸炒）6g，半夏（汤泡七次）12g，陈皮 15g，赤茯苓（去皮）9g，甘草 6g，生姜 10 片，水煎服（原方出自《重订严氏济生方》）。功效：燥湿祛痰，行气开郁。适用于痰涎壅盛，胸膈痞涩，痰黏难咳，呕恶食少，或肝风挟痰，头痛眩晕，呕不能食，甚或痰厥者。

养生偏方

• 治小儿口角流涎：天南星 30g，研末，醋调，晚间敷足心涌泉穴，以布条缠扎，每次敷 12h，2 ~ 4 次即愈。

• 治乳痈：生天南星 1g，葱白 1 根，共捣烂，药棉包裹并浸冷开水后塞入患乳对侧鼻孔，每日 2 次，2 天为 1 疗程。

• 治面神经炎：制南星、防风各 40g，水浸 30min，武火煎煮数分钟，取汁，睡前一次饮服。服后卧床盖被，以汗出为佳。

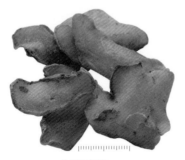

制天南星

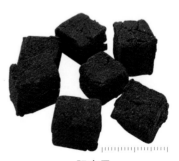

胆南星

178 猪牙皂
zhū yá zào

别名：皂荚，鸡栖子，皂角，猪牙皂角，牙皂，乌犀，小皂，眉皂，小皂荚。

鉴别要点 本品果实弯曲作镰刀状，表面紫棕色或紫黑色，被灰色蜡质粉霜，先端有鸟喙状花柱残基。质硬脆，断面外果皮革质，中果皮纤维性，内果皮粉性，中间有灰绿色或淡黄色丝状物。气微，味微苦、辛，粉末嗅之作嚏。

性味归经 味辛、咸，性温，有毒。归肺、肝、胃、大肠经。

用法用量 内服：煎汤，0.5～1g；或入丸、散。外用：煎水洗，研末掺或调敷，吹鼻，熬膏涂，烧烟熏。

功效 祛痰止咳，开窍通闭，杀虫散结。主治痰咳喘满，中风口噤，神昏不语，癫痫，喉痹，二便不通，痈肿疥癣。

使用注意 体弱者及孕妇忌服。

治病验方

• 百顺丸：猪牙皂（炒微黄）一两六钱，川大黄一斤。上为末，用汤浸蒸饼捣丸，绿豆大，每服五分或一钱、或二、三钱，酌宜用引送下，或用蜜为丸亦可（原方出自《景岳全书》）。功用：治一切阳邪积滞，凡气积、血积、虫积、食积、伤寒、实热秘结等证均可。

• 皂荚丸：皂荚八两（刮去皮，用酥炙）末之，蜜丸梧子大，以枣膏和汤服三丸，日三夜一服（原方出自《金匮要略》）。功用：治咳逆上气，时时唾浊，但坐不得眠。

养生偏方

• 治鱼刺卡喉：猪牙皂末少许吹入鼻中。

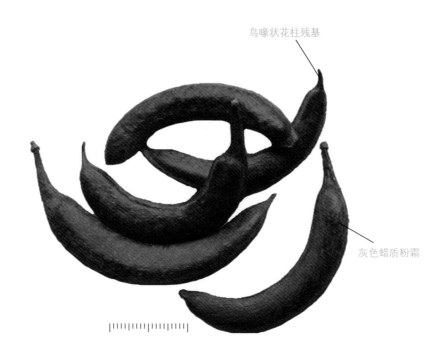

鸟喙状花柱残基

灰色蜡质粉霜

猪牙皂

179 芥子

jiè zǐ

别名：辣菜子、芥末子。

鉴别要点

芥子 呈球形，直径 1.5 ~ 2.5mm。表面灰白色至淡黄色，具细微的网纹，有明显的点状种脐。种皮薄而脆，破开后内有白色折叠的子叶，有油性。气微，味辛辣。

黄芥子 较小，直径 1 ~ 2mm。表面黄色至棕黄色，少数呈暗红棕色。研碎后加水浸湿，则产生辛烈的特异臭气。

炒芥子 形如芥子，表面呈深黄色，有裂纹，有香气。

性味归经 味辛，性温。归肺经。

用法用量 3 ~ 9g。外用适量。

功效 温肺豁痰利气，散结通络止痛。生品辛散力强，善于通络止痛。炒芥子可缓和辛散走窜之性，可避免耗气伤阴，并善于顺气豁痰。

使用注意 肺虚久咳，阴虚火旺及胃火炽盛者忌用。外敷有发疱作用，凡皮肤过敏者不可外用。

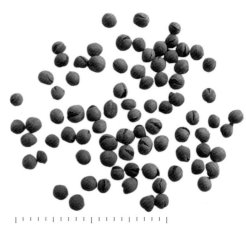

炒芥子（放大图）

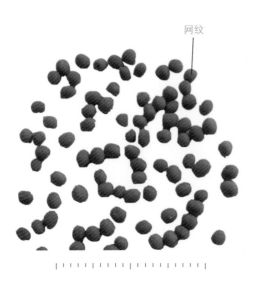

网纹

芥子（放大图）

治病验方

• **控涎丹**：芥子、甘遂（去心）、大戟（去皮）、上药各等份，为末，神曲糊为丸，如梧桐子大。饭后及临卧时淡姜汤送服。每服 2 ~ 3g（原方出自《三因极一病证方论》）。功效：祛痰逐引。适用于水饮停聚胸膈，胁肋引痛，舌苔黏腻，脉弦或滑；或水肿形气俱实者。

• **三子养亲汤**：紫苏子 9g，莱菔子 9g，芥子 6g，水煎服（原方出自《韩氏医通》）。功效：降气化痰。适用于痰壅气滞。症见咳嗽喘逆，痰多胸痞，食少难消，舌苔白腻，脉滑。

养生偏方

• 治膝部肿痛：芥子 60g 研末，黄酒或烧酒调成糊状，包敷患处，糊干即换，局部发疱为度。

180 紫菀 zǐ wǎn

别名：青菀、夜牵牛、紫菀茸、关公须。

鉴别要点

紫菀 根茎呈不规则块状，大小不一，质稍硬。根茎簇生多数细根，多编成辫状；饮片片面灰白色至灰棕色，中心部有黄白色的筋脉，表面紫红色或灰红色，有纵皱纹，质较柔韧。气微香，味甜、微苦。

蜜紫菀 形如紫菀，表面呈棕黄色，味甜，有蜜香气。

性味归经 味辛、苦，性温。归肺经。

用法用量 5～10g。

功效 润肺下气，消痰止咳。生品散寒、降气化痰力胜，能泻肺气之壅滞。蜜紫菀则转泻为润，以润肺止咳力胜。

使用注意 凡属阴虚火亢的燥咳、实热咳嗽等，非有适当配伍，均不宜用。

治病验方

• **紫菀汤**：阿胶（蛤粉炒成珠）、紫菀（洗净，炒）、桔梗、知母各 6g，党参、茯苓、贝母各 9g，五味子、甘草各 3g，水煎服（原方出自《医方集解》)。功效：养阴补肺，宁咳止血。适用于肺气虚损，劳热久咳、咳吐痰血、口干咽燥、胸胁胀痛等。

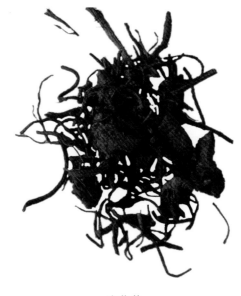

蜜紫菀

养生偏方

• 治久嗽不愈：紫菀、款冬花各 50g，百部 25g，共捣为粉，每次服 3g，生姜三片，乌梅 1 个，加水约 800ml，同煎汤约 400ml 调下，饭后、睡前各 200ml。

• 治妇人卒不得小便：紫菀粉末，每次温水服 3g。

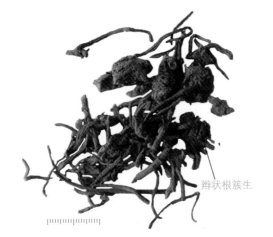

辫状根簇生

紫菀

181 白前 bái qián

别名：芫花叶白前、石蓝、嗽药、水竹消、溪瓢羹、消结草。

鉴别要点

柳叶白前 根茎呈细长圆柱形，有分枝。表面黄白色或黄棕色，节间长 1.5 ~ 4.5cm。质脆，断面中空。节处簇生纤细弯曲的根，长可达 10cm，直径不及 1mm，有多次分枝呈毛须状，常盘曲成团。气微，味微甜。

芫花叶白前 根茎较短小或略呈块状；表面灰绿色或灰黄色，节间长 1 ~ 2cm。质较硬。根稍弯曲，直径约 1mm，分枝少。

蜜白前 形如白前，表面金黄色，略带黏性，味甜。

性味归经
味辛、苦，性微温。归肺经。

用法用量
3 ~ 10g。

功效
降气，消痰，止咳。生品长于解表理肺，降气化痰。蜜白前偏于润肺降气，能增强止咳作用。

使用注意
本品祛痰作用颇强，对胃黏膜有刺激性，如有胃病或有出血倾向者，应慎用。其次肺虚干咳者不宜用。

治病验方

• 白前汤：白前 6g，紫菀、半夏（洗）各 9g，大戟（切）3g。上四味，切。以水 1L，渍之一宿，明旦煮取 600ml，分 3 次服（本方出自《外台秘要》）。功用：久患咳逆上气，体肿，短气胀满。昼夜倚壁不得卧，喉常作水鸡鸣。

养生偏方

• 治小儿疳积：白前配重阳木或兖州卷柏全草各 9g，水炖服。

• 治跌打损伤：白前 15g，香附 9g，青皮 3g，加水 600ml，煎至 200ml，1 日 1 剂。

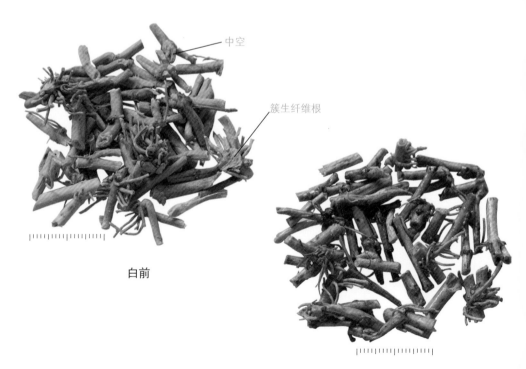

白前

蜜白前

182 旋覆花

xuán fù huā

别名：金佛花、金佛草。

鉴别要点

旋覆花 呈扁球形或类球形，直径 1～2cm。总苞由多数苞片组成，呈覆瓦状排列；总苞基部有时残留花梗，苞片及花梗表面被白色茸毛，舌状花 1 列，先端 3 齿裂；管状花多数，先端 5 齿裂；子房顶端有多数白色冠毛。体轻，易散碎。气微，味微苦。

蜜旋覆花 形如旋覆花，深黄色，多破碎。具蜜香气，味甜。

性味归经

味苦、辛、咸，性微温。归肺、脾、胃、大肠经。

用法用量

3～9g，包煎。

功效

降气，消痰，行水，止呕。生品以降气化痰止呕力胜，止咳作用较强。蜜旋覆花长于润肺止咳，降气平喘。

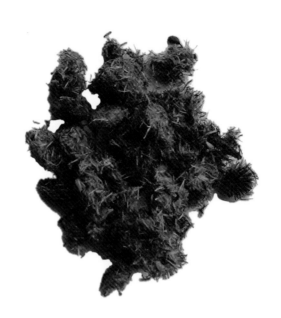

旋覆花

蜜旋覆花

使用注意

阴虚燥咳、体虚便溏者不宜用。

治病验方

旋覆代赭汤：旋覆花 9g，赭石 9g，半夏（洗）9g，人参 6g，生姜 9g，炙甘草 6g，大枣 4 枚，水煎服（原方出自《伤寒论》）。功效：降逆化痰，益气和胃。适用于胃气虚弱，痰浊内阻。症见心下痞硬，噫气频作，呕吐呃逆，吐涎沫，舌淡苔白滑，脉弦而虚。

养生偏方

• 治头目眩胀：旋覆花、天麻、甘菊花各等份，研为末，每晚服 6g，白汤下。

• 治风火牙痛：旋覆花为末，搽牙根上。

• 治风湿痰饮上攻，头目眩胀眵蒙：旋覆花、天麻、甘菊花各等份，为末，每晚服 6g。

183 紫苏

别名：苏子、黑苏子、赤苏、白苏、香苏。

鉴别要点

紫苏子 呈卵圆形或类球形，直径约1.5mm。表面灰棕色或灰褐色，有微隆起的暗紫色网纹，基部稍尖，有灰白色点状果梗痕。果皮薄而脆，易压碎。种子黄白色，种皮膜质，子叶2，类白色，有油性。压碎有香气，味微辛。

炒紫苏子 形如紫苏子，表面色泽加深，有香气。

蜜紫苏子 形如紫苏子，表面色泽加深，有光泽，略带黏性，味甜。

紫苏子霜 为棕黄色松散粉末。

性味归经
味辛，性温。归肺经。

用法用量
3～10g。

功效
降气化痰，止咳平喘，润肠通便。生品长于润肠通便。炒紫苏子多用于喘咳。

使用注意
本品有滑肠耗气之弊，故肠滑气虚者忌用。

治病验方

• **苏子降气汤**：紫苏子9g，厚朴6g，半夏（汤洗7次）9g，前胡6g，当归（去芦）6g，甘草6g，肉桂3g，生姜3g，大枣3g，上为细末。每服二大钱，水一盏半，入生姜2片，枣子一个，紫苏5叶，同煎至八分，去滓热服，不拘时候。（原方出自《太平惠民和剂局方》）。功效：降气化痰，止咳平喘。适用于：痰涎壅肺，下元不足。症见咳喘痰多，胸闷短气，或腰痛脚软，或肢体浮肿，舌苔白滑或白腻，脉弦滑。

养生偏方

• 治糖尿病：炒紫苏子、炒莱菔子各90g，为末，每次6g，桑根白皮加水800ml，煎至约400ml，1日2次，冲服。

• 治蛔虫病：生紫苏子捣烂或咬碎嚼服，4～10岁1次吃20～50g，成人1次50～70g，1日2～3次，空腹用，连服3日或更多。

• 治大便不通：紫苏子（去皮，研）、橘皮（洗）各二两，知母一两。上为末，用生姜汁调成稀膏，于重汤上煮，不住手搅。候可，丸如梧桐子大。蜜汤下三十粒。（《全生指迷方》）

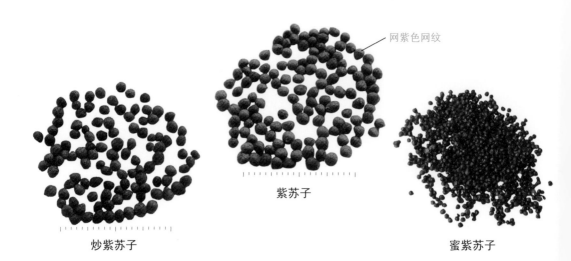

网紫色网纹

炒紫苏子

紫苏子

蜜紫苏子

184 桔梗 jié gěng

别名：包袱花、铃铛花、僧帽花。

鉴别要点 本品呈圆柱形或略呈纺锤形，下部渐细。表面具纵扭皱沟，并有横长的皮孔样斑痕及支根痕，上部有横纹。质脆，断面不平坦，形成层环棕色，皮部类白色，木部淡黄白色。气微，味微甜后苦。

性味归经 味苦、辛，性平。归肺经。

用法用量 3 ~ 10g。

功效 宣肺，利咽，祛痰，排脓。用于咳嗽痰多，胸闷不畅，咽痛音哑，肺痈吐脓。

使用注意 内服过量可引起恶心呕吐，故用量不宜过大。

治病验方

• 桔梗汤：桔梗 6g，甘草 12g，水煎服（原方出自《金匮要略》）。功效：祛痰排脓。适用于肺痈。症见咳嗽，胸满，咽干不渴，咳吐腥臭脓痰，甚则吐脓如米粥状。

• 通宣理肺丸：紫苏叶 432g，陈皮、前胡、黄芩、桔梗、麻黄、枳壳、茯苓各 288g，半夏、甘草、杏仁各 216g，共研细末，炼蜜为丸。每服 9g，日服 2 次。功效：发散风寒，止咳化痰。适用于外感风寒咳嗽，痰多气急，头痛鼻塞者。

养生偏方

• 治肺炎：桔梗 15g，鱼腥草 36g，加水 800ml 煎至 300ml，一次服 30ml，每日 3 ~ 4 次。

• 治口舌生疮：桔梗 30g，甘草 60g，水 1000ml，煮至 300ml，分 3 次服。

• 治牙根肿痛：桔梗为末，枣瓤和丸皂子大，绵裹咬之，以荆芥汤漱之。

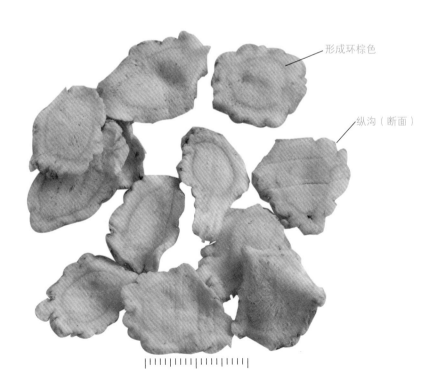

形成环棕色

纵沟（断面）

桔梗

185 川贝母

chuān bèi mǔ

别名：蚩、黄蚩、茵、贝母、勤母、药实。

鉴别要点

松贝 呈类圆锥形或近球形，高0.3～0.8cm，直径0.3～0.9cm。表面类白色。外层鳞叶2瓣，大小悬殊，大瓣紧抱小瓣，未抱部分呈新月形，习称"怀中抱月"，顶部闭合。质硬而脆，断面白色，富粉性。气微，味微苦。

青贝 呈类扁球形，高0.4～1.4cm，直径0.4～1.6cm。外层鳞叶2瓣，大小相近，相对抱合，顶部开裂。

炉贝 呈长圆锥形，高0.7～2.5cm，直径0.5～2.5cm。表面类白色或浅棕黄色，有的具棕色斑点，习称"虎皮斑"。外层鳞叶2瓣，大小相近，顶部开裂而略尖，开口称"马牙嘴"。基部稍尖或较钝。

栽培品 呈类扁球形或短圆柱形，高0.5～2cm，直径1～2.5cm。表面类白色或浅棕黄色，稍粗糙，有的具浅黄色斑点。外层鳞叶2瓣，大小相近，顶部多开裂而较平。

性味归经 味苦、甘，性微寒。归肺、心经。

用法用量 3～10g，研粉冲服，一次1～2g。

功效 清热润肺，化痰止咳，散结消痈。

使用注意 不宜与川乌、制川乌、草乌、制草乌、附子同用。

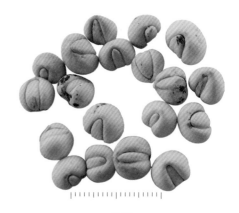

松贝

治病验方

• **贝母栝蒌散**：贝母9g，瓜蒌6g，天花粉3g，茯苓3g，橘红3g，桔梗3g，水煎服（原方出自《医学心悟》）。功效：润肺清热，理气化痰，适用于肺燥有痰。症见咳痰不爽，咽喉干燥，舌红少苔而干。

• **清咽宁肺汤**：知母、川贝母、栀子（炒）、黄芩、桑白皮、前胡、桔梗各9g，甘草3g，水煎服（原方出自《医学统旨》）。功效：清热润肺，化痰止咳。适用于肺热咳嗽，吐黄稠痰，舌红苔黄，脉滑数。

养生偏方

• 治百日咳：川贝母、白及、款冬花各等份，研细末，温开水送下，日服三次，一周岁以下服1g，以上酌情加量。

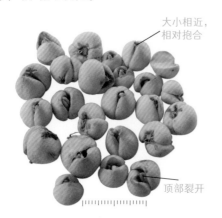

青贝

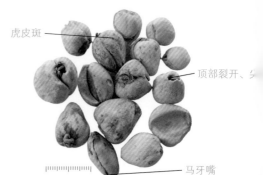

炉贝

186 浙贝母 zhè bèi mǔ

别名：土贝母、浙贝、象贝、象贝母、大贝母。

鉴别要点

大贝 为鳞茎外层的单瓣鳞叶，略呈新月形，高 1 ~ 2cm，直径 2 ~ 3.5cm。外表面类白色至淡黄色，内表面白色或淡棕色，被有白色粉末。质硬而脆，易折断，断面富粉性。气微，味微苦。

珠贝 为完整的鳞茎，呈扁圆形，高 1 ~ 1.5cm，直径 1 ~ 2.5cm。表面类白色，外层鳞叶 2 瓣，肥厚，略似肾形，互相抱合。

浙贝片 为鳞茎外层的单瓣鳞叶切成的片。椭圆形或类圆形，直径 1 ~ 2cm，边缘表面淡黄色，切面平坦，粉白色。质脆，易折断，断面粉白色，富粉性。

性味归经
味苦，性寒。归肺、心经。

用法用量
5 ~ 10g。

功效
清热化痰止咳，解毒散结消痈。用于风热咳嗽，痰火咳嗽，肺痈，乳痈，瘰疬，疮毒。

使用注意
不宜与川乌、制川乌、草乌、制草乌、附子同用。

治病验方

• **消瘰丸**：浙贝母（去心，蒸）30g，玄参（蒸）30g，牡蛎（煅，醋研）30g，蜜丸，每服 9g，每日 2 ~ 3 次；或水煎服（原方出自《医学心悟》）。功效：清热化痰，软坚散结。适用于瘰疬，痰核。症见咽干，舌红，脉弦滑。

养生偏方

• 治百日咳：浙贝母 2.5g（捣粉），鸡蛋 1枚，鸡蛋尖端敲小孔，将浙贝母粉掺入鸡蛋内，搅匀后以净纸封闭，小孔向上饭锅内煮熟，去壳，分上下午或顿服，每日 1 枚，最多 9 枚。

• 治肋软骨炎：浙贝母粉 2 份，瓜蒌 4 份，桂枝 1 份，共研细末，每次服 10g，每日 2 次。

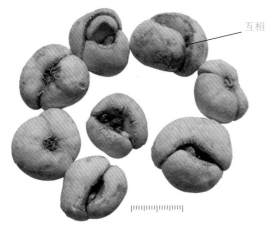

互相抱合

浙贝母

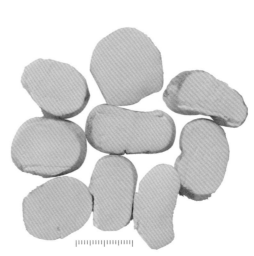

浙贝母片

187 瓜蒌 guā lóu

别名：栝楼、地楼、天瓜、天白、药瓜。

鉴别要点

瓜蒌 呈类球形或宽椭圆形，表面橙红色或橙黄色，顶端有圆形的花柱残基，基部具残存的果梗。切断面黄白色，有红黄色丝络。质脆，易破开，内表面黄白色，有红黄色丝络，果瓤橙黄色，黏稠，与多数种子粘结成团。具焦糖气，味微酸、甜。

蜜瓜蒌 形如瓜蒌丝或块。带黏性，呈棕黄色，微带焦斑，微显光泽。

性味归经

味甘、微苦，性寒。归肺、胃、大肠经。

用法用量

9～15g。

功效

清热涤痰，宽胸散结，润燥滑肠。生品具有清热涤痰，宽胸散结作用，并有滑肠通便作用。蜜瓜蒌润燥作用增强。

使用注意

不宜与川乌、制川乌、草乌、制草乌、附子同用。

治病验方

• **小陷胸汤**：瓜蒌实大者一枚 20g，黄连 6g，半夏（洗）9g，上三味，以水六升，先煮瓜蒌，取三升，去滓，纳诸药，煮取二升，去滓，分温三服（原方出自《伤寒论》）。功效：清热化痰，宽胸散结。适用于痰热互结证。症见胸脘痞闷，按之则痛，或咳痰黄稠，胸膈烦热，舌苔黄腻，脉滑数。

养生偏方

• 治吐血：瓜蒌研末为散，糯米饮调下。

• 治慢性胃炎：瓜蒌 30g，射干 10g，加水 800ml，煎至 400ml，每天 1 剂。

• 治乳痛：瓜蒌一两，乳香一钱。上为细末，每服一钱，温酒调下。

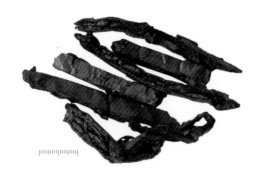

蜜瓜蒌

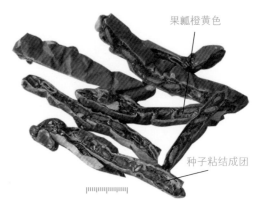

果瓤橙黄色

种子粘结成团

瓜蒌

188 前胡
qián hú

別名：白花前胡、鸡脚前胡、官前胡、山独活。

鉴别要点

前胡 呈不规则的圆柱形、圆锥形或纺锤形，下部常有分枝。上端有密集的细环纹，下部有纵沟、纵皱纹及横向皮孔样突起。断面淡黄白色或黄色，可见棕色形成层环纹、放射状纹理及多数棕黄色油点。气芳香，味微苦、辛。

蜜前胡 形如前胡，表面呈深黄色，略有光泽，味微甜。

性味归经 味苦、辛，性微寒。归肺经。

用法用量 3～10g。

功效 降气化痰，散风清热。蜜前胡偏于润肺。

使用注意 因系苦泄宣散之品，故阴虚火嗽、寒饮咳喘均不宜用。

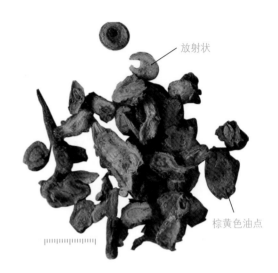

放射状

棕黄色油点

前胡

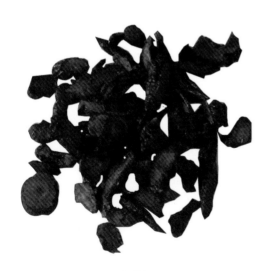

蜜前胡

治病验方

• **金沸草散**：前胡 90g，荆芥 120g，半夏 30g（净洗，姜汁浸），赤芍 60g，细辛 30g，甘草（炙）30g，旋覆花 90g。上药捣罗为末。每服 6g，水 300ml，加生姜 5 片、枣子 1 枚，同煎至 180ml，去滓热服。现多用汤剂，水煎服（原方出自《类证活人书》）。功效：发散风寒，化痰止咳。适用于外感风寒，恶寒发热，鼻塞头痛，咳嗽痰多气急，舌苔白腻，脉浮。

养生偏方

• 治菌痢：前胡粉每次 6g，每日 3 次，口服。

• 治小儿夜啼：前胡捣筛，做蜜丸如小豆大，日服 1 丸，热水下，至五六丸，以瘥为度。

189 葶苈子

tíng lì zǐ

别名：大室、丁历。

鉴别要点

南葶苈子 呈长圆形略扁，长 0.8～1.2mm，宽约 0.5mm。表面棕色或红棕色，微有光泽，具纵沟 2 条，其中 1 条较明显。一端钝圆，另端微凹或较平截。气微，味微辛、苦，略带黏性。

北葶苈子 呈扁卵形，长 1～1.5mm，宽 0.5～1mm。一端钝圆，另端尖而微凹。味微辛辣，黏性较强。

炒葶苈子 形如葶苈子，微鼓起，色泽加深，有油香气。

性味归经

味辛、苦，性大寒。归肺、膀胱经。

用法用量

3～10g，包煎。

功效

泻肺平喘，行水消肿。生品长于利水消肿，宜于实证，降泄肺气作用较强。炒葶苈子药性缓和，免伤肺气。

使用注意

凡肺虚喘促、脾虚肿满、膀胱气虚及小便不利者，均当忌用。

治病验方

• **葶苈大枣泻肺汤**：葶苈子（熬令黄色，捣丸）9g，大枣 9g，水煎服（原方出自《金匮要略》）。功效：泻肺行水，下气平喘。适用于痰涎壅盛，咳喘胸满。

• **己椒苈黄丸**：葶苈子 30g，防己 30g，椒目 30g，大黄 30g，蜜丸，每于空腹服 9g，每日 2～3 次（原方出自《金匮要略》）。功效：利尿通便，分消水饮。适用于水饮停于肠间。症见腹满，口干舌燥。

养生偏方

• 治老年性咳喘：葶苈子 5～10g，太子参 15～30g，大枣 10g，随症加减，加水适量煎服。

• 治心力衰竭：炒葶苈子粉 10g，早晚用米汤或红枣汤送服，每日 2 次，待尿量增多，水肿减轻后，剂量减为 5g。

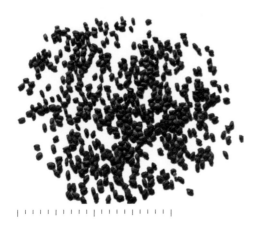

葶苈子

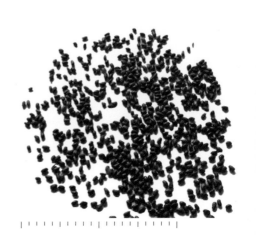

炒葶苈子

190 竹茹 zhú rú

别名：竹皮、淡竹茹、金竹花、青竹茹、淡竹皮茹。

鉴别要点

竹茹 为卷曲成团的不规则丝条或呈长条形薄片状。宽窄厚薄不等，浅绿色、黄绿色（称为青竹茹）或黄白色（称为竹茹）。纤维性，体轻松，质柔韧，有弹性。气微，味淡。

姜竹茹 形如竹茹，颜色加深，偶带黄色焦斑。微具姜的气味。

性味归经 味甘，性微寒。归肺、胃、心、胆经。

用法用量 5～10g。

功效 清热化痰，除烦，止呕。鲜竹茹清热化痰除烦之力强，姜竹茹偏重于止呕的作用。

使用注意 胃寒及伤食之呕吐忌服。

治病验方

• **温胆汤**：竹茹 6g，枳实 6g，半夏 6g，陈皮 9g，甘草 3g，生姜 3g，大枣 3g，水煎服（原方出自《外台秘要》）。功效：理气化痰，清胆和胃。适用于胆胃不和，痰热内扰。症见胆怯易惊，虚烦不宁，失眠多梦，呕吐呃逆，舌苔白腻微黄，脉弦滑。

• **橘皮竹茹汤**：陈皮 12g，竹茹 12g，生姜 9g，甘草 6g，人参 3g，大枣 3g，水煎，日 3 服（原方出自《金匮要略》）。功效：降逆止呃，益气清热。适用于胃虚有热。症见呃逆或干呕，舌红嫩，脉虚数。

养生偏方

• 治皮肤或口腔溃疡：竹茹粉直接撒在溃疡面上，厚 2～3mm，略大于疮面，盖消毒纱布，胶布固定。每日或隔日换药 1 次，2～5 天痊愈。

• 治百日咳：竹茹 9g，蜂蜜 100g。竹茹煎水，兑入蜂蜜中，再煮沸后服。每日一剂，连服三剂。

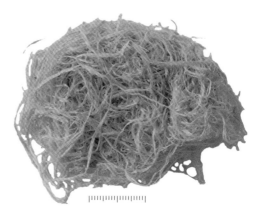

竹茹

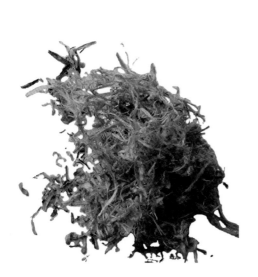

姜竹茹（姜制）

191 冬瓜子

dōng guā zǐ

别名：白瓜子、瓜子、瓜瓣、冬瓜仁、瓜犀。

鉴别要点

冬瓜子 呈扁平的长椭圆形或卵圆形，长10～14mm，宽5～8mm，厚约2mm。种皮黄白色，一端钝圆，另一端尖，尖端有两个小突起，边缘光滑（单边冬瓜子），或两面边缘均有一个环纹（双边冬瓜子）。子叶两片，白色，肥厚，有油性。体轻。无臭，味微甜。

炒冬瓜子 形如冬瓜子，种皮黄色，带焦黄色斑痕，微有香气。

性味归经
味甘，性凉。归肺、胃、大肠、小肠经。

用法用量
10～15g。

功效
清肺化痰，消痈，利水。用于痰热咳嗽、肺痈及肠痈，症见咽喉肿痛；下焦湿热所致的淋浊、带下、水肿、脚气。

使用注意
脾胃虚寒者慎服。

养生偏方

• 治百日咳或支气管炎，剧烈咳嗽：冬瓜子15g，加红糖适量，捣烂研细，开水冲服，1日2次。

• 治产后乳汁不下或过少：鲢鱼一条，冬瓜子一把，两味同煮，食鱼喝汤，乳汁即下。

• 治消渴不止，小便多：冬瓜子、麦冬、黄连各二两，水煎饮之。

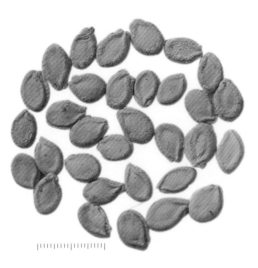

冬瓜子（双边）

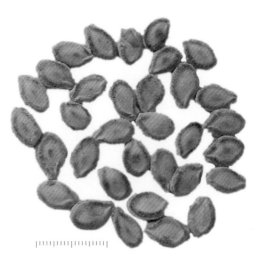

炒冬瓜子（双边）

192 海浮石
hǎi fú shí

别名：水花、白浮石、海浮石、海石、水泡石、大海浮石、浮海石、浮水石、羊肚石。

鉴别要点

海浮石 呈珊瑚样不规则的碎块，灰白色或灰黄色。表面有多数细孔，碎断面密具细孔。体轻，入水不沉，质硬而脆。气微腥，味微咸。

浮石 呈海绵样，表面粗糙，具多数细孔，碎断面粗糙，有小孔。体轻，入水不沉，气微弱，味淡。

煅浮石、煅海浮石 形如浮石、海浮石。暗灰色，质酥脆。气微，味淡。

性味归经 味咸，性寒。归肺经。

用法用量 5～10g。

功效 清肺化痰，软坚散结。

使用注意 暂无。

治病验方

咳血方：青黛、瓜蒌子、诃子、海浮石、炒栀子各等份，共研细末，以蜜、姜汁为丸，每次1丸，含化服。亦可用作汤剂，水煎服（原方出自《丹溪心法》）。功效：清热化痰，敛肺止咳。适用于肺热咳嗽，痰中带血，咳痰不爽，心烦口渴，颊赤便秘，舌苔黄，脉弦数。

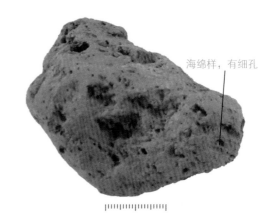

海绵样，有细孔

浮石

养生偏方

• 治慢性气管炎：海浮石、蜂蜜各等量，海浮石研末过筛，以蜂蜜调和成丸，每天3次，每次9g，1个月为1个疗程。

• 治闪腰岔气：海浮石60g，研细微炒，黄酒或白酒冲服，每次10g，每日3次，连服6次。

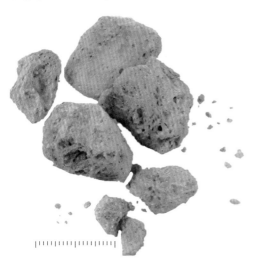

煅浮石

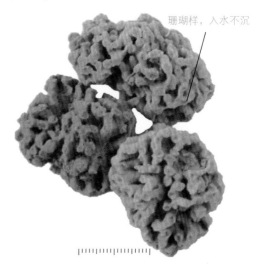

珊瑚样，入水不沉

海浮石

193 硼砂 péng shā

别名：四硼酸钠、月石砂、黄月砂。

鉴别要点

硼砂、硼砂坠 为不规则的块状、碎块状或粒状，无色透明或白色半透明，有玻璃样光泽。体轻，质脆，易碎。气无，味咸、苦。

煅硼砂、煅硼砂坠 呈蜂窝状，粉碎后为细粉状，白色，质酥松。气无，味咸、苦。

性味归经
味甘、咸，性凉。归肺、胃经。

用法用量
外用适量，配合其他药物研粉搽敷患处。或外洗，或配制成眼剂外用。

功效
清热解毒，消肿防腐，清肺化痰。

生品偏于清热解毒，清肺化痰；煅硼砂具有燥湿收敛作用。

使用注意
内服宜慎。

养生偏方

• 治急性腰扭伤：极细硼砂粉放入双内外眦处，1～3min后局部拔火罐。

• 治呕吐：纯净硼砂9g，分成6包，每次服1包，每天3次，空腹温开水冲服，连服2天。

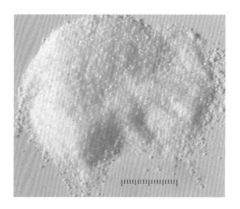

硼砂（月石）

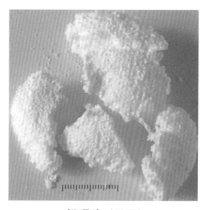

煅硼砂（月石）

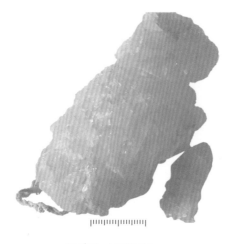

硼砂坠（月石坠）

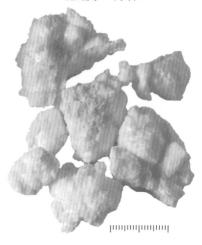

煅硼砂坠（煅月石坠）

194 青礞石 qīng méng shí

别名：礞石、金礞石。

鉴别要点

青礞石 为不规则的碎块、碎粒或粉末。黑云母片岩褐黑色或绿黑色。具玻璃样光泽。质软，易碎，断面呈较明显的层片状。碎粉为黑色或绿黑色鳞片（黑云母），有似星点样闪光。气微，味淡。

绿泥石化云母碳酸盐片岩 呈灰色或绿灰色，夹有银色或淡黄色鳞片，具珍珠样光泽。质松，易碎，碎粉为灰绿色鳞片（绿泥石化云母片）和类白色颗粒（主为碳酸盐），片状者具星点样闪光。遇稀盐酸产生气泡，加热后泡沸激烈。气微，味淡。

煅青礞石 呈不规则块状、粒状或粉末状，颜色较生品变浅，青黄绿色，略有光泽，质软。气微，味淡。

性味归经 味甘、咸，性平。归肺、肝经。

用法用量 多入丸、散服，3～6g；煎汤10～15g，布包先煎。

功效 坠痰下气，平肝镇惊。

使用注意 气虚脾弱、小儿慢惊及孕妇忌服。

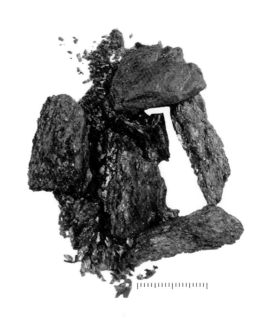

煅青礞石

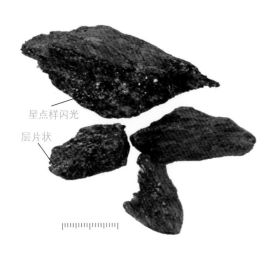

星点样闪光

层片状

青礞石

治病验方

• **礞石滚痰丸**：酒蒸大黄250g，煅礞石30g，酒洗黄芩250g，沉香15g，上药研细，制成水丸，如梧桐子大。每服6～9g，一日2次，温开水送服（原方出自《丹溪心法附余》）。功效：泻火逐痰。适用于实热老痰，发为癫狂惊悸，或怔忡昏迷，或咳喘痰稠，或胸脘痞闷，或眩晕痰多，大便秘结，舌苔黄厚而腻，脉滑数有力。

养生偏方

• 治热痰壅塞引起的惊风抽搐：煅青礞石为末，6g，薄荷汁和白蜜调服。

195 海藻 _{hǎi zǎo}

别名：大叶藻、大蒿子、海根菜、海草。

鉴别要点

大叶海藻 皱缩卷曲，黑褐色，有的被白霜。长 30 ~ 60cm，主干圆柱状，具圆锥形突起，主枝自主干两侧生出，侧枝自主枝叶腋生出，叶腋间着生条状叶的小枝。气囊黑褐色，球形或卵圆形，有的有柄。质脆，潮润时柔软；水浸后膨胀，肉质，黏滑。气腥，味微咸。

小叶海藻 较小，长 15 ~ 40cm。分枝互生，无刺状突起。叶条形或细匙形，先端稍膨大，中空。气囊腋生，纺锤形或球形，囊柄较长。质较硬。

性味归经 味苦、咸，性寒。归肝、胃、肾经。

用法用量 6 ~ 12g。

功效 消痰软坚散结，利水消肿。

使用注意 不宜与甘草同用。

治病验方

• **海藻玉壶汤**：海藻 9g，昆布 9g，海带 9g，半夏 9g，浙贝母 9g，连翘 9g，当归 9g，独活 9g，青皮 6g，川芎 6g，陈皮 6g，甘草 3g，水煎服（原方出自《外科正宗》）。功效：化痰软坚，消散瘿瘤。适用于瘿瘤。症见或肿或硬，皮色不变。

养生偏方

• 治颌下瘰疬：海藻 500g，酒 400ml，渍之数日，稍稍饮之。

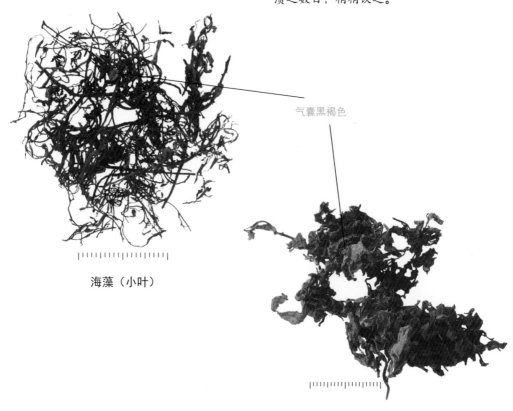

海藻（小叶）

气囊黑褐色

海藻（大叶）

196 黄药子 huáng yào zǐ

别名：黄药、黄独、零余薯、金线吊虾蟆、香芋、黄狗头、黄独子。

鉴别要点 多为横切厚片，表面棕黑色，皱缩，有众多白色、点状突起的须根痕，栓皮易脱落；切面黄白色至黄棕色。质硬脆，易折断，断面颗粒状，并散有橙黄色麻点。气微，味苦。

性味归经 味苦，性寒。归肺、肝经。

用法用量 10～15g；外用适量，捣烂或磨汁敷患处。

功效 散结消瘿，清热解毒，凉血止血。用于瘿瘤结肿，疮疡肿痛，咽喉肿，毒蛇咬伤，各种肿瘤，吐血、衄血、咯血。

使用注意 本品多服、久服，可引起呕吐、腹泻、腹痛等消化道反应，并对肝功能有一定影响。故长期用药者，应注意观察肝功能变化。

治病验方
• **黄药汤**：黄药子（万州者）一两，上一味捣碎，用水两盏，煎至一盏，去滓，温热服（原方出自《圣济总录》）。功用：治吐血不止。

养生偏方
• 治气瘿：黄药子配海藻，研为细末，每服3g。
• 治甲状腺肿瘤：黄药子研粉，每日1g，分服或顿服，10天为1疗程，停药3～5日，再行2、3疗程。

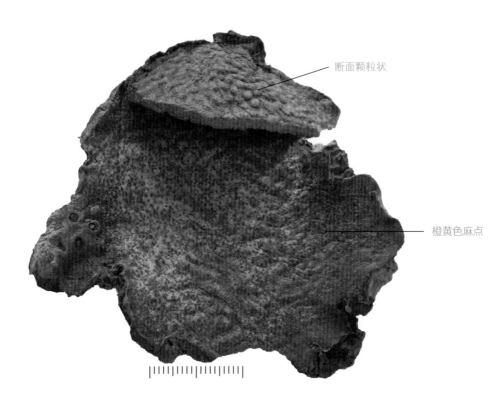

断面颗粒状

橙黄色麻点

黄药子

197 苦杏仁
kǔ xìng rén

别名：杏核仁、杏子、木落子、苦杏仁、杏梅仁、杏、甜梅。

鉴别要点

苦杏仁 呈扁心形，长 10～19mm，宽 8～15mm，厚 5～8 mm。种皮黄棕色或深棕色。有微细纵皱。顶端尖，底部钝圆肥厚，左右不对称。尖端一侧有短线形种脐，圆端合点处散出多数脉纹。种仁两瓣，乳白色，富油性。气微，味苦，有特殊的香气。

炒苦杏仁 种皮有焦斑，表面呈深棕色，香气浓郁。

性味归经 味苦，性微温；有小毒。归肺、大肠经。

用法用量 5～10g，生品入煎剂后下。

功效 降气止咳平喘，润肠通便。生品长于润肺止咳，润肠通便；炒苦杏仁长于温肺散寒。

使用注意 阴虚劳嗽者、大便溏泄者慎用。婴儿慎用。

治病验方

• 杏苏散：杏仁 9g，紫苏叶 6g，半夏 3g，陈皮 6g，茯苓 6g，甘草 3g，生姜 6g，前胡 9g，枳壳 6g，桔梗 6g，大枣（去核）

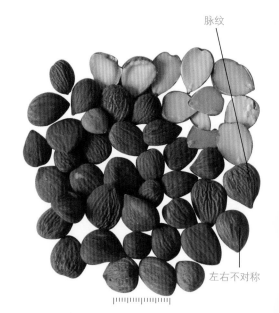

脉纹

左右不对称

苦杏仁

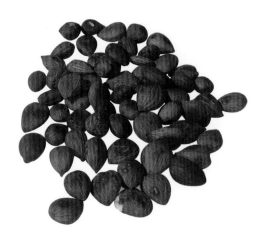

炒苦杏仁

3g，水煎服（原方出自《温病条辨》）。功效：轻宣凉燥，宣肺止咳。适用于外感凉燥。症见恶寒无汗，头微痛，咳嗽，痰稀，鼻塞咽干，苔白，脉浮。

养生偏方

• 治慢性气管炎：带皮苦杏仁，不炒熟研碎，与等量冰糖混匀制成杏仁糖，早晚各服 9g，10 天为 1 疗程。

• 治小儿疳积：苦杏仁、皮硝、栀子各 9g，共研末，加葱白、艾头（1 寸左右）各 3 根，面粉、白酒适量同捣为泥。于睡前敷于脐部，白天除掉，第二日再制一剂敷脐。

198 百部 bǎi bù

别名：百部草、百条根、闹虱药。

鉴别要点

直立百部 呈纺锤形，上端较细长，皱缩弯曲，长5～12cm，直径0.5～1cm。表面有不规则深纵沟,间或有横皱纹。质脆,易折断,断面角质样,皮部较宽,中柱扁缩。气微，味甘、苦。

蔓生百部 两端稍狭细，表面多不规则皱褶和横皱纹。

对叶百部 呈长纺锤形或长条形，长8～24cm，直径0.8～2cm。表面具浅纵皱纹或不规则纵槽。质坚实,断面中柱较大,髓部类白色。

蜜百部 形如百部片，表面显黄色，偶有粘连块，表面有光泽，味微甜。

性味归经
味甘、苦，性微温。归肺经。

用法用量
3～9g。外用适量，水煎或酒浸。

功效
润肺下气止咳，杀虫灭虱。生品长于止咳化痰，灭虱杀虫；蜜百部具有增强润肺止咳的功效。

使用注意
本品易伤胃滑肠，故脾虚便溏者忌用。

养生偏方

- 治酒渣鼻：百部洗净浸泡于95%酒精中(1g百部兑2ml酒精),5～7日后,搽患处,每日2～3次，30日为1疗程。

- 治慢性气管炎：百部20g，水煎2次得汁约60ml，1日分3次服。加少许白糖或蜂蜜矫味。

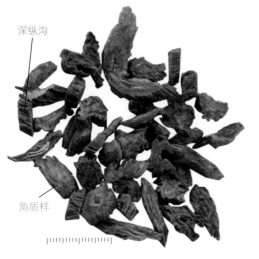

深纵沟

角质样

百部

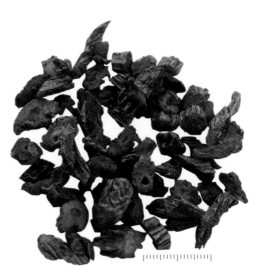

蜜百部

199 款冬花
kuǎn dōng huā

别名：款冬、菟奚、虎须、款冻、苦萃、氐冬、钻冻、八角乌。

鉴别要点

款冬花 呈长圆棒状。单生，常2～3个花序基部连生在一起，习称"连三朵"。上端较粗，下端渐细，外面被有多数鱼鳞状苞片，苞片内表面密被白色絮状茸毛。体轻，撕开后可见白色茸毛。气香，味微苦而辛。

蜜款冬花 形如款冬花，表面棕黄色，具光泽，味微甜。

性味归经 味辛、微苦，性温。归肺经。

用法用量 5～10g。

功效 润肺下气，止咳化痰。生品长于散寒止咳；蜜款冬花药性温润，能增强润肺止咳的功效。

使用注意 辛温之品，咯血或肺痈咳吐脓血者慎用。

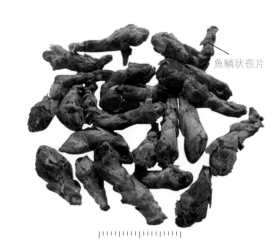

鱼鳞状苞片

款冬花

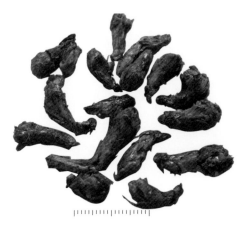

蜜款冬花

治病验方

• **款冬花散**：款冬花、知母、贝母、阿胶（炒）、甘草各等分，水煎服（原方出自《普济方》卷三八七）。主治:小儿久新咳嗽，气急不食。

养生偏方

• 治慢性骨髓炎：款冬花适量，嚼成糊状，涂于消毒纱布上敷于患处。

• 治咳嗽：款冬花9g，晶糖（冰糖）9g，冲泡开水，时时服之。

200 马兜铃

mǎ dōu líng

别名：水马香果、蛇参果、马兜零、马兜苓、兜铃、三百两银药、独行根、葫芦罐。

鉴别要点

马兜铃 呈卵圆形。表面有纵棱线 12 条，由棱线分出多数横向平行的细脉纹。果皮轻而脆，易裂为 6 瓣，果梗也分裂为 6 条。果皮内表面平滑而带光泽，有较密的横向脉纹。果实分 6 室，每室种子多数，平叠整齐排列。气特异，味微苦。

蜜马兜铃 形如马兜铃碎片，呈深黄色，略有光泽，味微甜。

性味归经

味苦，性微寒。归肺、大肠经。

用法用量

3 ~ 9g。

功效

清肺降气，止咳平喘，清肠消痔。蜜马兜铃具有增强润肺止咳的功效，并可矫味，减少呕吐的副作用。

使用注意

本品含马兜铃酸，可引起肾脏损害等不良反应，儿童及老年人慎用，孕妇、婴幼儿及肾功能不全者禁用。

治病验方

• **补肺阿胶汤**：阿胶（麸炒）、牛蒡子（炒香）、杏仁（去皮、尖，炒）各 9g，马兜铃（焙）6g，糯米（炒）30g，炙甘草 3g，上为末，水煎，食后温服（原方出自《小儿药证直诀》）。功效：养阴补肺，止咳止血。适用于阴虚火盛。症见咳嗽气喘，干咳少痰，或痰中带血，咽喉干燥疼痛，舌红少苔，脉细数。

• **保和汤**：知母、贝母、天冬、款冬花各 9g，天花粉、薏苡仁、杏仁、五味子各 6g，甘草、马兜铃、紫菀、百合、桔梗、阿胶、当归、地黄、紫苏、薄荷、百部各 4.5g，生姜 3 片，水煎服，入饴糖一匙调服。与保真汤交替服，每日 1 次（原方出自《十药神书》）。功效：清火解郁，化痰止咳。适用于久咳肺痿。症见咳嗽、吐稠痰白沫或伴有寒热、形体消瘦、精神萎靡、心悸气喘、口唇干燥、脉象虚数等。

养生偏方

• 治心痛：大马兜铃 1 个，灯上烧至存

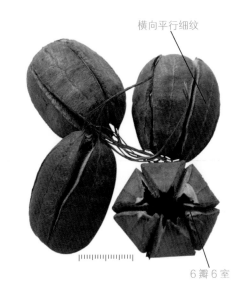

横向平行细纹

6 瓣 6 室

马兜铃

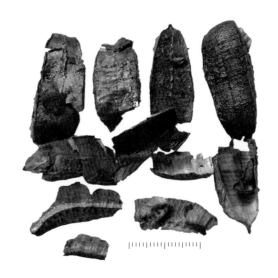

蜜马兜铃

性为末，温酒服。

• 治高血压病：马兜铃 15g，加水 500ml，煎至半量，分 3 次食后服。

201 桑白皮

sāng bái pí

别名：桑根白皮、桑根皮、桑皮、白桑皮。

鉴别要点

桑白皮 呈长短不一的丝条状，宽3～5mm。外表面白色或淡黄白色，较平坦；内表面黄白色或灰黄色，有细纵纹。切断面纤维性，体轻，质韧。气微，味微甜。

蜜桑白皮 形如桑白皮，表面深黄色，略有光泽，味甜。

性味归经 味甘，性寒。归肺经。

用法用量 6～12g。

功效 泻肺平喘，利水消肿。生品偏于泻肺行水，利水消肿；蜜桑白皮，其凉泻之性减缓，而润肺止咳作用增强。

使用注意 因性寒降，故肺寒咳嗽者忌用。

治病验方

• 泻白散：桑白皮 15g，地骨皮（炒）15g，炙甘草 3g，粳米 9g，水煎，食前服（原方出自《小儿药证直诀》）。功效：清热泻肺，止咳平喘。适用于肺热喘咳，气喘咳嗽，皮肤蒸热，日晡尤甚，舌红苔黄，脉数。

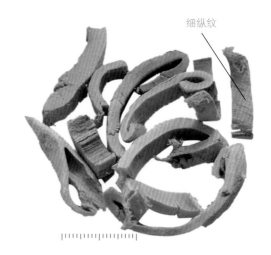

细纵纹

桑白皮

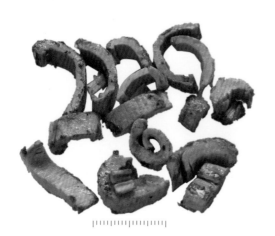

蜜桑白皮

• 华盖散：麻黄 9g，杏仁（去皮、尖，炒）15g，甘草 6g，桑白皮（炙）、紫苏子（炒）、赤茯苓（去皮）、陈皮（去白）各 30g，研末为散剂，每次 6g，水煎，食后温服（原方出自《太平惠民和剂局方》）。功效：宣肺平喘，止咳化痰。适用于风寒外感，咳嗽气喘，胸膈烦满，项背拘急，声重鼻塞，头昏目眩，痰气不利，呀呷有声，舌淡、苔白腻，脉弦。

养生偏方

• 治燥咳：桑白皮 60g，蜂蜜 60ml，每日 1 剂，桑白皮水煎分 2 次各冲入蜂蜜。

• 治小儿流涎：桑根白皮 20g，1 岁以下用 10g，加水适量，中火煎，每日 1 剂，分 2～3 次服。连服 3～7 日。

202 枇杷叶 pí pá yè

别名：巴叶、芦桔叶。

鉴别要点

枇杷叶 呈长短不一的丝状，宽约5mm，上表面灰绿色、黄棕色或红棕色，较光滑；下表面无绒毛，主脉显著突起。革质而脆。无臭，味微苦。

蜜枇杷叶 形如枇杷叶丝，表面显老黄色，微显光泽，略带黏性，味微甜。

性味归经
味苦，性微寒。归肺、胃经。

用法用量
6～10g。

功效
清肺止咳，降逆止呕。生品长于清肺止咳，降逆止呕；蜜枇杷叶偏于润肺止咳。

使用注意
本品清泄苦降，凡寒嗽及胃寒作呕者不宜用。

治病验方

• **尖贝葶苈汤**：尖贝母、炙款冬花各4.5g，葶苈子、五味子各2.4g，麦冬9g，百部、炙枇杷叶、杏仁、沙参、玉竹各6g，水煎服（原方出自《王震辉医案》）。功效：养阴清肺，化痰止咳。适用于百日咳久咳伤阴，肺气受损之证。症见眼睑浮肿、连声痉咳、日夜轻重、咳剧时面部呈青色、咳后呼吸迫促、呕吐痰涎、便溏尿黄、舌红、苔薄白、指纹青紫等。

• **枇杷叶露**：鲜枇杷叶若干，制成露剂，瓶装。日服2～3次，每次60～120g（原方出自《本草纲目拾遗》）。功效：清肺宁嗽，润燥解渴。适用于肺热咳嗽。

养生偏方

• 治慢性气管炎：琵琶叶90g，茄梗150g，加水4000ml，水煎成2000ml，再加单糖浆240ml，1日3次，每次10ml，20天为1疗程。

• 回乳：枇杷叶5片，牛膝9g，水煎，代茶饮。

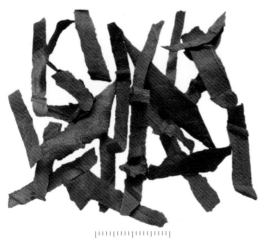

枇杷叶

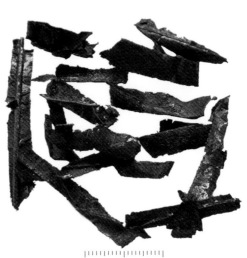

蜜枇杷叶

203 罗汉果
luó hàn guǒ

别名：拉汗果、红毛果、假苦瓜、长青果、光果木鳖。

鉴别要点 本品呈卵形、椭圆形或球形，长4.5～8.5cm，直径3.5～6cm。表面褐色、黄褐色或绿褐色，有深色斑块及黄色柔毛，有的有6～11条纵纹。顶端有花柱残痕，基部有果梗痕。体轻，质脆，果皮薄，易破。果瓤（中、内果皮）海绵状，浅棕色。种子扁圆形，多数，长约1.5cm，宽约1.2cm；浅红色至棕红色，两面中间微凹陷，四周有放射状沟纹，边缘有槽。气微，味甜。

性味归经 味甘，性凉。归肺、大肠经。

用法用量 9～15g。

功效 清热润肺，利咽开音，滑肠通便。

使用注意 本品甘润性凉，故外感及肺寒咳嗽慎用。

养生偏方

• 治急、慢性气管炎、哮喘：罗汉果15g，百合9g，加水600ml，煎至300ml，分早、中、晚3次服用。

• 治肠燥便秘：罗汉果3个，开水适量，蜂蜜少许。罗汉果打碎或切片，蜂蜜兑入，开水冲泡当茶饮。

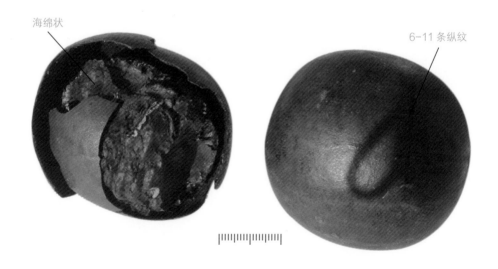

海绵状

6-11条纵纹

罗汉果

204 洋金花

yáng jīn huā

别名：醉心花、狗核桃、枫茄花、万桃花、闹羊花、野麻子。

鉴别要点 本品呈喇叭状，多皱缩成条状，完整者长9～15cm。花萼成筒状，灰绿色或灰黄色，表面微有毛茸，花冠呈喇叭状，淡黄色或黄棕色，质脆。气微，味微苦。(本品有毒。)

性味归经 味辛，性温；有毒。归肺、肝经。

用法用量 0.3～0.6g，宜入丸、散；亦可作卷烟分次燃吸（一日量不超过1.5g）。外用适量。

功效 平喘止咳，解痉定痛。

使用注意 孕妇、外感及痰热咳喘、青光眼、高血压病及心动过速患者禁用。

养生偏方

• 治面上生疮：洋金花晒干研末，少许贴之。

• 治阳虚遗尿：成人每天0.3～0.5g，小儿每天每千克体重1～2mg。

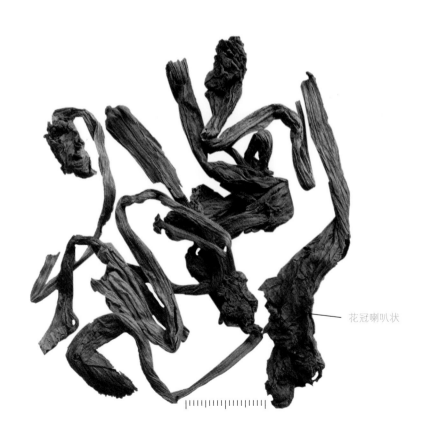

花冠喇叭状

洋金花

205 天仙子

tiān xiān zǐ

别名：莨菪子、莨菪实、牙痛子、小颠茄子、米罐子、熏牙子。

鉴别要点 本品略呈肾形或卵圆形，稍扁，直径约1mm，表面棕黄色或灰黄色，有隆起的细密网纹，种脐点状突起。气微，味微辛。（本品有大毒。）

性味归经 味苦、辛，性温；有大毒。归心、胃、肝经。

用法用量 0.06～0.6g。

功效 解痉止痛，平喘，安神。

使用注意 心脏病、心动过速、青光眼患者及孕妇禁用。

养生偏方

• 治龋齿作痛：天仙子粉0.3g，装烟袋内吸入，唾液不可咽下。

• 治赤白痢，脐腹疼痛，肠滑后重：大黄25g，天仙子50g。上捣罗为散，每次5g，饭前米饮调下。

• 治年久呷嗽：天仙子、木香、熏黄各等份，为末，以羊脂涂青纸上，撒末于上，卷作筒，烧烟熏吸之。

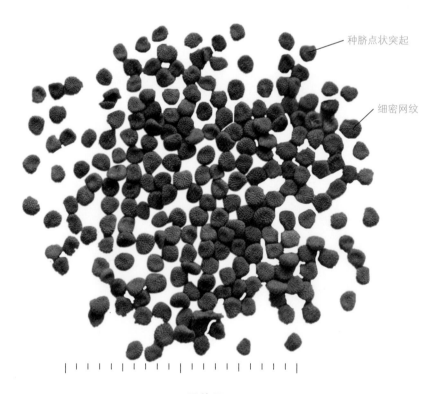

种脐点状突起

细密网纹

天仙子

第六章　祛风湿药

206 独活 dú huó

别名：香独活、肉独活、川独活、资丘独活。

鉴别要点 本品根略呈圆柱形，下部 2～3 分枝或更多。根头部膨大，多横皱纹。质较硬，受潮则变软，断面皮部灰白色，有多数散在的棕色油室，木部灰黄色至黄棕色，形成层环棕色。有特异香气，味苦、辛、微麻舌。

性味归经 味辛、苦，性微温。归肾、膀胱经。

用法用量 3～10g。

功效 祛风除湿，通痹止痛。

使用注意 本品有化燥伤阴之弊，素体阴虚及血燥者慎用。内风证忌用。

治病验方

• **羌活胜湿汤**：羌活、独活 3g，藁本、防风、甘草（炙）、川芎各 2g，蔓荆子 1g，水煎服（原方出自《内外伤辨惑论》）。功效：祛风胜湿。适用于风湿在表。症见肩背痛不可回顾，头痛身重，或腰背疼痛，难以转侧，苔白脉浮。

养生偏方

• 治失眠：取独活 30g，朱砂、琥珀各 6g，共研为末，混匀后装入 2 号空心胶囊内，每晚睡前 2h 服胶囊 6 粒，连服 10 天。

• 治疗慢性气管炎：取独活 9g，红糖 15g，加水煎成 100ml，分 3～4 次服，疗程 1 周。

治头痛：独活 50g，加水 1000ml，浸泡 30min，再加鸡蛋 4 个，放入锅中温火煎煮至 50ml，去药渣，吃蛋喝汤。轻度头痛者服 1 剂，中度者隔 7 天再服一剂，重者每隔 7 天连服三剂。

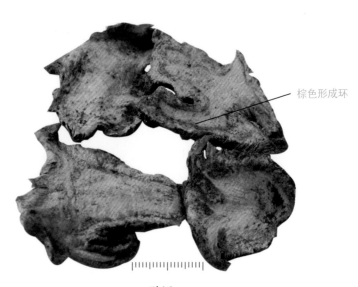

棕色形成环

独活

207 威灵仙
wēi líng xiān

别名：铁脚威灵仙、铁角威灵仙、铁脚灵仙、铁脚铁线莲、铁耙头。

鉴别要点

威灵仙 根茎呈柱状，长 1.5 ~ 10cm，直径 0.3 ~ 1.5cm；下侧着生多数细根。根呈细长圆柱形，长 7 ~ 15cm，直径 0.1 ~ 0.3cm；表面黑褐色，质硬脆，易折断，断面皮部较广，木部略呈方形。气微，味淡。

棉团铁线莲 根茎呈短柱状，长 1 ~ 4cm，直径 0.5 ~ 1cm。根较少，长 4 ~ 20cm，直径 0.1 ~ 0.2cm；表面棕褐色至棕黑色；断面木部圆形。味咸。

东北铁线莲 根茎呈柱状，长 1 ~ 11cm，直径 0.5 ~ 2.5cm。根众多细长如马尾状，表面棕黑色；断面木部近圆形。味辛辣。

酒威灵仙 形如威灵仙，横断面色泽加深，略有酒香气。

醋威灵仙 形如威灵仙，横断面色泽加深，略有醋香气。

性味归经
味辛、咸，性温。归膀胱经。

用法用量
6 ~ 10g。

功效
祛风湿，通经络。生品以利湿祛痰、消骨鲠为主。酒威灵仙以祛风除痹、通经止痛为主。

使用注意
本品性走窜，多服易伤正气，体弱及气血虚者宜慎用。

治病验方

• **加味黄芪赤风汤**：黄芪 15 ~ 30g，赤芍、当归、桑枝各 12g，防风、钻地风、千年健、威灵仙、桂枝、牛膝、防己、红花各 9g，豨莶草 15g，水煎服（原方出自《中医方剂手册新编》）。功效：祛风散寒，活血通络。适用于风湿性关节炎。

养生偏方

• 治痔肿痛：威灵仙 90g，加水 1000ml，煎汤，先熏后洗，冷再温之。

• 治风湿性关节炎、腰膝疼痛：威灵仙、野葡萄根各 30g，加水 800ml，煎至 300ml，每日 2 次。

• 治疗跟骨病：取威灵仙 5 ~ 10g，捣碎，用陈醋调成膏状，包敷足跟，或加用热水袋热敷，每 2 天换药 1 次。

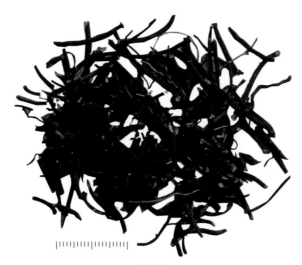

威灵仙

208 秦艽 qín jiāo

别名：大叶龙胆、大叶秦艽、西秦艽。

鉴别要点

秦艽 呈类圆柱形，上粗下细，长 10～30cm，直径 1～3cm，顶端有残存茎基及纤维状叶鞘。质硬而脆，易折断，断面略显油性，皮部黄色或棕黄色，木部黄色。气特异，味苦、微涩。

麻花艽 呈类圆锥形，下部多由数个小根互相交错纠聚，呈麻花状。直径可达 7cm。质松脆，易折断，断面多呈枯朽状。

小秦艽 呈类圆锥形或类圆柱形，长 8～15cm，直径 0.2～1cm。主根通常 1 个，残存的茎基有纤维状叶鞘，下部多分枝。断面黄白色。

性味归经

味辛、苦，性平。归胃、肝、胆经。

用法用量

3～10g。

功效

祛风湿，清湿热，止痹痛，退虚热。

使用注意

脾虚便溏者忌用。

治病验方

• 秦艽鳖甲散：地骨皮 9g，柴胡 9g，鳖甲（去裙，酥炙，用九肋者）9g，秦艽 5g，知母 5g，当归 5g，上六味为粗末，加水 200ml、青蒿叶 5 叶、乌梅 1 个，煎，温服（原方出自《卫生宝鉴》）。功效：滋阴养血，清热除蒸。适用于骨蒸盗汗，肌肉消瘦，唇红颊赤，午后潮热，咳嗽困倦，脉微数。

• **大秦艽汤**：秦艽 9g，川羌活 3g，川独活 6g，防风 3g，吴白芷 3g，细辛 1.5g，当归 6g，白芍 6g，熟地黄 3g，川芎 6g，白术 3g，白茯苓 3g，甘草 6g，生地黄 3g，石膏 6g，黄芩 3g，上 16 味，锉。每服一两，水煎，去滓，温服无时（原方出自《素问病机气宜保命集》）。功效：祛风清热，养血活血。适用于风邪初中经络证。症见口眼㖞斜，舌强不能言语，手足不能运动，或恶寒发热，苔白或黄，脉浮数或弦细。

养生偏方

• 治小便艰难，少腹胀满：秦艽 30g（去苗），加水 600ml，煎取 200ml，去滓，食前分作二服。

• 治疮口不愈：秦艽，研为细末，掺于患处。

• 治急劳烦热（身体酸痛，骨蒸潮热）：用秦艽、柴胡各 50g，甘草 25g，研细。每次 15g，开水调下。

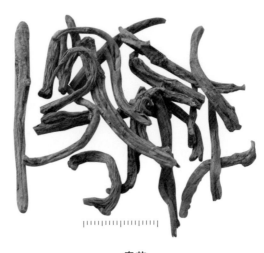

秦艽

209 防己（粉防己）fáng jǐ

别名：汉防己、瓜防己。

鉴别要点 本品呈不规则圆柱形、半圆柱形或块状，多弯曲，在弯曲处常有深陷横沟而呈结肠状。体重，质坚实，断面平坦，灰白色，富粉性，有排列较稀疏的放射状纹理。气微，味苦。

性味归经 味苦，性寒。归膀胱、肺经。

用法用量 5～10g。

功效 祛风止痛，利水消肿。

使用注意 本品大苦大寒易伤胃气，胃纳不佳及阴虚体弱者慎服。

治病验方

• **防己黄芪汤**：防己 12g，黄芪（去芦）15g，甘草（炒）6g，白术 9g，上味挫如麻豆大，加生姜 4 片、大枣 1 枚、水 200ml，煎，温服（原方出自《金匮要略》）。功效：益气祛风，健脾利水。适用于风水或风湿。症见汗出恶风，身重，小便不利，舌淡苔白，脉浮。

• **防己茯苓汤**：防己 9g，黄芪 9g，桂枝 9g，茯苓 18g，甘草 6g，水煎，温服（原方出自《金匮要略》）。功效：益气通阳利水。适用于皮水证。症见四肢浮肿，按之没指，不恶风，肌肉颤动。

养生偏方

• 治咽喉炎：防己适量，水煎含漱。

• 治蛇虫咬伤，疔疮肿毒：防己适量，研细末，加酒少许，调搽患处。

• 治疗脚气肿痛：防己、木瓜、牛膝各15g，桂枝 2.5g，枳壳 5g。水煎服。

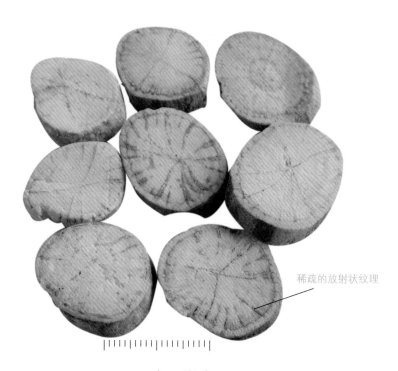

稀疏的放射状纹理

防己（粉防己）

210 海桐皮
hǎi tóng pí

别名：钉桐皮、鼓桐皮、丁皮、刺桐皮、刺通、接骨药。

鉴别要点 本品呈丝片状，宽3~5mm。外表面淡棕色，有纵凹纹，有的带钉刺；内表面黄棕色，较平坦，有细密网纹。切断面裂片状。质硬而韧。气微香，味微苦。

性味归经 味苦、辛，性平。归肝经。

用法用量 10~30g。

功效 祛风湿，通络止痛，杀虫止痒。

使用注意 血虚生风者慎服。

养生偏方

• 治风虫牙痛：海桐皮适量，煎水漱口。

• 治时行赤毒眼疾：海桐皮30g，盐水洗，微炒，用滚汤泡，待温洗眼。

• 治乳腺炎初起：海桐皮15g，与红糖10g，加水400ml，煎至200ml，服。

• 治痢疾赤白，止作不休：海桐皮50g，切碎，酒洗微炒，水煎服。

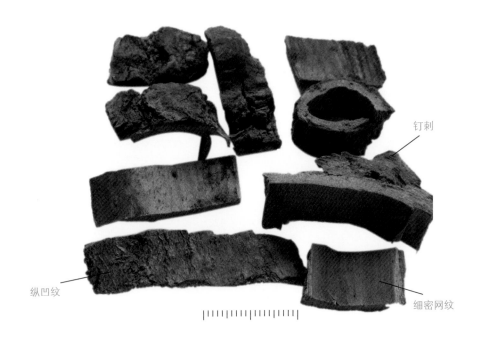

钉刺

纵凹纹

细密网纹

海桐皮

211 徐长卿
xú cháng qīng

别名：别仙踪、了刁竹、对节莲、竹叶细辛、铜锣草、一枝香、英雄草。

鉴别要点 本品根茎呈不规则柱状，有盘节，顶端有残茎，周围着生多数细长的根。根呈细长圆柱形，具微细的纵皱纹，外表面淡褐色或淡棕黄色，具细微的皱纹，切断面黄白色。质脆，易折断，断面粉性，皮部黄白色，木部细小。具特异的香气，味辛，有麻舌感。

性味归经 味辛，性温。归肝、胃经。

用法用量 3～12g，后下。

功效 祛风，化湿，止痛，止痒。

使用注意 本品气味芳香，入汤剂不宜久煎。

养生偏方

• 治疗牙痛：徐长卿根15g，水煎500ml，即时服30ml，服时先用药液漱口1～2min。或研末服，每次1.5～3g，均每日2次。

• 用于过敏性皮炎：徐长卿全草60g，加3000ml水煎，至2000ml，每天泡浴1～2次。

• 治风湿痛：徐长卿根24~30g，猪精肉120g，老酒60ml，酌加水煎成半碗，饭前服，每日2次。

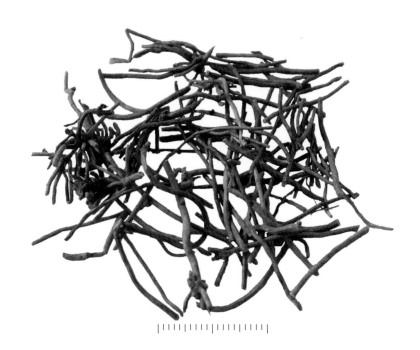

徐长卿

212 香加皮
xiāng jiā pí

别名：狭叶萝摩、羊奶条、臭槐、羊角槐、羊交叶。

鉴别要点 本品为不规则的段，外表面灰棕色或黄棕色，栓皮松软常呈鳞片状剥离。内表面淡黄色或淡黄棕色，较平滑，有细纵纹。切断面黄白色，体轻，质脆。有特异香气，味苦。

性味归经 味辛、苦，性温；有毒。归肝、肾、心经。

用法用量 3～6g。

功效 利水消肿，祛风湿，强筋骨。

使用注意 本品有毒，服用不宜过量。

养生偏方

• 治风湿性关节炎，筋骨疼痛：香加皮6g，威灵仙、独活、桑枝各9g，水煎服（加水800ml，煎至400ml），1日1剂。

• 治四五岁不能行：香加皮、川牛膝（酒浸2日）、木瓜各等份，为末，每次6g，空腹米汤调下，每日2次，服后再用好酒适量饮之。

• 治水肿，小便不利：香加皮、陈皮、生姜皮、茯苓皮、大腹皮各15g，加水800ml，煎至400ml，1日1剂。

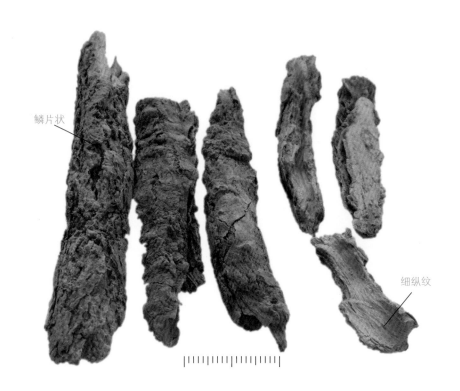

鳞片状

细纵纹

香加皮

213 寻骨风 _{xún gǔ fēng}

别名：清骨风、白面风、黄木香。

鉴别要点 本品为茎、叶的混合物，呈段状。根茎呈细圆柱状，表面淡棕色，有细纵纹，质韧。切段面黄白色，有放射状纹理。茎淡绿色，密被白绒毛，叶灰绿色或黄绿色，皱缩，两面密被白绒毛。气微香，味苦而辛。

性味归经 味辛、苦，性平。归肝经。

用法用量 内服：煎汤，10～20g；或浸酒。

功效 祛风湿，通络止痛。

使用注意 阴液亏损者不宜单独使用。

养生偏方

• 治急性乳腺炎：寻骨风30g，鸡蛋1个，寻骨风加水适量，煎取浓汁，打入鸡蛋，煮熟，临睡前服下。

• 治风湿关节痛：寻骨风120g，白酒300ml，浸泡1个月后，每日服2次，每服30ml。

• 治腹痛，睾丸坠痛：鲜寻骨风120g，鸡蛋4个，同煮，吃蛋喝汤。

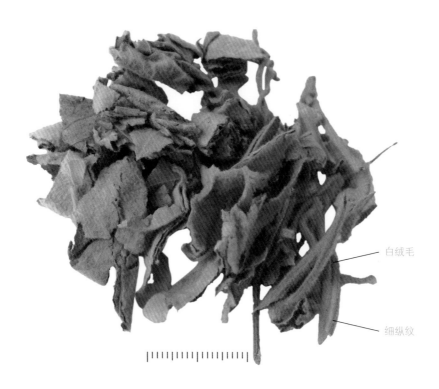

白绒毛

细纵纹

寻骨风

214 石楠叶

shí nán yè

別名：石眼树叶、老少年叶、凿树、石纲。

鉴别要点 叶片长椭圆形或倒卵状椭圆形。先端尖或突尖，基部近圆形或楔形，边缘具细密的锯齿，齿端棕色，但幼时及萌芽枝上的叶缘具芒状锯齿；上面棕色或棕绿色，羽状脉，中脉凹入，下面中脉明显突出。叶片革质而脆。

性味归经 味辛、苦，性平。归肾、肝经。有小毒。

用法用量 4.5～9g。

功效 祛风，止痛，益肾。

使用注意 阴虚火旺者忌用，有小毒，服用不宜过量。

养生偏方

● 治头风头痛：石楠叶、川芎、白芷各4.5g，水煎服。

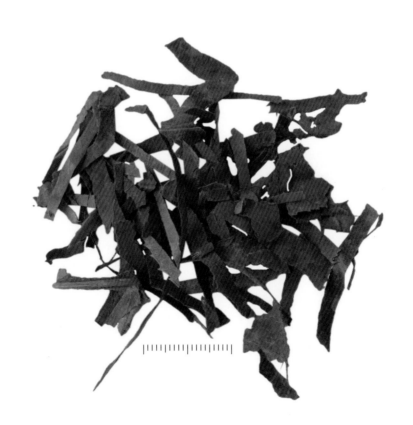

石楠叶

215 千年健

qiān nián jiàn

别名：一包针、千颗针、千年见、丝棱线。

鉴别要点 本品为不规则的圆形或类圆形薄片，片面红棕色，具有众多钟状纤维束，故俗名"一包针"，质坚。气香，味辛、微苦。

性味归经 味苦、辛，性温。归肝、肾经。

用法用量 5～10g。

功效 祛风湿，壮筋骨。

使用注意 阴虚内热者慎服。

治病验方

• 加味黄芪赤风汤：黄芪 15～30g，赤芍、当归、桑枝各 12g，防风、钻地风、千年健、威灵仙、桂枝、牛膝、防己、红花各9g，豨莶草 15g，水煎服（原方出自《中医方剂手册新编》）。功效：祛风散寒，活血通络。适用于风湿性关节炎。

养生偏方

• 治风寒筋骨疼痛，拘挛麻木：千年健、钻地风各 30g，老鹳草 90g，共研细粉，每服 3g，白开水调服。

• 治风湿性膝关节痛：千年健、钻地风、薏苡仁各 9g，白术 15g。煎服（加水 800ml，煎至 400ml），日 1 剂。

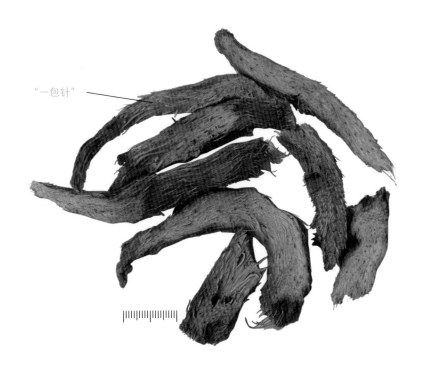

"一包针"

千年健

216 川乌
chuān wū

别名：川乌头、乌喙、奚毒、即子、鸡毒、毒公、耿子、乌头。

鉴别要点

川乌 呈不规则的圆锥形，稍弯曲，长20～75mm，直径12～25mm。表面棕褐色或灰棕色，有细纵皱纹。上端有凹陷的芽痕，侧边常有瘤状侧根及子根摘离后的痕迹。下端渐小呈尖形，全体有瘤状隆起的支根，习称"钉角"，质坚实。断面类白色或淡黄色，形成层环纹呈多角形。气微，味辛辣，麻舌。

制川乌 为不规则的或长三角形的厚片，表面黑褐色或黄褐色，有光泽，有灰棕色三角形形成层环纹，中心有空洞。质轻脆。无臭，微有麻舌感。

性味归经 味辛、苦，性热；有大毒。归心、肝、肾、脾经。

用法用量 一般炮制后用。

功效 祛风除湿，温经止痛。生川乌有大毒，多外用。制川乌毒性降低，可内服。

使用注意 孕妇忌用；不宜与贝母类、半夏、白及、白蔹、天花粉、瓜蒌类同用；内服一般应炮制用，生品内服宜慎。

治病验方

• **小活络丹**：川乌（炮，去皮、脐）、草乌（炮，去皮、脐）、地龙（去土）、制天南星各180g，乳香、没药各66g，共研细末，酒面糊为丸如梧桐子大。每服3g，日服2次，空腹冷酒送服（原方出自《太平惠民和剂局方》）。功效：搜风祛湿，豁痰逐瘀，温经通络。适用于中风手足麻木不仁，日久不愈，经络中有湿痰瘀血，腿、臂间有痛点，或因寒湿之邪留滞经络，四肢筋骨疼痛；或痛处游走不定。

• **风湿灵片**：制川乌、防风、续断、牛膝、桂枝、威灵仙各500g，制草乌750g，老鹳草、防己各1000g，除防己研细末外，余药加水煎煮，并浓缩成膏，调入防己粉制片，每片0.2g，每服6～8片，日服2～3次（原方出自《中药制剂手册》）。功效：祛风散寒，温经通络。适用于风寒湿痹，关节酸痛，手足麻木。

养生偏方

• 治偏正头痛：川乌、天南星各等份，为末，葱白连须捣烂，调末，贴于太阳穴及痛处。

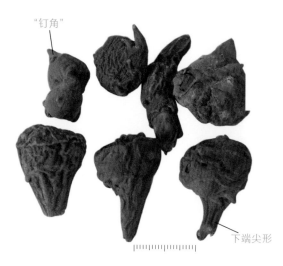

"钉角"
下端尖形

川乌

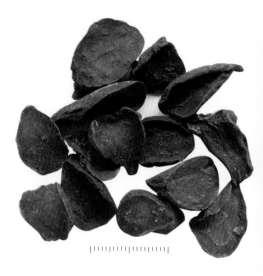

制川乌

217 马钱子（番木鳖）

mǎ qián zǐ

别名：苦实、马前、方八、云南马钱。

鉴别要点

马钱子 马钱子呈纽扣状圆板形，常一面隆起，一面稍凹下。表面密被灰棕色或灰绿色绢状茸毛，自中间向四周呈辐射状排列，有丝样光泽。边缘稍隆起，较厚，有突起的珠孔，底面中心有突起的圆点状种脐。质坚硬，平行剖面可见淡黄白色胚乳，角质状，子叶心形，叶脉 5 ～ 7 条。气微，味极苦。

制马钱子 形如生马钱子，两面均膨胀鼓起，表面呈棕褐色，内部呈红褐色。

性味归经

味苦，性温；有大毒。归肝、脾经。

用法用量

0.3 ～ 0.6g，炮制后入丸、散用。

功效

通络止痛，散结消肿。生品毒性剧烈，仅供外用。制马钱子毒性降低，易粉碎，可供内服。

使用注意

内服不宜生用及多服、久服。本品所含有毒成分能被皮肤吸收，故外用亦不宜大面积涂敷。孕妇禁用，体虚者忌用，运动员慎用。

养生偏方

• 治疗下肢溃疡：制马钱子 20g，黄丹 30g，麻油 150ml，黄蜡适量，制成软膏涂于疮面，用油纸或纱布覆盖，3 天更换 1 次。一般 3 ～ 5 次即可痊愈。

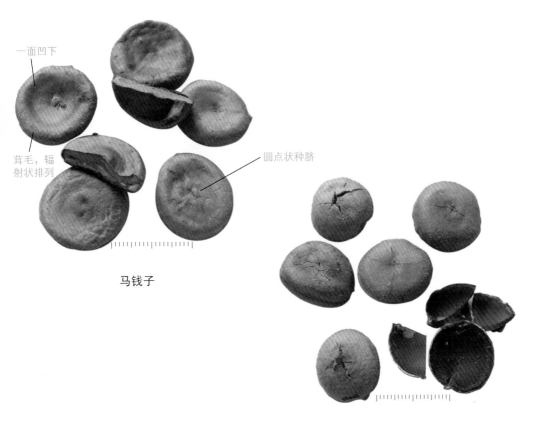

一面凹下

茸毛，辐射状排列

圆点状种脐

马钱子

制马钱子（沙烫）

218 闹羊花
nào yáng huā

别名：黄踯躅、黄杜鹃、羊不食草、惊羊花、老虎花、玉枝。

鉴别要点 本品为干燥皱缩的花朵，呈喇叭状，顶端卷折，橙黄色或黄褐色。雄蕊较长，花丝弯曲并露于花冠外面，花药卵黄色。雌蕊圆锥形，密生茸毛。气微，味微麻。

性味归经 味辛，性温；有大毒。归肝经。

用法用量 0.6～1.5g，浸酒或入丸、散。外用适量，煎水洗。

功效 祛风除湿，散瘀定痛。

使用注意 不宜多服、久服，体虚者及孕妇禁用。

养生偏方

• 治神经性头痛：鲜闹羊花捣烂，外敷后脑或痛处2～3h。

• 治头癣：鲜闹羊花擦患处，或晒干研粉调麻油涂患处。

• 治跌打损伤：闹羊花6g，小驳骨30g，泽兰60g，共捣烂，用酒炒热，敷患处。

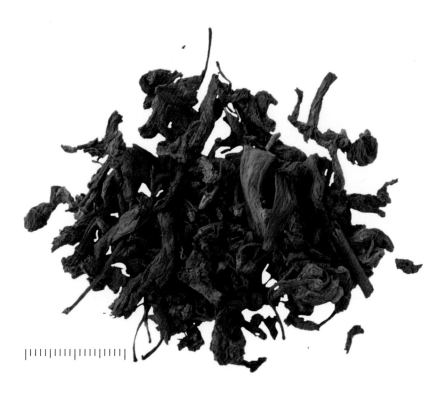

闹羊花

219 丁公藤

dīng gōng téng

别名：麻辣子藤、包公藤。

鉴别要点 本品为不规则的厚片，椭圆形，片面黄褐色或淡黄棕色。木部宽广，有不规则的花纹（异型维管束）及多数小孔，中心有髓，有的不明显，周边灰黄色、灰褐色或浅棕褐色，质坚硬。无臭，味淡。

性味归经 味辛，性温；有小毒。归肝、脾、胃经。

用法用量 3～6g，用于配制酒剂，内服或外搽。

功效 祛风除湿，消肿止痛。

使用注意 本品有强烈的发汗作用，虚弱者慎用；孕妇禁用。

治病验方

具体治病验方可参考"老鹳草"的"风湿痛药"。

养生偏方

• 治风湿痹痛：单用本品3～6g，酒、水各50ml，煎服。

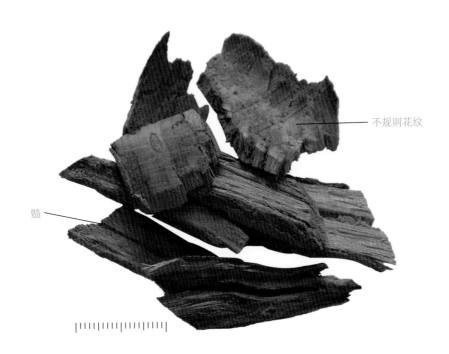

不规则花纹

髓

丁公藤

220 蕲蛇

_{qí shé}

别名：大白花蛇、棋盘蛇、五步蛇、百步蛇。

鉴别要点 本品卷呈圆盘状。头部呈三角形而扁平，吻端向上，习称"翘鼻头"；背部两侧各有黑褐色与浅棕色组成的"V"形斑纹17~25个，其"V"形的两上端在背中线上相接，习称"方胜纹"；腹部有黑色类圆形的斑点，习称"连珠斑"；尾部骤细，末端有三角形深灰色的角质鳞片1枚，习称"佛指甲"。气腥，味微咸。

性味归经 味甘、咸，性温；有毒。归肝经。

用法用量 3~9g；研末吞服，一次1~1.5g，一日2~3次。

功效 祛风，通络，止痉。

使用注意 阴虚内热者忌服。

养生偏方

• 治体癣：取蕲蛇120g，焙干研为细末，加入上好白酒1000ml、蜂蜜120ml中，混合浸泡15天，每天振摇3次。每次饮服10~15ml，每天3次。

• 治坐骨神经痛：蛇蝎散每天3g，分1~3次服，10日为1疗程。

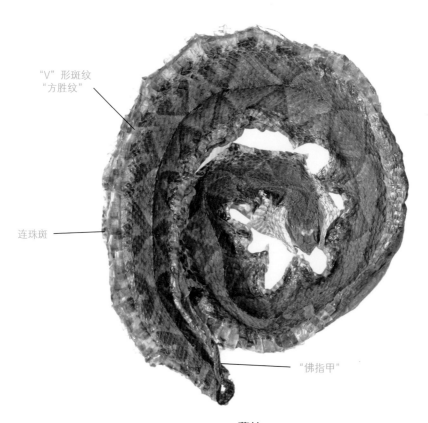

"V"形斑纹 "方胜纹"

连珠斑

"佛指甲"

蕲蛇

221 木瓜

mù guā

别名：楔楂、木李、海棠、光皮木瓜。

鉴别要点 本品长圆形，多纵剖成两半。外表面紫红色或红棕色，有不规则的深皱纹；剖面边缘向内卷曲，果肉红棕色，中心部分凹陷，棕黄色；种子扁长三角形，多脱落。质坚硬。气微清香，味酸。

性味归经 味酸，性温。归肝、脾经。

用法用量 6~9g。

功效 舒筋活络，和胃化湿。

使用注意 内有郁热、小便短赤者忌服。

治病验方

• **木瓜酒**：红花、千年健、川芎、桑寄生、秦艽、牛膝、羌活、独活、陈皮、五加皮、当归、木瓜、玉竹、生栀子各适量，加白酒浸泡制成药酒，每服15~30ml，日服2次（原方出自《上海市药品标准》1974年版）。功效：祛风活血，通经止痛。适用于风湿麻痹、筋脉拘挛、四肢麻木、腰膝疼痛等。

养生偏方

• 治肠炎：鲜木瓜（去皮），切成块或片，伴蜂蜜或拌白糖食。

• 治慢性咽炎：木瓜10~15g，煎水代茶饮，日数次，1个月为1个疗程，连用3个疗程。

• 治风湿麻木：木瓜泡酒服，每次一小盅，日服2次。

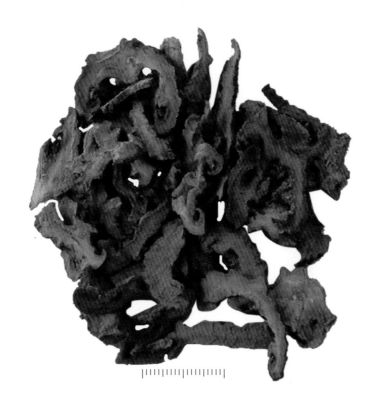

木瓜片

222 蚕沙

cán shā

别名：蚕矢。

鉴别要点 本品为短圆柱形颗粒，长约3mm。表面黑褐色、粗糙、凹凸不平，有六条纵向沟槽，顶面呈六棱形，两端较平坦。质坚脆，易碎。有微臭。

性味归经 味甘、辛，性温。归肝、脾、胃经。

用法用量 取15～40g，包煎；外用装布袋蒸热熨患处（摘录自《全国中草药汇编》）。

功效 祛风湿，和胃化湿。

使用注意 瘫痪筋骨不随，由于血虚不能荣养经络，而无风湿外邪侵犯者，不宜服。

养生偏方

• 治疗荨麻疹：蚕沙60g，水煎2次，煎至200ml，合之，分早、晚两次温服，每日1剂。另用蚕沙120g，加水2500ml，煎汤熏洗患处，每日2次，每次熏洗20min。

• 治疗功能性子宫出血：蚕沙放入砂锅内炒炭存性，研为极细粉备用。每晚睡前服6g，温开水送服，每晚1次，连服5天。

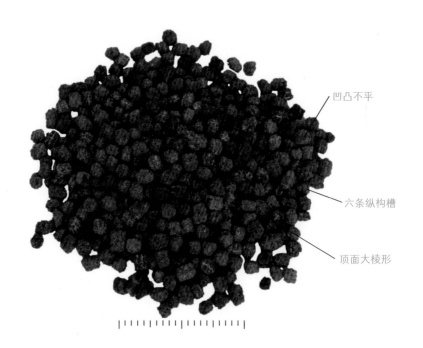

凹凸不平

六条纵构槽

顶面大棱形

蚕沙

223 豨莶草

xī xiān cǎo

别名：珠草、肥猪草、粘不扎。

鉴别要点 本品为茎、叶、花的混合物，呈段片状。茎略呈方柱形，表面灰绿色、黄棕色或紫棕色，有纵沟及细纵纹，被灰白色柔毛。有的具略膨大的节，质脆。切断面黄白色或带绿色，髓部类白色，中空。叶片，多皱缩、卷曲，两面皆有白色柔毛。头状花序黄色。

性味归经 味辛、苦，性寒。归肝、肾经。

用法用量 9～12g。

功效 祛风湿，利关节，解毒。

使用注意 阴虚血少者不宜单用。

治病验方

• **豨桐丸**：豨莶草、臭梧桐各等份。前者熬膏，后者为末，炼蜜为小丸，每服6～9g，日服2次（原方出自《中药制剂手册》）。功效：祛风除湿，通经活络。适用于风湿性关节炎及慢性腰腿痛等。

养生偏方

• 治鼻出血：鲜豨莶草20～60g（干品10～30g，以新鲜之品为佳），洗净、切细，水煎服，可加少量白糖调味。每天服3～4次，连服2～4天。

• 治反胃吐食：豨莶草焙过，研为末，加蜜做成丸。每服10g，热汤送下。

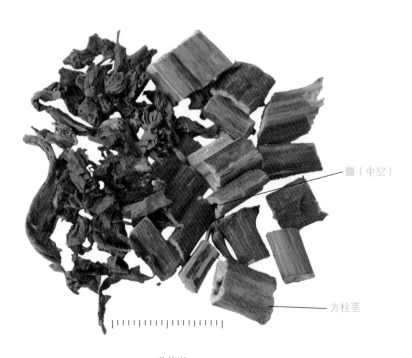

髓（中空）

方柱茎

豨莶草

224 络石藤
luò shí téng

别名：络石、云花、石龙藤、络石草、爬墙虎。

鉴别要点 本品为不规则的圆柱状小段，稍弯曲。表面棕褐色，有纵细纹，有的段有膨大的茎节，质硬；切断面淡黄白色，常中空。叶片多脱落，或被切成块片状，完整的叶片呈椭圆形，或卵状披针形，前端钝圆，通常卷曲，上表面暗绿色或棕绿色，下表面色较淡，革质。气微，味微苦。

性味归经 味苦，性微寒。归心、肝、肾经。

用法用量 6~12g。

功效 祛风通络，凉血消肿。

使用注意 阴虚畏寒，大便溏泄者忌服。

养生偏方

• 治筋骨痛：络石藤30~60g，浸酒服。

• 治外伤出血：络石藤适量，晒干研末，撒敷患处，外加包扎。

• 治关节炎：络石藤、五加皮各30g，牛膝根15g。加水800ml，煎至400ml，日1剂。

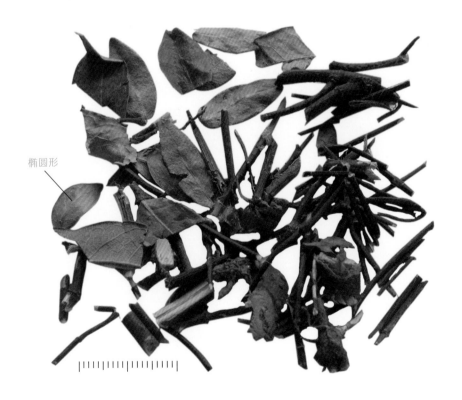

椭圆形

络石藤

225 桑枝 sāng zhī

别名：桑条、嫩桑枝。

鉴别要点

桑枝 本品为大小不一的长椭圆形厚片。片面木部黄白色，呈放射状纹理，髓部白色或黄白色；周边灰黄色或黄褐色，质坚韧。气微，味淡。

炒桑枝 形如桑枝，呈黄色，偶带焦斑。

性味归经 味微苦，性平。归肝经。

用法用量 9～15g。

功效 祛风湿，利关节。

使用注意 无。

治病验方

• 桑枝煎：桑枝十斤（锉），益母草三斤（锉），上药，以水五斗，慢火煎至五升，滤去渣，入小铛内，熬为膏。每夜卧时，用温酒调服半合（原方出自《太平圣惠方》）。功用：治疗紫癜风。

养生偏方

• 治疗肩周炎：桑枝25g，细切，炒香，加水300ml，煎至200ml，一日服尽。

• 治高血压：桑枝、桑叶、茺蔚子各15g，加水1000ml，煎成600ml，睡前泡脚30～40min。

• 治风湿痹痛：桑枝30g，怀牛膝9g，汉防己6g，丝瓜络3g。水煎服。

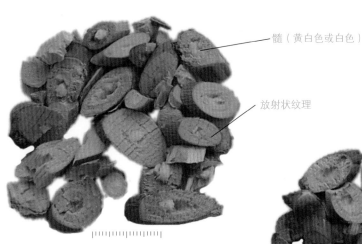

髓（黄白色或白色）

放射状纹理

桑枝

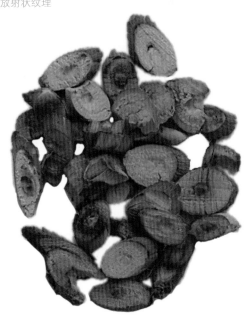

炒桑枝

226 伸筋草

shēn jīn cǎo

别名：牛尾菜、大顺筋藤、大伸筋、百部伸筋、水摇竹。

鉴别要点 本品匍匐茎呈细圆柱形，其下有黄白色细根；直立茎作二叉状分枝。叶密生茎上，螺旋状排列，皱缩弯曲，线形或针形，长3~5mm，先端芒状，全缘，易碎断。质柔软，断面皮部浅黄色，木部类白色。

性味归经 味微苦、辛，性温。归肝、脾、肾经。

用法用量 3~12g。

功效 祛风除湿，舒筋活络。

使用注意 孕妇慎用。

治病验方

• 凤尾伸筋草一两，丝瓜络五钱，爬山虎五钱，大活血三钱。水、酒各半煎服（原方出自江西《中草药学》）。功用：治关节酸痛，手足麻痹。

养生偏方

• 治带状疱疹：伸筋草适量，研末，以青油或麻油调成糊状，涂患处，每日数次。

• 治风痹筋骨不舒：伸筋草9~30g，水煎服。

• 治外伤出血：鲜伸筋草捣烂外包患处。

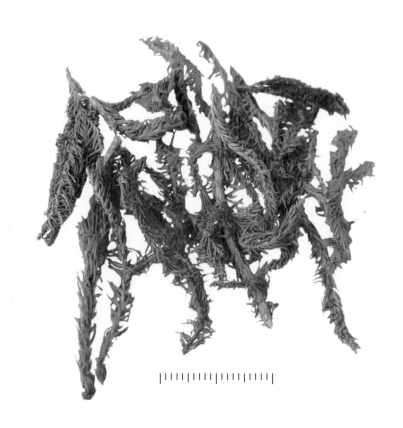

伸筋草

227 老鹳草

lǎo guàn cǎo

别名：五叶草、老官草、老贯草、天罡草。

鉴别要点

长嘴老鹳草 茎长 30 ～ 50 cm，直径 0.3 ～ 0.7cm，多分枝，节膨大，质脆。叶对生，具细长叶柄；叶片完整者为二回羽状深裂，裂片披针线形。果实长圆形，长 0.5 ～ 1cm。宿存花柱长 2.5 ～ 4cm，形似鹳喙，有的裂成 5 瓣，呈螺旋形卷曲。

短嘴老鹳草 茎较细，略短。叶片圆形，3 或 5 深裂，裂片较宽，边缘具缺刻。果实球形，长 0.3 ～ 0.5cm。花柱长 1 ～ 1.5cm，有的 5 裂向上卷曲呈伞形。野老鹳草叶片掌状 5 ～ 7 深裂，裂片条形，每裂片又 3 ～ 5 深裂。

性味归经
味辛、苦，性平。归肝、肾、脾经。

用法用量
9 ～ 15g。

功效
祛风湿，通经络，止泻痢。

使用注意
无。

治病验方

• 风湿骨痛药：老鹳草 600g，丁公藤 300g，桑枝、豨莶草各 150g，加水浓煎取汁，加白酒适量，每次服 15 ～ 30ml，日服 3 次（原方出自《上海市药品标准》1974 年版）。功效：祛风湿，通经络。适用于风湿性关节炎。症见风湿筋骨疼痛、腰膝酸痛、四肢麻木等。

养生偏方

• 治疗乳腺增生症：每日用老鹳草（干、鲜品均可）30 ～ 60g，当茶泡服或加水适量煎服，30 ～ 60 日为 1 疗程。

• 治疗带状疱疹：鲜老鹳草捣成浆，加少量食醋调糊涂患处。日 1 次，一般 3 日即愈。

• 治急慢性肠炎下痢：老鹳草 30g，红枣 4 枚。煎浓汤，一日 3 回分服。

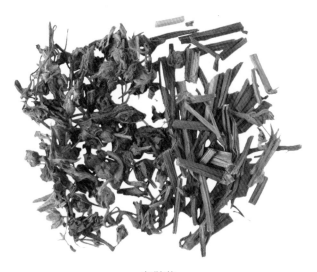

老鹳草

228 路路通

lù lù tōng

别名：枫实、枫果、枫木上球、枫香果、狼目、狼眼、九空子、枫木球。

鉴别要点

路路通 本品呈圆球形，直径20～30mm。表面灰棕色或褐棕色，上有针刺，除去后显多数蜂窝状小孔。蒴果细小，种子2枚，淡褐色，有光泽。体轻，质硬。气微，味淡。

炒路路通 形如生品，表面显褐黄色，偶有焦斑。

性味归经 味苦，性平。归肝、肾经。

用法用量 5～10g。

功效 祛风活络，利水，通经。

使用注意 孕妇忌服。

养生偏方

• 治乳汁缺乏：路路通20个，猪蹄2个，炖食。

• 治风湿骨痛：路路通20个，加水800ml，煎至200ml，服时兑黄酒适量，1日1剂。

• 治闭经：路路通6g，益母草9g。水煎，代茶饮。

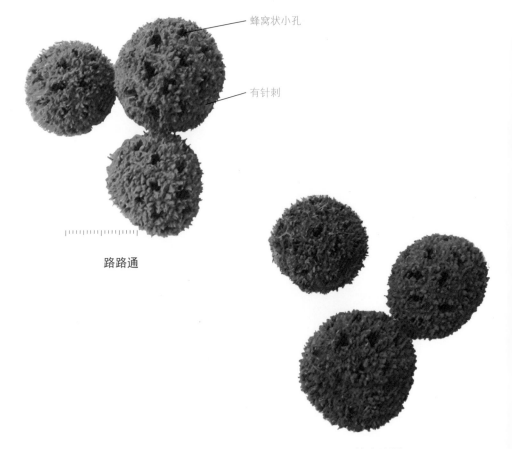

蜂窝状小孔

有针刺

路路通

炒路路通

229 五加皮

^{wǔ jiā pí}

别名：刺拐棒、一百针、老虎潦、五加参、俄国参、西伯利亚人参。

鉴别要点 本品呈不规则卷筒状。外表面灰褐色，有稍扭曲的纵皱纹和横长皮孔样斑痕；内表面淡黄色或灰黄色，有细纵纹。体轻，质脆，易折断，断面不整齐，灰白色。气微香，味微辣而苦。

性味归经 味辛、苦，性温。归肝、肾经。

用法用量 5～10g。

功效 祛风除湿，补益肝肾，强筋壮骨，利水消肿。

使用注意 阴虚火旺者忌服，孕妇慎服。

治病验方

具体治病验方请参考"木瓜"的"木瓜酒"。

养生偏方

● 治疗一切风湿痿痹：五加皮，洗刮去骨，煎汁，和曲米酿成饮之。

● 治疗骨折：五加皮、地骨皮各30g，另取小鸡1只，将肉捣烂与药粉混匀。骨折复位后敷药，小夹板固定，1周后去药。

● 治阴囊水肿：五加皮9g，仙人头30g，加水400ml，煎至200ml，日1剂。

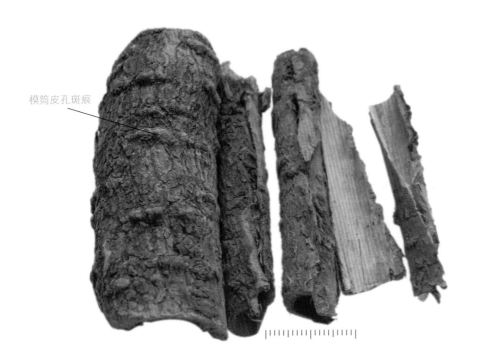

模筒皮孔斑痕

五加皮

230 桑寄生 sāng jì shēng

别名：广寄生、梧州寄生茶、苦楝寄生、桃树寄生、松寄生、寓木、宛童。

鉴别要点 本品为大小不一的圆形厚片。片面木部浅红棕色，皮部红棕色；周边红褐色或灰褐色，具细纵纹，嫩枝有的可见棕褐色茸毛，质坚硬。叶片呈丝状或碎片，黄褐色，革质。无臭，味涩。

性味归经 味苦、甘，性平。归肝、肾经。

用法用量 9～15g。

功效 祛风湿，补肝肾，强筋骨，安胎元。

使用注意 无。

治病验方

• **独活寄生汤**：独活9g，桑寄生6g，杜仲6g，牛膝6g，细辛6g，秦艽6g，茯苓6g，桂心6g，防风6g，川芎6g，人参6g，甘草6g，当归6g，芍药6g，干地黄6g，水煎服（原方出自《备急千金要方》）。功效：祛风湿，止痹痛，益肝肾，补气血。适用于痹证日久，肝肾两虚，气血不足诸证。症见腰膝疼痛，肢节屈伸不利或麻木不仁，畏寒喜温，心悸气短，舌淡苔白，脉细弱。

养生偏方

• 用于高血压病：桑寄生60g，决明子50g，加水约800ml，煎至300ml，早晚各服一半，30天为1个疗程。

• 治膈气：生桑寄生适量，捣汁，服之。

• 治小儿背强，难以俯仰：桑寄生15g，白术、当归各25g，鳖甲500g。慢火熬如饴，加炼蜜25g，收之。每日米汤调服数茶匙。

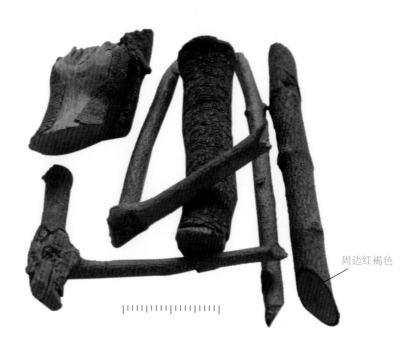

周边红褐色

桑寄生

231 狗脊 gǒu jǐ

别名：金毛狗脊、大叶贯众。

鉴别要点

狗脊 生狗脊片为不规则长条形或类圆形的厚片，片面浅棕色，平滑细腻，外侧有一条明显隆起的棕黄色环纹；周边不整齐，有金黄色茸毛残留。无臭，味淡微涩。

烫狗脊 形如狗脊，片面鼓起，色泽加深，无茸毛。

性味归经 味苦、甘，性温。归肝、肾经。

用法用量 6～12g。

功效 祛风湿，补肝肾，强腰膝。生品以祛风湿、利关节为主；烫狗脊以补肝肾，强筋骨为主。

使用注意 肾虚有热、小便不利或短涩黄赤者慎服。

养生偏方

● 治疗体部溃疡：用狗脊茸毛外敷，每日2～3次。

● 治年老尿多：金毛狗脊根茎、大夜关门、蜂糖罐根、小棕根各15g，炖猪肉吃。

● 治病后足肿：用狗脊煎汤渍洗。并节食以养胃气。

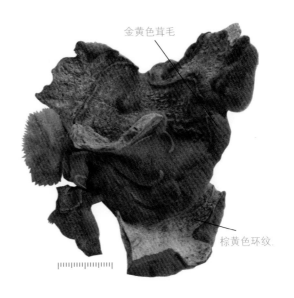

金黄色茸毛

棕黄色环纹

狗脊

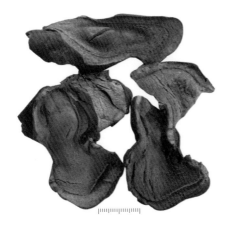

烫狗脊

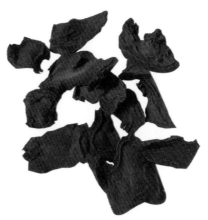

熟狗脊（蒸狗脊）

232 鹿衔草

lù xián cǎo

别名：鹿蹄草、小秦王草、破血丹、纸背金牛草、大肺筋草、红肺筋草。

鉴别要点 本品为根、茎、叶、花、果的混合物，呈段片状。根茎呈圆柱状，稍具棱条，棱间有细纵皱纹，红棕色或紫棕色，微有光泽。叶呈片状，暗绿色或紫褐色，上表面有时沿脉具有白色的斑纹，下表面有时具白粉。总状花序，小花棕色或棕褐色。朔果扁球形。气微，味淡、微苦。

性味归经 味甘、苦，性温。归肝、肾经。

用法用量 9～15g。

功效 祛风湿，强筋骨，止血，止咳。

使用注意 文火煎煮，保存药效。

养生偏方

• 治崩漏：鹿衔草25g，地榆炭50g，加水400ml，煎至200ml，分早、晚两次分服。

• 治肠风便血：鹿衔草9g，同煮大肠，炖熟，食肠及汤。

• 治慢性肠炎、痢疾：鹿衔草15g，水煎，代茶饮。

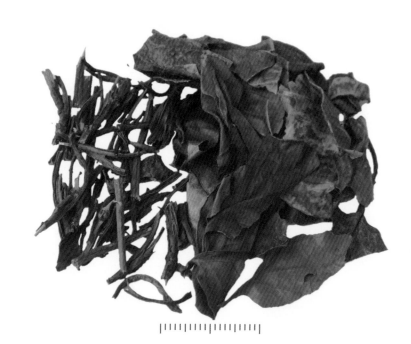

鹿衔草

第七章　泻下药

233 火麻仁
huǒ má rén

别名：大麻仁、麻仁、麻子。

鉴别要点

火麻仁 呈卵圆形，长 4 ~ 5.5mm，直径 2.5 ~ 4mm。表面灰绿色或灰黄色，有微细的白色或棕色网纹，两边有棱，顶端略尖，基部有 1 圆形果梗痕。果皮薄而脆，易破碎。种皮绿色，子叶 2，乳白色，富油性。

炒火麻仁 形如生火麻仁，表面显微黄色，有香气。

性味归经 味甘，性平。归脾、胃、大肠经。

用法用量 10 ~ 15g。

功效 润肠通便。炒火麻仁相对生品增强了润肠、滋阴血的作用。

使用注意 脾虚便溏者不宜。火麻仁食入量过大，可引起中毒。

治病验方

• **麻子仁丸：**火麻仁 20g，芍药 9g，炙枳实 9g，大黄（去皮）12g，厚朴（炙，去皮）9g，杏仁（去皮尖，熬，别作脂）10g，炼蜜为丸，如梧桐子大，每次 10 丸，每日 3 次（原方出自《伤寒论》）。功效：润肠泄热，行气通便。适用于脾约证。症见肠胃燥热、脾津不足，大便秘结，小便频数。

• **润肠丸：**火麻仁（去皮取仁）37.5g，大黄（去皮）、当归梢、羌活各 15g，桃仁（汤浸，去皮、尖）30g，上除火麻仁研如泥外，其余的捣成细末，炼蜜为丸，如梧桐子大，每次服 50 丸，空心用白汤送下（原方出自《脾胃论·卷下》）。功效：润肠通便，活血祛风。适用于饮食劳倦，大便秘涩或干燥闭塞不通，全不思食，乃风结、血结。

养生偏方

• 治呕逆：火麻仁 30g，熬，捣，以水研取汁，加少盐吃。

• 治小儿头面疥疮：火麻仁 50g，末之，以水和绞取汁，与蜜和敷之。

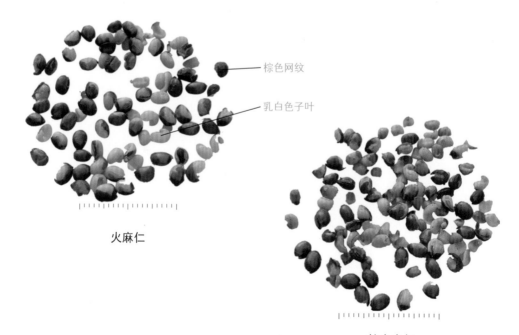

棕色网纹

乳白色子叶

火麻仁

炒火麻仁

234 亚麻子

yà má zǐ

别名：胡麻子、壁虱胡麻、亚麻仁。

鉴别要点 本品呈扁平卵圆形，一端钝圆，另端尖而略偏斜，长 4 ~ 6mm，宽 2 ~ 3mm，表面平滑有光泽。种皮薄；胚乳棕色，薄膜状；子叶 2，黄白色，富油性。气微，嚼之有豆腥味。

性味归经 味甘，性平。归肝、肺、大肠经。

用法用量 9 ~ 15g。

功效 养血祛风，润燥通便。主治麻风，皮肤干燥，瘙痒，脂溢性脱发，疮疡湿疹，烫火伤，肠燥便秘，以及咳嗽气喘。

使用注意 大便滑泻者禁用。

养生偏方

● 治老人皮肤干燥，起鳞屑：亚麻子、当归各 90g，紫草 30g，做成蜜丸。每服 9g，每日 2 次。

● 治过敏性皮炎，皮肤瘙痒：亚麻子、白鲜皮、地骨皮各 60g，做蜜丸。每服 9g，每日 2 次。

● 治老年或病后体虚便秘：亚麻子、当归、桑椹各等份。白蜜制丸。每服 9g，每日 3 次。

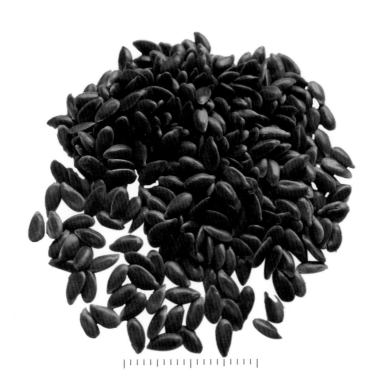

亚麻子（大胡麻）

235 郁李仁
yù lǐ rén

别名：山梅子、小李仁、郁子、郁里仁、李仁肉。

鉴别要点

小李仁 呈卵形，长 5 ~ 8mm，直径 3 ~ 5mm。表面黄白色或浅棕色，一端尖，另端钝圆。尖端一侧有线形种脐，圆端中央有深色合点，自合点处向上具多条纵向维管束脉纹。种皮薄，子叶 2，乳白色，富油性。气微，味微苦。

大李仁 长 6 ~ 10mm，直径 5 ~ 7mm。表面黄棕色。

炒郁李仁 形如郁李仁，表面呈深黄色或呈深棕色，有香气。

性味归经
味辛、苦、甘，性平。归脾、大肠、小肠经。

用法用量
6 ~ 10g。

功效
润肠通便，下气利水。生品通便、行气、利水的作用较强，通便前常有腹部隐痛。炒郁李仁药性较缓，适于老人、体虚者及产后便秘者。

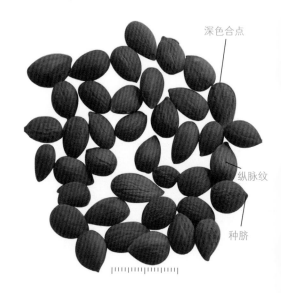

深色合点

纵脉纹

种脐

郁李仁

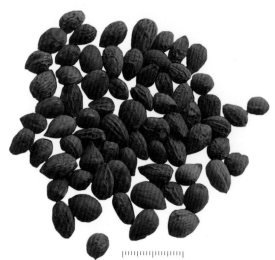

炒郁李仁

使用注意
孕妇慎用。

治病验方

• **五仁丸**：桃仁 15g，炒杏仁（去皮）15g，柏子仁 9g，松子仁 5g，炒郁李仁 5g，陈皮 15g，研为膏，入陈皮末研匀，炼蜜丸，如梧桐子大，每服 50 丸，空腹米汤送服（原方出自《世医得效方》）。功效：润肠通便。适用于津枯便秘。症见大便干燥，艰涩难出，年老或产后血虚便秘。

养生偏方

• 治风热气秘：郁李仁（去皮、尖、炒）、陈橘皮、京三棱各 30g，共研为末，每服 3g，空腹煎熟水调下。

236 大黄 dà huáng

别名：将军、黄良、火参、肤如、蜀大黄、牛舌大黄、锦纹、生军、川军。

鉴别要点

大黄 呈不规则块状。表面黄棕色至红棕色，有的可见类白色网状纹理。质坚实，断面显颗粒性；根茎髓部宽广，有星点环列或散在。气清香，味苦微涩，嚼之粘牙，有沙粒感，唾液染成黄色。

熟大黄（酒蒸大黄） 为小方块或不规则的厚片，内外呈均匀黑色。味微苦，有特异芳香气。

性味归经

味苦，性寒。归脾、胃、大肠、肝、心包经。

用法用量

3～15g，用于泻下不宜久煎。外用适量，研末敷于患处。

功效

泻下攻积，清热泻火，凉血解毒，逐瘀通经，利湿退黄。生品泻下作用峻烈，泻火解毒力强。熟大黄泻下力缓，泻火解毒。用于火毒疮疡。

使用注意

本品为峻烈攻下之品，易伤正气，如非实证，不宜妄用；脾胃虚弱者慎用；妇女妊娠期、月经期、哺乳期应忌用。

治病验方

• **大承气汤**：大黄（酒洗）12g，厚朴（炙，去皮）24g，枳实（炙）12g，芒硝（冲）6g，水煎服（原方出自《伤寒论》）。功效：峻下热结。适用于阳明腑实证，热结旁流，里热实证之热厥、痉病或发狂。

• **泻心汤**：大黄 6g，黄连 3g，黄芩 3g，水煎服（原方出自《金匮要略》）。功效：泻火，解毒，化湿。适用于一切实热火证，高热烦躁，神昏发狂；或热甚迫血妄行，吐血衄血；或目赤肿痛，口舌生疮，以及下痢脓血、疮疡肿毒等。

• **温脾汤**：大黄 15g，当归 9g，干姜 9g，附子 3g，人参 3g，芒硝 3g，甘草 3g，水煎服（原方出自《备急千金要方》）。功效：攻下寒积，温补脾阳。适用于寒积腹痛。症见便秘、腹痛，脐下绞结，绕脐不止，手足欠温，苔白不渴，脉沉弦而迟。

养生偏方

• 用于肛裂、血栓性外痔、混合痔后术、肛门湿疹等：生大黄粉 15～30g，冲开水约 3000ml，先用热水熏，再坐浴，1 日 1 次，坐浴后卧床休息。

• 治急性肠梗阻：生大黄粉每次 9g（老人、小孩减半），水冲服，每日 2 次。

• 治急性腰扭伤：取大黄粉，用生姜汁调成软膏状。平摊于扭伤处，厚约 0.5cm，盖以细纸或塑料布，再覆以纱布，胶布固定，12～24h 未愈者再敷。

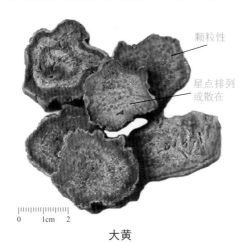

颗粒性

星点排列或散在

0 1cm 2

大黄

酒蒸大黄

237 芒硝
máng xiāo

别名：朴硝、皮硝、风化硝。

鉴别要点
芒硝 为棱柱状、长方形或不规则块状及粒状，无色透明或类白色半透明。质脆易碎，碎断面呈玻璃样光泽。无臭，味咸。

玄明粉 呈白色粉末状，用手搓之微有涩感，有吸湿性。无臭，味咸。

性味归经
味咸、苦，性寒。归胃、大肠经。

用法用量
6 ~ 12g，一般不入煎剂，待汤剂煎得后，溶入汤液中服用。外用适量。

功效
泻下通便，润燥软坚，清火消肿。芒硝质地纯净可供内服；玄明粉性能较芒硝缓和。

使用注意
孕妇及哺乳期妇女忌用或慎用。

治病验方
- **增液承气汤**：玄参30g，麦冬（连心）25g，生地黄25g，大黄9g，芒硝4.5g，水煎服（原方出自《温病条辨》）。功效：滋阴增液，泄热通便。适用于热结阴亏证。症见燥屎不行，下之不通，脘腹胀满，口干舌燥，舌红苔黄，脉细数。

- **大黄牡丹汤**：大黄12g，牡丹皮9g，桃仁12g，瓜子30g，芒硝（冲）9g，水煎服（原方出自《金匮要略》）。功效：泄热破瘀，散结消肿。适用于肠痈初起。症见右下腹疼痛拒按，甚则局部肿痞，或时时发热，自汗恶寒，舌苔薄腻而黄，脉滑数。

养生偏方
- 治痔肿痛：芒硝30g，马齿苋60g，水煎外洗。

- 治肛门裂：芒硝30g，花椒15g，加水2000ml，煎至1500ml，坐浴烫洗，每日1次，连用10次。

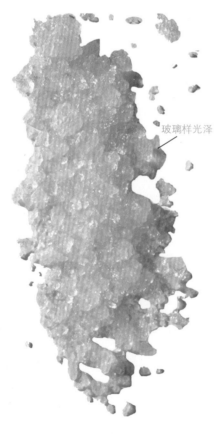

玻璃样光泽

芒硝

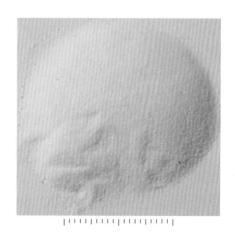

玄明粉

238 番泻叶

fān xiè yè

别名：泻叶、埃及番泻叶、旃那叶、泡竹叶。

鉴别要点

狭叶番泻 呈长卵形或卵状披针形，叶端急尖，叶基稍不对称，全缘。上表面黄绿色，下表面浅黄绿色，无毛或近无毛。革质。气微弱而特异，味微苦，稍有黏性。

尖叶番泻 呈披针形或长卵形，略卷曲，叶端短尖或微突，叶基不对称，两面均有细短茸毛。

性味归经

味甘、苦，性寒。归大肠经。

用法用量

2～6g，后下，或开水泡服。

功效

泻下行滞，通便，利水。

使用注意

妇女哺乳期、月经期及孕妇忌用。

养生偏方

• 治便秘：每日用干番泻叶3～6g，重症可加至10g，适量开水浸泡后服用。

• 用于回乳：番泻叶4g，加开水200～300ml，浸泡10min，为1日量，分2～3次服。

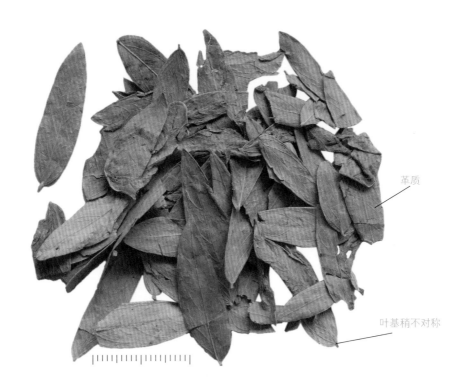

革质

叶基稍不对称

番泻叶

239 芦荟 lú huì

别名：卢会、讷会、象胆、奴会。

鉴别要点 本品呈不规则块状。表面呈暗红褐色或深褐色，无光泽。体轻，质硬，不易破碎，断面粗糙或显麻纹。富吸湿性。有特殊臭气，味极苦。

性味归经 味苦，性寒。归肝、胃、大肠经。

用法用量 2～5g，宜入丸、散。外用适量，研末敷患处。

功效 泻下通便，清肝泻火，杀虫疗疳。

使用注意 孕妇及下部有出血倾向者忌服。芦荟味极苦，有臭气，故不宜入汤剂，脾胃虚寒者忌用。

治病验方

• **当归龙荟丸**：当归15g，芦荟15g，龙胆15g，栀子15g，黄连15g，黄芩15g，黄柏15g，大黄15g，木香1.5g，麝香1.5g，用面制丸如小豆大，生姜汤送服20丸（原方出自《丹溪心法》）。功效：清泻肝胆实火。适用于肝胆实火，头晕目眩，神志不宁，谵语发狂，或大便秘结，小便赤涩。

• **更衣丸**：朱砂(研飞如面)15g，芦荟(研细)21g，混合，滴酒少许调和为丸，如梧桐子大，每次3～6g，用好酒或米汤送下(原方出自《先醒斋医学广笔记》)。功效：泻火通便，兼以安神。适用于大便燥结，心烦易怒，头晕目赤，睡眠不安。

养生偏方

• 治黄褐斑：芦荟30g，绿豆150g，共研细末。用时将药粉调成糊状，薄敷于面部或患处，保留30min，早晚各1次。夏季用西瓜汁调敷，其他季节用鸡蛋清。1个月为1疗程。

• 治疗鼻出血：取芦荟3～6g研粉，用油纱布条蘸药后，填塞出血鼻腔。慢性出血者，将芦荟0.5～1g加温水5～10ml搅化，仰面滴入出血鼻腔1～2滴，日3～5次。

• 治荨麻疹：取新鲜芦荟叶，洗净去刺剥皮，取其肉汁涂擦患处，每日4～6次。

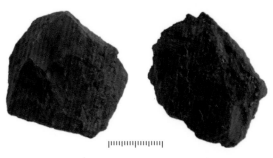

芦荟（老）

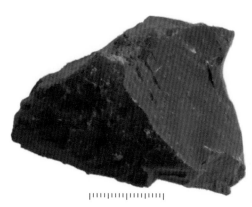

芦荟（新）

240 甘遂
^{gān suí}

别名：主田、重泽、甘藁、陵藁、甘泽、苦泽、白泽、鬼丑、陵泽。

鉴别要点 甘遂 呈椭圆形或不规则长纺锤状，长约30mm，直径6～9mm。表面类白色或黄白色，凹陷处有棕色外皮残留。质脆，断面粉性，类白色，微显放射状纹理。气微，味微甘而辣。

醋甘遂 形如生甘遂，表面色泽加深，偶带焦斑，略有醋酸气。

性味归经 味苦，性寒；有毒。归肺、肾、大肠经。

用法用量 0.5～1.5g，炮制后多入丸、散用。外用适量，生用。

功效 泻水逐饮，消肿散结。生品有毒，泻水逐饮之力峻烈；醋甘遂毒性减低，泻下作用相对缓和。

使用注意 虚弱者及孕妇忌用。不宜与甘草同用。

治病验方
• **十枣汤**：芫花（熬）、大戟、甘遂各等分，捣散，大枣煎汤送服1～2g（原方出自《伤寒论》）。功效：攻逐水饮。适用于悬饮。症见咳唾胸胁引痛，心下痞硬，干呕短气，头痛目眩，或胸背掣痛不得息，舌苔滑，脉沉弦。也适用于水肿。症见一身悉肿，尤以腰下为重，腹胀喘满，二便不利。

养生偏方
• 治疗肠梗阻：甘遂研粉吞服，每次2g，每3～4h吞服1次。
• 治疗慢性淋巴结炎：生甘遂50g（研末），鸡蛋20个煮熟去壳，用筷子从中穿透，再将甘遂与鸡蛋入水同煮15min捞出，每次进食鸡蛋1个，日2次。

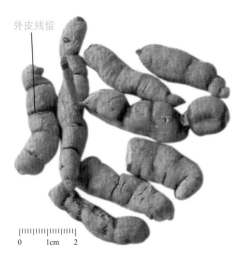

外皮残留

甘遂

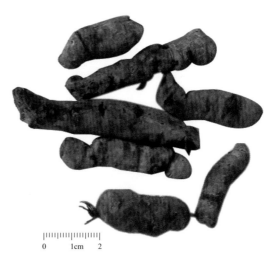

醋甘遂

241 京大戟
jīng dà jǐ

鉴别要点 本品呈不整齐的长圆锥形，常有分枝。表面灰棕色或棕褐色，粗糙，有纵皱纹、横向皮孔样突起及支根痕。顶端略膨大，有多数茎基及芽痕。质坚硬，不易折断，断面纤维性。气微，味微苦涩。

性味归经 味苦，性寒；有毒。归肺、脾、肾经。

用法用量 1.5～3g。入丸、散服，每次1g；内服醋制用。外用适量，生用。

功效 泻水逐饮，消肿散结。

使用注意 虚弱者及孕妇忌用。不宜与甘草同用。

治病验方

• **舟车丸**：牵牛子（黑丑）120g（研末），甘遂、芫花（醋炒）、大戟（醋炒）各30g，大黄60g，青皮、陈皮（去白）、木香、槟榔各15g，轻粉3g，研为细末，水糊为丸，如梧桐子大。初服5丸，临卧温水下（原方出自《古今医统大全》）。功效：行气逐水。适用于水肿，形气俱实，口渴，气粗，腹坚，大便秘结，小便不利，脉数有力。

养生偏方

• 治淋巴结核：大戟60g，鸡蛋7个，将药和鸡蛋共放砂锅内，水煮3h，将蛋取出，每日晨去壳食鸡蛋1个，7日为1个疗程。

• 治疗慢性咽炎：红芽大戟3g，口中含服，每日2次。

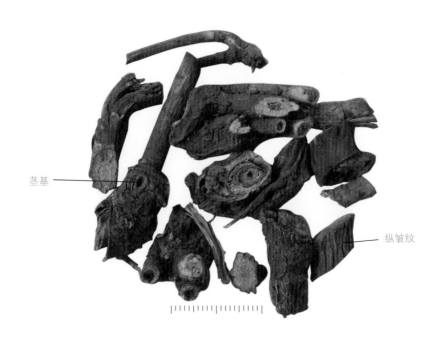

茎基　纵皱纹

京大戟

242 芫花 yuán huā

鉴别要点

芫花 常 3 ～ 7 朵簇生于短花轴上，基部有苞片 1 ～ 2 片，多脱落为单朵。单朵呈棒槌状，多弯曲；花被筒表面密被短柔毛，先端 4 裂；雄蕊 8 枚，不具花丝，雌蕊一枚，花柱极短。质软。气微，味甘、微辛。

醋芫花 形如生芫花，表面显微黄色，有醋气，味微辛辣。

性味归经
味苦、辛，性温；有毒。归肺、脾、肾经。

用法用量
1.5 ～ 3g。醋芫花研末吞服，一次 0.6 ～ 0.9g，一日 1 次。外用适量。

功效
泻水逐饮；外用杀虫疗疮。生品有毒，峻泄逐水力强。醋芫花毒性降低，泻下作用相对缓和。

使用注意
孕妇禁用，不宜与甘草同用。

治病验方

• **泻水丸**：生甘遂、巴豆、红大戟、净芫花各 15g，上沉香 3g，红枣 30g（煮透、去皮核），将前 5 味分别研成极细末，和匀，

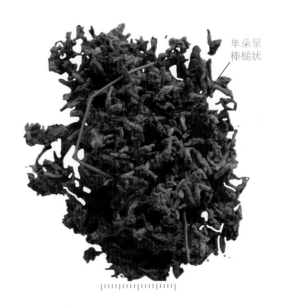

单朵呈棒槌状

芫花

以枣肉和成硬膏，为丸，如豌豆大，滑石粉封皮。每服 15 ～ 20 丸，清晨温开水送下。每隔 2 ～ 3 日 1 次（原方出自《肝硬变腹水证治》）。功效：攻里通下，逐水除饮。适用于肝硬变腹水。

养生偏方

• 治冻疮：将芫花 6g、红花 3g，浸入 75% 乙醇 400ml 内 1 ～ 2 星期后，过滤去渣备用。用时以药液外搽患处，一般在 5 ～ 7 日痊愈。

• 治白秃头疮：芫花适量，为末，猪脂和涂之。

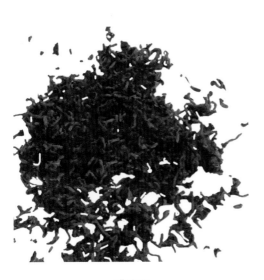

醋芫花

243 牵牛子

qiān niú zǐ

别名：黑丑、白丑、二丑。

鉴别要点

牵牛子（白丑） 似橘瓣状，长4～8mm，宽3～5mm。表面淡黄白色。背面有1条浅纵沟，腹面棱线的近端处有一点状脐点，质硬。无臭，味辛、苦，有麻舌感。

牵牛子（黑丑） 形如白丑，表面灰黑色或黑色。

炒牵牛子 形如牵牛子，形体鼓起，带焦斑，有香气。

性味归经 味苦、性寒；有毒。归肺、肾、大肠经。

用法用量 3～6g。入丸、散服，每次1.5～3g。

功效 泻水通便，消痰涤饮，杀虫攻积。

使用注意 孕妇忌用。不宜与巴豆、巴豆霜同用。

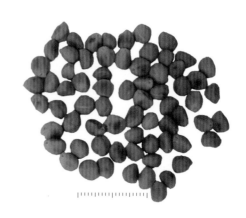

炒牵牛子（白丑）

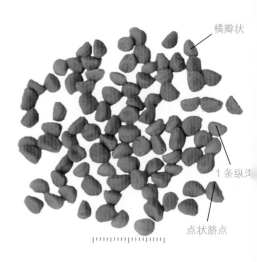

橘瓣状

1条纵沟

点状脐点

牵牛子（白丑）

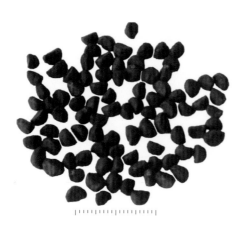

牵牛子（黑丑）

养生偏方

● 治急性腰扭伤：生、熟牵牛子各半，碾末，每次3～9g（根据年龄及体质决定用量），温开水送服。轻者每天1次，重者每天2～3次。

244 巴豆 bā dòu

别名：双眼龙、江子、猛子树、八百力、芒子。

鉴别要点

巴豆仁 呈卵圆形，一般具三棱。表面灰黄色或稍深，粗糙，有纵线6条。破开果壳，可见3室，每室含种子1粒。种子呈略扁的椭圆形，表面棕色或灰棕色；外种皮薄而脆，内种皮呈白色薄膜；种仁黄白色，油质。气微，味辛辣。

巴豆霜 为松散状粉末，黄白色，显油性。无臭，味辛辣。

性味归经
味辛，性热；有大毒。归胃、大肠经。

用法用量
外用适量，研末涂患处，或捣烂以纱布包擦患处。

功效
外用蚀疮。

使用注意
孕妇及体弱者忌用。不宜与牵牛子同用。

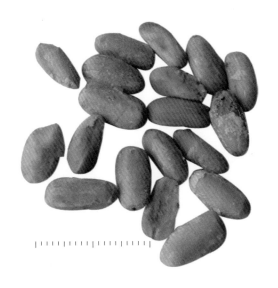

巴豆仁

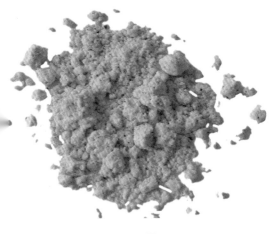

巴豆霜

治病验方

• **三物备急丸**：大黄3g，干姜3g，巴豆（去皮、心，熬，外研如脂）3g，为蜜丸，如大豆许，每服三四丸（原方出自《金匮要略》）。功效：攻逐寒积。适用于寒实腹痛。症见猝然心腹胀痛，痛如锥刺，气急口噤，大便不通。

养生偏方

• 治肠梗阻：巴豆霜0.5～1g，用荔枝肉或龙眼肉包吞。一般服药后2～3h即解水样便数次，梗阻随即解除。服药6h后仍未排便，手术治疗。

• 治婴儿便秘：白蜡少许熔化，将巴豆1粒去壳研末掺入，敷脐6h，1次不愈，可用1～2次。

245 千金子
qiān jīn zǐ

别名：续随子、打鼓子、一把伞、小巴豆、看园老。

鉴别要点

千金子 呈椭圆形或卵圆形，长5～6mm，直径约4mm。外皮黄褐色或灰褐色，有网状皱纹，上有暗褐色斑点。种仁（胚乳）黄白色，富油性，质坚脆。无臭，味淡，辛辣。

千金子仁 呈椭圆形或卵圆形，外皮为黄白色，富油性，味淡，辛辣。

性味归经

味辛，性温；有毒。归肝、肾、大肠经。

用法用量

1～2g，去壳，去油用，多入丸、散服。外用适量，捣烂敷患处。

功效

泻下逐水，破血消癥；外用疗癣蚀疣。

使用注意

孕妇禁用。

养生偏方

• 治疗风湿痹痛：千金子去壳取2～3粒，杵碎放于胶布上，直接贴于患处阿是穴，每日换药1次，2～3次为1个疗程。

• 治血瘀经闭：千金子3g，丹参、制香附各9g，加水400ml，煎至200ml，服，日1剂。

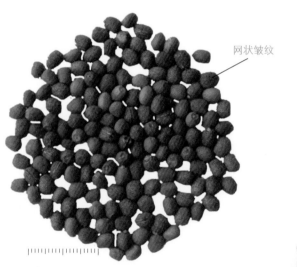

网状皱纹

千金子

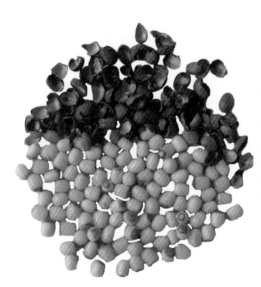

千金子仁、壳

246 商陆 ^{shāng lù}

别名：山萝卜、水萝卜、当陆。

鉴别要点

商陆 为横切或纵切的不规则块片。横切片弯曲不平，边缘皱缩，切面木部隆起，形成数个突起的同心性环轮，习称"罗盘纹"。纵切片弯曲或卷曲，木部呈平行条状突起。质硬。气微，味稍甜，久嚼麻舌。

醋商陆 形如商陆，块片小而薄，表面呈棕黄色，略有醋气。

性味归经 味苦，性寒；有毒。归肺、脾、肾、大肠经。

用法用量 3～9g。外用适量，煎汤熏洗。

功效 逐水消肿，通利二便，外用解毒散结。

使用注意 孕妇禁用。

治病验方

疏凿饮子：商陆 6g，泽泻 12g，赤小豆（炒）15g，羌活（去芦）9g，大腹皮 12g，椒目 6g，木通 6g，秦艽（去芦）9g，

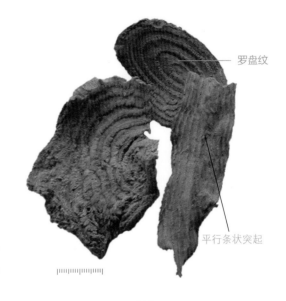

罗盘纹

平行条状突起

商陆

槟榔 9g，茯苓皮 15g，每服 12g，用水 300ml，加生姜 5 片，煎至 210ml，去渣，不拘时服（原方出自《重订严氏济生方》）。功效：泻下逐水，疏风发表。适用于阳水实证，症见遍身水肿、气喘、口渴、二便不利等。

养生偏方

• 治银屑病：生商陆切片，置于高压锅中蒸 2h 后烤干，粉碎成粉，压片备用。口服，成人每日 9g，分 3 次服。儿童酌减。

• 治消化性溃疡：商陆干品 15～24g，或鲜品 30～60g，加水 400ml，煎成 200ml，两次分服。

• 治淋巴结核：商陆 9g，红糖为引，水煎服。

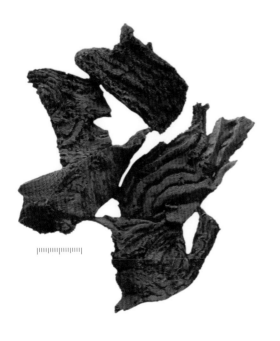

醋商陆

第八章 温里药

247 附 子 _{fù zǐ}

别名：侧子、虎掌、熟白附子、黑附子、明附片、刁附、川附子。

鉴别要点

盐附子 呈圆锥形。表面灰黑色，被盐霜，顶端有凹陷的芽痕，周围有瘤状突起的支根或支根痕。体重，横切面可见充满盐霜的小空隙和多角形形成层环纹，环纹内侧导管束排列不整齐。气微，味咸而麻，刺舌。

黑顺片 为纵切片，上宽下窄。外皮黑褐色，切面暗黄色，油润具光泽，半透明状，并有纵向导管束。质硬而脆，断面角质样。气微，味淡。

白附片 无外皮，黄白色，半透明，厚约0.3cm。

性味归经
味辛、甘，性大热；有毒。归心、肾、脾经。

用法用量
3～15g，先煎，久煎。

功效
回阳救逆，补火助阳，散寒止痛。黑顺片、白附片是为了降低毒性，直接供药用。

使用注意
孕妇及阴虚阳亢者忌用。反半夏、瓜蒌、贝母、白蔹、白及。生品外用，内服须炮制。

治病验方

• **参附汤**：人参12g，炮附子（去皮、脐）9g，水煎服，阳气脱陷者倍量（原方出自《正体类要》）。功效：益气回阳。适用于阳气暴脱证。症见手足逆冷，头晕气短，汗出，脉微。

• **附子理中丸**：炮附子（去皮、脐）9g，人参（去芦）9g，干姜（炮）9g，白术9g，炙甘草9g，上为细末，用炼蜜和为丸，每次1丸，水煎，空腹服（原方出自《太平惠民和剂局方》）。功效：温阳祛寒，益气健脾。适用于脾胃虚寒，心腹绞痛，吐泻转筋，体冷微汗，手足厥寒，心下逆满，腹中雷鸣，呕哕不止，饮食不进，并治一切沉寒痼冷。

养生偏方

• 治疗冻疮：附子10g，浸入50g白酒中，30min后，用文火煎沸3min，趁热涂于冻疮患处，每晚睡前涂5次。

• 治便秘：制附子6g，大黄9g，生姜3g。加水600ml，煎至200ml，温服，每天1剂。

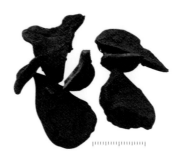

黑顺片

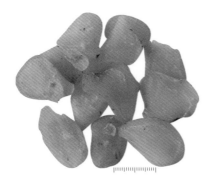

白附片

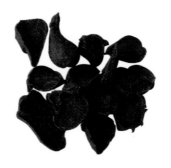

盐附片

248 肉桂 ^{ròu guì}

别名：玉桂、牡桂、菌桂、筒桂、大桂、辣桂。

鉴别要点 本品呈槽状或卷筒状。外表面灰棕色，稍粗糙；内表面红棕色，有细纵纹，划之显油痕。质硬而脆，易折断，断面不平坦，外层棕色而较粗糙，内层红棕色而油润，两层间有1条黄棕色的线纹。气香浓烈，味甜、辣。

性味归经 味辛、甘，性大热。归肾、脾、心、肝经。

用法用量 1～5g。

功效 补火助阳，引火归原，散寒止痛，温通经脉。

使用注意 阴虚火旺，里有实热，血热妄行出血及孕妇忌用。畏赤石脂。

治病验方

• 右归饮：熟地黄9～30g，山药（炒）9g，枸杞子9g，山茱萸6g，炙甘草3g，肉桂3～6g，杜仲9g，制附子6～9个，水煎服（原方出自《景岳全书》）。功效：温补肾阳，填精补血。适用于肾阳不足证。症见气怯神疲，腹痛腰酸，肢冷脉细，舌淡苔白，或阴盛格阳，真寒假热证。

• 济生肾气丸：炮附子9g，茯苓6g，泽泻6g，山茱萸6g，山药6g，车前子6g，牡丹皮6g，肉桂3g，牛膝6g，熟地黄6g，炼蜜为丸，每次9g，每日3次（原方出自《重订严氏济生方》）。功效：补肾壮阳。适用于肾虚证。症见肾脏虚弱，面色黧黑，足冷足肿，耳鸣耳聋，肢体羸瘦，足膝软弱，小便不利，腰脊疼痛。

养生偏方

• 治疗腰痛：肉桂粉每次5g，每日服两次，疗程为3周。

• 治冻疮：肉桂20g，花椒20g。水煎洗患处，每日1次。

• 治疗附子中毒：用肉桂5～10g，泡水口服，服药后5～15min即出现呕吐，使毒物吐出，15～30min后症状逐渐缓解。若不解者再取3～5g肉桂，如法再服。

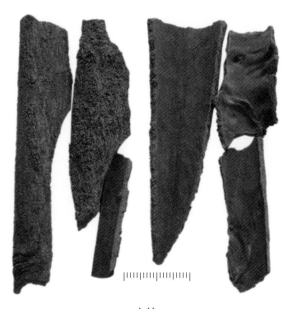

肉桂

249 干姜

gān jiāng

别名：白姜、均姜。

鉴别要点

干姜 呈扁平块状，具指状分枝。表面具纵皱纹和明显的环节，分枝处常有鳞叶残存，分枝顶端有茎痕或芽。质坚实，断面黄白色或灰白色，内皮层环纹明显，维管束及黄色油点散在。气香、特异，味辛辣。

干姜片 本品呈不规则纵切片或斜切片，具指状分枝。外皮粗糙，具纵皱纹及明显的环节。切面灰黄色或灰白色，略显粉性，可见较多的纵向纤维，有的呈毛状。质坚实，断面纤维性。气香、特异，味辛辣。

干姜炭 形如干姜，表面鼓起，呈焦黑色，内部棕褐色。体轻，质松脆。微苦，微辣。

性味归经
味辛，性热。归脾、胃、肾、心、肺经。

用法用量
3 ~ 10g。

功效
温中散寒，回阳通脉，温肺化饮。干姜温中散寒，回阳通脉。姜炭味苦、涩，性温，归脾、肝经，其辛味消失，守而不走，长于止血温经。

使用注意
本品辛热燥烈，阴虚内热、血热妄行者忌用。

治病验方

• **理中丸**：人参 9g，干姜 9g，白术 9g，炙甘草 9g，炼蜜为丸，每次 9g，每日 3 次（原方出自《伤寒论》）。功效：温中散寒，补气健脾。适用于脾胃虚寒证。症见脘腹疼痛，喜温喜按，自利不渴，畏寒肢冷，呕吐，不欲饮食，舌淡苔白，脉沉细；或阳虚失血，或小儿慢惊风，或病后喜唾涎沫，或吐泻腹痛，胸痹等。

• **四逆汤**：附子（生用，去皮，破八片）15g，干姜 9g，炙甘草 12g，水煎服（原方出自《伤寒论》）。功效：温中散寒，回阳救逆。适用于少阴病，阳气虚衰，阴寒内盛。症见四肢厥冷，恶寒倦卧，神疲欲寐，下利清谷，腹中冷痛，口淡不渴，舌淡苔白，脉沉细欲绝。

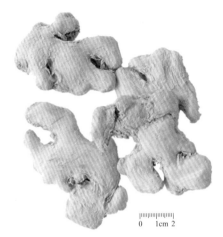

干姜

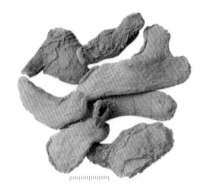

干姜片

养生偏方

• 治寒性胃痛：干姜 10g，胡椒 10 粒。共研为末。每日 2 次，冲服。

• 治风寒咳嗽：干姜末 1.5g，热酒调服。

• 治产后腹痛：炮姜 3g，蜂蜜 5g。将炮姜研为细末，与蜂蜜调服。

• 治慢性胃炎：蒲公英 25 ~ 50g，延胡索 10 ~ 30g，干姜 3 ~ 9g（偏热者重用蒲公英，偏寒者重用干姜，偏气滞血瘀或疼痛明显者重用延胡索），水煎服，每日一剂。

250 吴茱萸
wú zhū yú

别名: 食茱萸、吴萸。

鉴别要点

吴茱萸 呈扁球形或略呈五角星状扁球形,直径2~5mm。表面暗黄绿色或绿黑色,粗糙,有许多点状突起或凹下的油点。顶端有五角星状的裂隙,基部残留果柄痕。质硬而脆。气香浓烈,味辛辣而微苦。

制吴茱萸 形如吴茱萸,表面变色,气味稍淡。

连吴茱萸 形如吴茱萸,色泽稍深,味苦。

性味归经
味辛、苦,性热;有小毒。归肝、脾、胃、肾经。

用法用量
2~5g。外用适量。

功效
散寒止痛,降逆止呕,助阳止泻。生吴茱萸多外用,散寒定痛力强。制吴茱萸甘草制后能降低毒性,缓和燥性。

使用注意
不宜多用、久服。阴虚有热者忌用。

治病验方

• **吴茱萸汤:** 吴茱萸(洗)9g,人参9g,大枣(擘)4枚,生姜(切)18g,水煎服(原方出自《伤寒论》)。功效:温中补虚,降逆止呕。适用于虚寒呕吐。症见食入欲呕,畏寒喜热,或胃脘痛,吞酸嘈杂;或厥阴头痛,干呕吐涎沫;或少阴吐利,手足逆冷,烦躁欲死。

• **温经汤:** 吴茱萸9g,当归6g,芍药6g,川芎6g,人参6g,桂枝6g,阿胶6g,

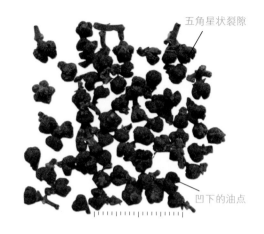

五角星状裂隙

凹下的油点

吴茱萸(大粒)

牡丹皮(去皮)6g,生姜6g,甘草6g,半夏6g,麦冬(去心)9g,水煎服(原方出自《金匮要略》)。功效:温经散寒,祛瘀养血。适用于冲任虚寒,瘀血阻滞证。症见漏下不止,月经不调,或前或后,或逾期不至,或一月再行,或经停不止,而见傍晚发热,手心烦热,唇口干燥,少腹里急,腹满,亦治妇人久不受孕。

养生偏方

• 治疗嗳气、呃逆:吴茱萸、三七等量,研末,每次用6g,以淡盐水煎服。

• 治湿疹:吴茱萸30g。研末,香油调涂,每日1次。

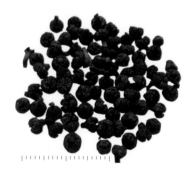

制吴茱萸(甘草水制)

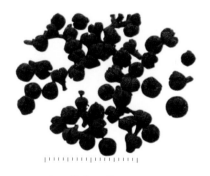

连吴茱萸(黄连水制)

251 丁香(公丁香)

dīng xiāng

别名:丁子香、支解香、瘦香娇、雄丁香、公丁香、如宇香、索瞿香、百里馨。

鉴别要点 本品略呈研棒状,长1~2cm。花冠圆球形,花瓣4,复瓦状抱合,棕褐色或褐黄色。萼筒圆柱状,略扁,上部有4枚三角状的萼片,十字状分开。质坚实,富油性。气芳香浓烈,味辛辣、有麻舌感。

性味归经 味辛,性温。归脾、胃、肺、肾经。

用法用量 1~3g,内服或研末外敷。

功效 温中降逆,补肾助阳。

使用注意 本品辛热燥烈,易耗气动火,故不宜多用、久服。阴虚有热者忌用。不宜与郁金同用。

治病验方

• 丁蔻理中丸:人参6g,白术9g,干姜6g,炙甘草6g,丁香1.5g,豆蔻6g,炼蜜为丸,温水送服。功效:增强温中降逆止呕之力。适用于理中丸证兼有反胃者,并可用于慢性胃肠炎、溃疡病的胃痛、消化不良等。

养生偏方

• 治疗体癣、足癣:用丁香15g,加入70%酒精100ml,浸48h后去渣。每日外擦患处3次。

• 治疗口腔溃疡:用丁香9~15g,打碎,放入杯或小瓶中,用冷水浸过药面,约经4h后,取药液涂于口腔溃疡表面,每日6~8次。

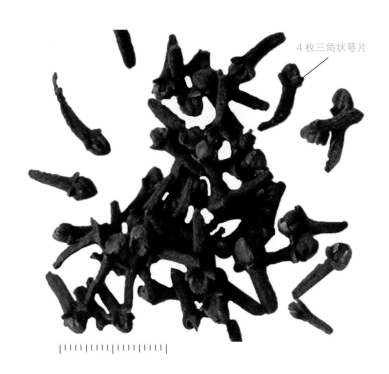

4枚三角状萼片

公丁香

252 小茴香

xiǎo huí xiāng

别名：茴香子、茴香、土茴香、野茴香、大茴香、谷茴香、谷香、香子。

鉴别要点

小茴香 呈长椭圆形，有的稍弯曲，长5~6 mm，宽约2 mm。表面黄绿色或淡黄色，两端略尖，背面隆起有纵棱5条。气芳香，味辛而后甜。

盐小茴香 形如小茴香，微鼓起，表面呈深黄色，味微咸。

性味归经 味辛，性温。归肝、肾、脾、胃经。

用法用量 3~6g。

功效 散寒止痛，理气和胃。生品用于寒疝腹痛，睾丸偏坠，痛经，少腹冷痛，脘腹胀痛，食少吐泻。盐小茴香暖肾散寒止痛。用于寒疝腹痛，睾丸偏坠，经寒腹痛。

使用注意 阴虚火旺者慎用。

治病验方

• 暖肝煎：肉桂3~6g，小茴香6g，当归3~9g，枸杞子9g，乌药6g，沉香3g，茯苓6g，水一盏半，加生姜三、五片，煎七分，食远温服（原方出自《景岳全书》）。功效：暖肝温肾，行气止痛。适用于肝肾不足，寒滞肝脉证。症见睾丸冷痛，或小腹疼痛，疝气痛，畏寒喜暖，舌淡苔白，脉沉迟。

• 温肾回阳汤：当归15g，乌药、枸杞子、茯苓、小茴香、吴茱萸各10g，肉桂、炮姜、沉香各3g，生姜3片，水煎服（原方出自《长沙中医验方选编》）。功效：温肾回阳。适用于缩阴证。症见手足厥逆，舌卷囊缩而引起的腹痛、恐惧及哭叫。

养生偏方

• 治痛经：小茴香15g，葱白3根（或小茴香9g，生姜4片）。加水400ml，煎至100ml，内服，每日2次。

• 治胁下疼痛：小茴香（炒）30g，枳壳（炒）15g。研末。每服9g，盐汤调下。

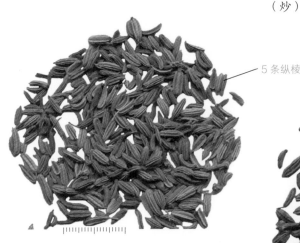

5条纵棱

小茴香

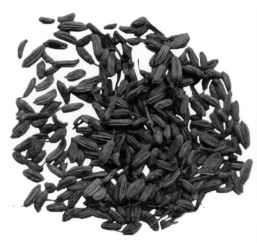

盐小茴香

253 花椒

huā jiāo

别名：蜀椒、红椒、川椒、香椒子、崖椒、天椒、香花椒。

鉴别要点

青椒 多为 2 ～ 3 个上部离生的小蓇葖果，集生于小果梗上。蓇葖果球形，沿腹缝线开裂；外表面灰绿色或暗绿色，散有多数油点和细密的网状隆起皱纹；内表面类白色。内果皮常由基部与外果皮分离。气香，味微甜而辛。

花椒 蓇葖果多单生。外表面紫红色或棕红色，散有多数疣状突起的油点，对光观察半透明；内表面淡黄色。香气浓，味麻辣而持久。

炒花椒 形如花椒，表面色泽加深，香气浓郁。

性味归经 味辛、性温。归脾、胃、肾经。

用法用量 3 ～ 6g。外用适量，煎汤熏洗。

功效 温中止痛，杀虫止痒。生品长于温中止痛、杀虫止痒；炒花椒炒后可减毒，长于温中散寒，驱虫止痛。

使用注意 阴虚火旺者忌服，孕妇慎用。

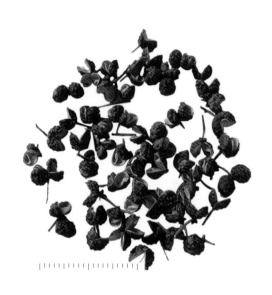

花椒

治病验方

• **大建中汤**：花椒 6g，干姜 12g，人参 6g，上三味，以水煮，去渣，纳饴糖（熔化）30g，分次温服（原方出自《金匮要略》）。功效：温中补虚，降逆止痛。适用于虚寒腹痛。心胸中大寒痛，呕不能食，腹中寒，上冲皮起，见有头足，上下痛而不可触近，舌苔白滑，脉沉细，甚则肢厥脉伏，或腹中辘辘有声。

养生偏方

• 治牙痛：花椒 1 粒，放痛处咬住。

• 治斑秃：花椒适量。将其研碎，用麻油调匀。涂患处，每日 3 次。

• 治腹痛：花椒 3g，干姜 6g，香附 12g，加水 400ml，煎至 200ml，每日 2 次。

• 回乳：花椒 10 ～ 15g，加水 400 ～ 500ml，浸泡 2h，煎煮至 250ml，加红糖 50 ～ 100g。于断奶当日趁热 1 次服下，每日 1 次，连用 1 ～ 3 次。

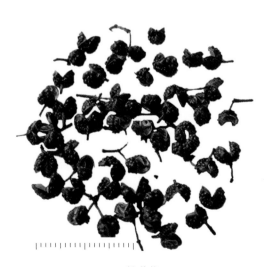

炒花椒

254 荜茇

^{bì bó}

别名：荜拨、毕勃、鼠尾。

鉴别要点 本品呈圆柱形，稍弯曲，由多数小浆果集合而成。表面黑褐色或棕色，有斜向排列整齐的小突起。质硬而脆，易折断，断面不整齐，颗粒状。小浆果球形，直径约0.1cm。有特异香气，味辛辣。

性味归经 味辛，性热。归胃、大肠经。

用法用量 1~3g。外用适量，研末塞龋齿孔中。

功效 温中散寒，下气止痛。

使用注意 实热郁火、阴虚火旺者均忌服。

治病验方 本书未作收载。

养生偏方

• 治牙痛：荜茇10g，细辛6g，每日1剂，水煎漱口，一日漱3~5次，每次漱口10~20s。

• 治偏头痛：荜茇为末，令患者口中含温水，左边头痛令左鼻吸0.1g，右边头痛令右鼻吸0.1g。

• 治龋齿牙痛：荜茇10g，生石膏30g。共研细，与大蒜1头共捣烂成糊状，加白酒适量搅匀，贴于双侧足心。

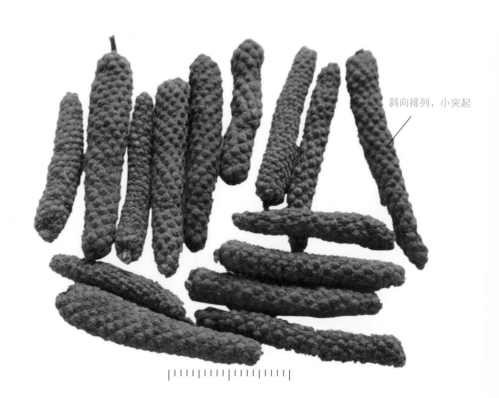

斜向排列，小突起

荜茇

255 荜澄茄

bì chéng qié

别名：澄茄、毕茄。

鉴别要点 本品呈类球形，直径 4 ~ 6mm。表面棕褐色至黑褐色，有网状皱纹。除去外皮可见硬脆的果核，种子1，子叶2，黄棕色，富油性。气芳香，味稍辣而微苦。

性味归经 味辛，性温。归脾、胃、肾、膀胱经。

用法用量 1 ~ 3g。

功效 温中散寒，行气止痛。

使用注意 阴虚血分有热、发热咳嗽禁用。

养生偏方

• 治脾胃虚弱，胸膈不快，不进饮食：荜澄茄不拘多少，为细末，姜汁打神曲末煮糊为丸，如梧桐子大，每服 70 丸，食后淡姜汤下。

• 治支气管哮喘：山鸡椒果实、胡颓子叶、地黄根各 15g，加水 400ml，煎至 200ml，温服。忌食酸辣。

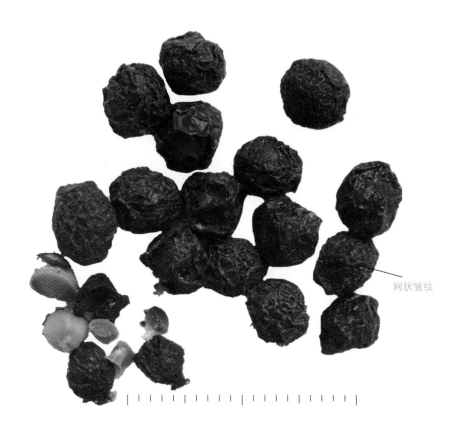

网状皱纹

荜澄茄

256 高良姜

gāo liáng jiāng

别名：风姜、枫姜、小良姜。

鉴别要点 本品呈圆柱形，多弯曲，有分枝。表面棕红色至暗褐色，有细密的纵皱纹和灰棕色的波状环节，节间长0.2～1cm。质坚韧，不易折断，断面灰棕色或红棕色，纤维性。气香，味辛辣。

性味归经 味辛，性热。归脾、胃经。

用法用量 3～6g。

功效 温胃止呕，散寒止痛。

使用注意 阴虚有热者忌用。

治病验方

• 良附丸：高良姜（酒洗七次，焙干）9g，香附子（醋洗七次，焙干）9g，上药，各研，各贮，用时以米汤加入生姜汁一匙、盐一撮为丸服（原方出自《良方集腋》）。功效：行气疏肝，祛寒止痛。适用于气滞寒凝诸痛证。症见胃脘疼痛，胸闷胁痛，畏寒喜热，得温减痛，亦治妇女痛经等。

• 复方蓍草散：蓍草300g，七叶一枝花、高良姜、青木香各180g，枯矾210g，肉桂120个，研末为散剂，每服3g，日服3～4次，用量可酌情增减（原方出自《新中医》1977年第一期）。功效：暖胃健脾，化腐解毒，止痛消胀，制酸止血。适用于胃及十二指肠溃疡。

养生偏方

• 治胃寒呃逆、脘腹冷痛：高良姜、荜澄茄各6g，等份为散，煎水频饮。

• 治疗花斑癣：高良姜泡于75%酒精中，浸泡7日备用。用时涂搽患处，1日2次。

• 治萎缩性胃炎：高良姜15g，桂皮6g，香附9g，加水400ml，煎至200ml，温服日1剂。

• 治心脾痛：高良姜、槟榔等份，各炒。上为细末，米饮调下。

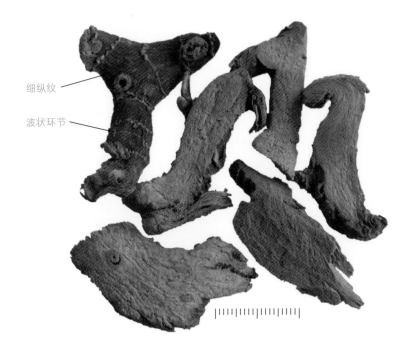

细纵纹

波状环节

高良姜

257 红豆蔻

hóng dòu kòu

别名：红豆、良姜子、红扣。

鉴别要点 本品呈椭圆形或长球形，长7～12mm，直径5～7mm。表面红棕色或暗红色，略皱缩。果皮薄，易破碎。内含6粒种子，呈扁圆形或三角状多面形，黑棕色或红棕色，微有光泽，外附一层黄白色膜质假种皮，胚乳灰白色。气香，味辛辣。

性味归经 味辛，性温。归脾、胃经。

用法用量 3～6g。

功效 散寒燥湿，醒脾消食。

使用注意 阴虚有热者忌用。

治病验方

• 厚朴温中汤：姜制厚朴、陈皮（去白）各30g，炙甘草、茯苓（去皮）、草豆蔻、木香各15g，干姜3g，研末为散，每服15g，加生姜3片，水煎服（原方出自《内外伤辨惑论》）。功效：温中行气，燥湿除满。适用于脾胃寒湿致脘腹胀满或胃寒作痛等证。

养生偏方

• 治风寒牙痛：红豆蔻为末，随左右以少许搐鼻中，并掺牙取涎，或加麝香。

• 治腹痛、呕吐、泄泻：红豆蔻50g，丁香40g，草果30g，白术30g，诃子20g。碎成细粉，混匀。每日2～3次，每次2～3g，白开水送服。

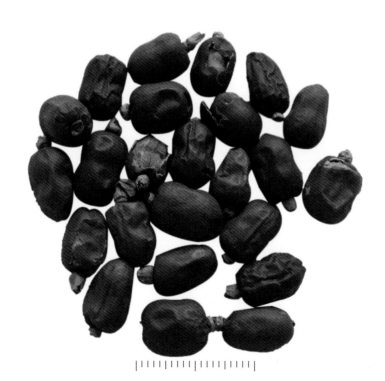

红豆蔻

258 山奈 shān nài

别名：沙姜、山辣。

鉴别要点 本品多为圆形或近圆形的横切片。外皮浅褐色或黄褐色，皱缩；切面类白色，粉性，常鼓凸。质脆，易折断。气香特异，味辛辣。

性味归经 味辛，性温。归胃经。

用法用量 6～9g。

功效 行气温中，消食，止痛。

使用注意 凡阴虚血亏及胃有郁火者忌用。

养生偏方

• 治感冒食滞，胸腹胀满，腹痛泄泻：山奈15g，山苍子根6g，五味子根9g，乌药4.5g，陈茶叶3g。研末，每次15g。开水泡或煎数沸后取汁服。

• 治疗脂溢性皮炎：用山奈配大黄、细辛、山椒，研末，90%酒精浸泡，1个月后取滤液加冰片，外搽患处，每日3次。

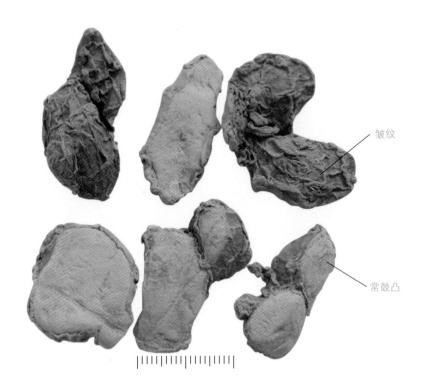

皱纹

常鼓凸

山奈

259 甘松 gān sōng

別名：甘香松、香松。

鉴别要点 本品多弯曲，上粗下细，长 5～18cm。根茎短小，上端有茎、叶残基，外层棕黑色或褐色，内层棕色或黄色。外被多层枯叶残基，呈膜质片状或纤维状，根单一或数条交结，分枝或并列，表面皱缩，棕褐色，有细根和须根。质松脆，易折断，断面粗糙。具有特殊浓郁香气，气特异，味苦而辛，有清凉感。

性味归经 味辛、甘，性温。归脾、胃经。

用法用量 3～6g。外用适量，泡汤漱口或煎汤洗脚或研末敷患处。

功效 理气止痛，开郁醒脾；外用祛湿消肿。

使用注意 气虚血热者忌服。

养生偏方

• 治妊娠水肿：甘松100～200g，先用开水浸泡1～2h后，煮沸数分钟，去渣，待药温降至40℃左右时擦洗患处，每天1～2次，每剂药可用2～3次。

• 治肾虚齿痛：甘松、硫黄各等份。为细末，百沸汤泡，漱口。

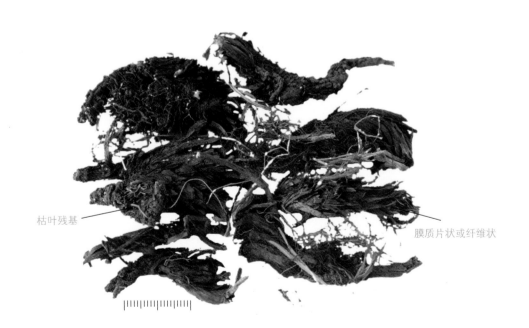

枯叶残基

膜质片状或纤维状

甘松

260 苍术 cāng zhú

别名：赤术、青术、仙术、南苍术、矛术。

鉴别要点

茅苍术 呈不规则连珠状或结节状圆柱形。表面有皱纹及残留须根，顶端具茎痕或残留茎基。质坚实，断面散有多数橙黄色或棕红色油室，习称"朱砂点"，暴露稍久，可析出白色细针状结晶，习称"起霜"。气香特异，味辛、苦。

北苍术 呈疙瘩块状或结节状圆柱形。质较疏松，断面散有黄棕色油室。香气较淡。

麸苍术 形如苍术，表面深黄色，有焦麸香气。

性味归经 味辛、苦，性温。归脾、胃、肝经。

用法用量 3~9g。

功效 燥湿健脾，祛风散寒，明目。生品温燥而辛烈，燥湿、祛风、散寒力强。炒苍术更长于健脾和胃。

使用注意 阴虚内热、气虚多汗者忌用。

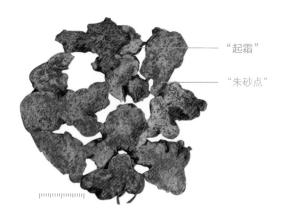

"起霜"

"朱砂点"

苍术

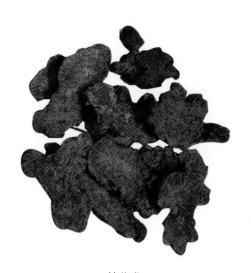

麸苍术

治病验方

• **平胃散**：苍术（去粗皮，米泔水浸2日）15g，厚朴（去粗皮，姜汁制，炒香）9g，陈皮（去白）9g，甘草6g，加生姜2片、大枣2枚，水煎服（原方出自《太平惠民和剂局方》）。功效：燥湿运脾，行气和胃。适用于湿滞脾胃证。

• **白虎加苍术汤**：苍术9g，知母18g，炙甘草6g，石膏50g，粳米9g，水煎服（原方出自《类证活人书》）。功效：清热祛湿。适用于湿温病，身热胸痞、汗多、舌红苔白腻；并治风湿热痹、身大热、关节肿痛等。

养生偏方

• 治胃下垂：每日用苍术20g，代茶饮服。

• 治烧烫伤：茅苍术适量，研成细末，与白芝麻油调成稀糊状后，将药糊薄薄地敷在烧烫伤部位，每日1~2次直至愈合为止。

• 治荨麻疹：苍术15g，白皮豇豆30g，水煎3次，取煎液600ml，每次服200ml，日服3次。

第九章　化湿药

261 厚朴花

hòu pò huā

别名：调羹花。

鉴别要点 本品呈长圆锥形，红棕色至棕褐色。花被多为12片，肉质。雄蕊多数，花药条形，花丝宽而短。心皮多数，分离，螺旋状排列于圆锥形的花托上。花梗密被灰黄色茸毛，偶无毛。质脆，易破碎。气香，味淡。

性味归经 味辛、微苦，性温。归脾、胃、肺经。

用法用量 3～9g。

功效 行气宽中，开郁化湿。主治肝胃气滞、胸脘胀闷、食欲不振、纳谷不香、感冒咳嗽等证。

使用注意 阴虚液燥者忌用。

养生偏方

• 治梅核气：厚朴花15～30g，水煎服。

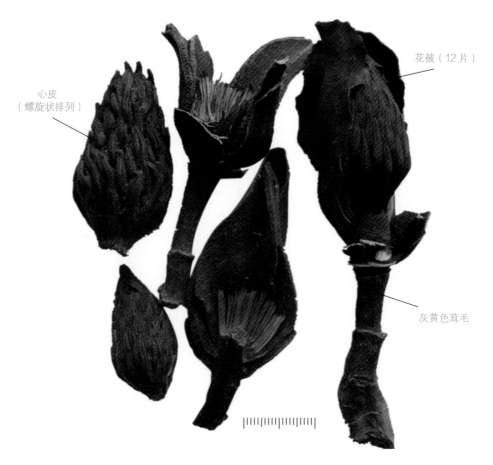

心皮
（螺旋状排列）

花被（12片）

灰黄色茸毛

厚朴花

262 广藿香
guǎng huò xiāng

别名：土藿香、排香草、大叶薄荷、猫尾巴香、山茴香、水苏叶。

鉴别要点 本品茎略呈方柱形，多分枝，表面被柔毛；质脆，易折断。叶对生，展平后叶片呈卵形或椭圆形；两面均被灰白色茸毛；叶片边缘具大小不规则的钝齿；叶柄细，被柔毛。气香特异，味微苦。

性味归经 味辛，性微温。归脾、胃、肺经。

用法用量 3～10g。

功效 芳香化浊，和中止呕，发表解暑。

使用注意 阴虚血燥者不宜用。

治病验方

• 藿香正气散：藿香（去土）15g，白芷5g，紫苏5g，茯苓（去皮）5g，半夏曲5g，白术3g，陈皮3g，大腹皮5g，厚朴（去粗皮，姜汁炙）10g，桔梗10g，甘草（炙）12g，加枣1枚，姜3片，水煎服（原方出自《太平惠民和剂局方》）。功效：解表化湿，理气和中。适用于外感风寒、内伤湿滞证。如暑湿吐泻，恶寒发热、头痛、脘腹疼痛，舌苔白腻，山岚瘴疟等。

• 三加减正气散：藿香9g，茯苓皮9g，厚朴6g，广陈皮4.5g，杏仁9g，滑石15g，水煎服（原方出自《温病条辨》）。功效：理气和中，祛湿清热。适用于秽湿着里，舌黄脘闷，气机不宣，久则酿热。

养生偏方

• 治刀伤流血：广藿香、龙骨各少许，为末，外敷。

• 治疗寻常疣：每日用鲜藿香叶2～3片，擦揉患处3～5min。

• 治香口去臭：藿香洗净，煎汤，时时漱口。

• 治暑月吐泻：滑石（炒）20g，藿香9g，丁香1g。为末，每次3g，米粥调服。

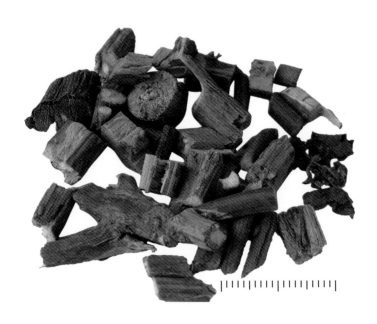

广藿香

263 佩兰 pèi lán

别名：兰草、水香、都梁香。

鉴别要点 本品茎呈圆柱形，有明显的节和纵棱线。叶对生，有柄，3裂或不分裂，分裂者中间裂片较大，展平后呈披针形或长圆状披针形，边缘有锯齿；不分裂者展平后呈卵圆形、卵状披针形或椭圆形。气芳香，味微苦。

性味归经 味辛，性平。归脾、胃、肺经。

用法用量 3～10g。

功效 芳香化湿，醒脾开胃，发表解暑。

使用注意 阴虚血燥、气虚者慎用。

养生偏方

• 治消化不良：佩兰全草9～18g，水煎，代茶饮。

• 治蛇咬伤：局部清理吸出蛇毒后，将鲜佩兰叶捣敷患处，日换药2～3次。

• 治风火牙痛：佩兰梗、叶煎汤，含漱。

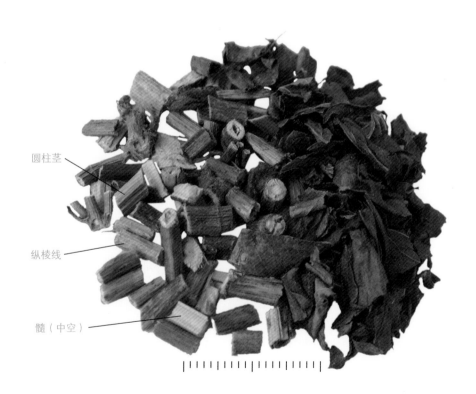

圆柱茎

纵棱线

髓（中空）

佩兰

264 石菖蒲

_{shí chāng pú}

别名：菖蒲叶、山菖蒲、水剑草、香菖蒲、药菖蒲。

鉴别要点 本品呈扁圆柱形。表面粗糙，有疏密不匀的环节；叶痕呈三角形，左右交互排列，有的其上有毛鳞状的叶基残余。质硬，断面纤维性，内皮层环明显，可见多数维管束小点及棕色油细胞。气芳香，味苦、微辛。

性味归经 味辛、苦，性温。归心、胃经。

用法用量 3～10g。

功效 开窍豁痰，醒神益智，化湿开胃。

使用注意 本品辛香温燥，凡阴亏血虚及精滑、多汗者，均不宜服。

治病验方

• 连朴饮：石菖蒲、川黄连（姜汁炒）各6g，制厚朴、栀子、制半夏、淡豆豉（炒）各9g，芦根30g，水煎服（原方出自《随息居重订霍乱论》）。功效：清热化湿，调和胃肠。适用于胃肠湿热中阻。症见胸闷，恶心，纳呆、腹泻、舌苔黄腻等症。

• 甘露消毒丹：飞滑石450g，绵茵陈330g，淡黄芩30g，石菖蒲180g，木通、川贝母各150g，射干、连翘、薄荷、蔻豆、藿香各120g，共研细末，或以神曲糊丸。每服9g,每日2次（原方出自《温热经纬》）。功效:化浊利湿，清热解毒。适用于湿温初起，邪在气分，湿热并重。症见身热困倦，胸闷腹胀，无汗而烦，或有汗而热不退，尿赤便秘，或泻而不畅，舌体黄腻。

养生偏方

• 治风湿痹痛：石菖蒲200g，浸入1000ml的60度左右的白酒内，密封，半个月后启用。每天早晚各饮2～3杯。1000ml药酒可服1个月。

• 治神经性呕吐：将10～20g石菖蒲捣碎，纱布包，加水500ml左右，文火煮沸15min后取汁。每天1剂，少量频饮，分10～30次进药。

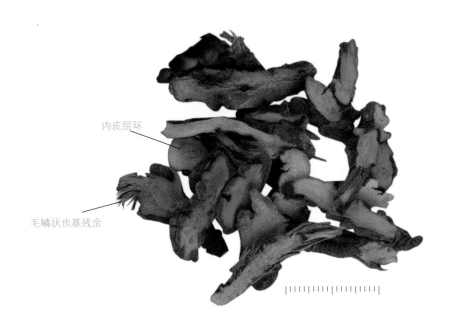

内皮层环

毛鳞状也基残余

石菖蒲

265 豆蔻

dòu kòu

鉴别要点 本品呈类球形，直径12～17mm。外皮黄白色至淡黄棕色，有3条较深的纵向槽纹，顶端有突起的柱基，基部有凹下的果柄痕，两端均具有浅棕色茸毛。果皮体轻，质脆，易纵向开裂，内分3室，每室含种子约10粒。气芳香，味辛凉略似樟脑；爪哇白豆蔻，个略小，表面黄白色，有的微显紫棕色，果皮较薄，种子瘦瘪，气味较弱。

性味归经 味辛，性温。归肺、脾、胃经。

用法用量 内服：煎汤（不宜久煎），1.5～6g；或入丸、散。

功效 化湿行气，温中止呕。

使用注意 阴虚血燥者慎用。

治病验方

• 三仁汤：蔻豆6g，杏仁12g，生薏苡仁18g，飞滑石18g，白通草6g，竹叶6g，厚朴6g，半夏10g，水煎服（原方出自《温病条辨》）。功效：宣畅气机，清利湿热。适用于温病初起及暑温夹湿。症见头痛恶寒，身重疼痛，面色淡黄，胸闷不饥，午后身热，苔白不渴，脉弦细而濡。

养生偏方

• 治胃寒呕吐，腹痛：豆蔻9g，为末，酒送服。

• 治口角流涎：豆蔻适量，研细，老姜3片，用温开水泡后送服，每天3次。

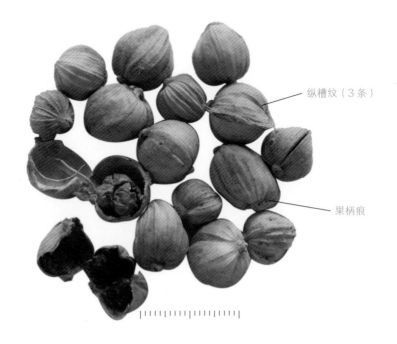

纵槽纹（3条）

果柄痕

豆蔻

266 砂仁

^{shā} ^{rén}

别名：缩沙蜜、缩砂仁、阳春砂、春砂仁、蜜砂仁。

鉴别要点

阳春砂、绿壳砂 呈椭圆形或卵圆形，有不明显的三棱。表面棕褐色，密生刺状突起。果皮薄而软。种子集结成团，中有白色隔膜，将种子团分成3瓣。种子有细皱纹，外被淡棕色膜质假种皮。气芳香而浓烈，味辛凉、微苦。

海南砂 呈长椭圆形或卵圆形，有明显的三棱。表面被片状、分枝的软刺。果皮厚而硬，种子团较小，气味稍淡。

盐砂仁 形如砂仁，气芳香而浓烈，表面偶带焦斑，味辛凉、微苦、咸。

性味归经 味辛，性温。归脾、胃、肾经。

用法用量 3~6g，后下。

功效 化湿行气，温脾止泻，理气安胎。生品辛香，长于化湿行气，醒脾和胃。盐砂仁辛燥之性减低，长于降气安胎，能下行，温肾缩尿。

使用注意 阴虚血燥者慎用。

治病验方

• **香砂六君子汤**：砂仁2.5g，陈皮2.5g，半夏3g，人参3g，白术6g，茯苓6g，甘草2g，木香2g，生姜6g，水煎服（原方出自《古今名医方论》）。功效：益气化痰，行气温中。适用于脾胃气虚，痰阻气滞证。症见呕吐痞闷，纳少腹胀，消瘦倦怠，气虚肿满。

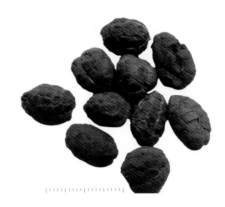

砂仁

• **六和汤**：藿香、半夏、杏仁、白术、扁豆、人参、赤茯苓各6g，木瓜4.5g，砂仁2.4g，厚朴、甘草各3g，水煎服（原方出自《医方考》）。功效：和中化湿，升清降浊。适用于夏日饮食不调，湿伤脾胃，霍乱吐泻，倦怠嗜卧，胸膈痞满、舌苔白滑等。

养生偏方

• 治呃逆：砂仁2g，细嚼后咽下，日3次。
• 治胃炎及胃、十二指肠球部溃疡：砂仁、沉香各等份，研细末，混匀，装胶囊，每粒0.3g，每次4粒，每天2~3次，饭前服用，7天为1个疗程。

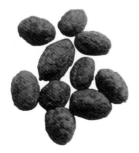

盐砂仁

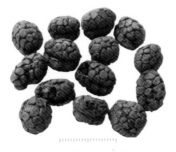

砂仁（阳春砂）

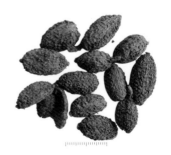

带壳砂仁

267 草豆蔻

_{cǎo dòu kòu}

别名：草蔻仁、偶子、草蔻。

鉴别要点 本品为类球形的种子团。表面灰褐色，中间有黄白色的隔膜，将种子团分成3瓣，每瓣有种子多数，粘连紧密。种子为卵圆状多面体，外被淡棕色膜质假种皮，质硬，破开后可见灰白色种仁。气香，味辛、微苦。

性味归经 味辛，性温。归脾、胃经。

用法用量 3~6g。

功效 燥湿行气，温中止呕。

使用注意 阴虚血燥者慎用。

养生偏方

• 治脾胃虚弱，不思饮食，呕吐满闷，心腹疼痛：草豆蔻10g，生姜6g，甘草3g，加水400ml，煎至200ml，日1剂。

• 治口臭：草豆蔻、细辛各等份，为末，含之。

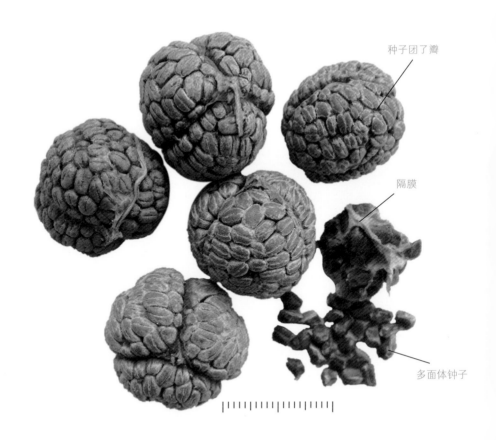

种子团了瓣

隔膜

多面体钟子

草豆蔻

268 草果

cǎo guǒ

别名：草果仁、草果子。

鉴别要点

草果 本品呈长椭圆形，具三钝棱。表面灰棕色至红棕色，具纵沟及棱线。果皮质坚韧，易纵向撕裂。剥去外皮，有黄棕色隔膜将种子团分成3瓣。种子直径约5mm，表面红棕色，外被灰白色膜质假种皮。有特异香气，味辛、微苦。

姜草果仁 形如草果仁，色泽加深微鼓起，有姜的辛辣气味。

性味归经 味辛，性温。归脾、胃经。

用法用量 3～6g。

功效 燥湿温中，截疟除痰。生品辛温燥烈，长于祛痰截疟，散邪外出。姜草果仁燥烈之性缓和，以温中止呕力胜。

使用用量 阴虚血燥者慎用。

治病验方

• **实脾散**：厚朴（去皮，姜制，炒）、白术、白茯苓（去皮）、木香、草果、大腹皮、熟附子（去皮、脐）、木瓜（去瓤）各6g，炙甘草3g，干姜（炮）3g，生姜5片，大枣3枚，原为散剂，与生姜、大枣同煎温服。现通用汤剂，水煎服（原方出自《重订严氏济生方》）。功效：温阳健脾，化湿消肿。适用于脾胃阳虚的水肿。症见全身水肿，腰以下更甚，胸腹胀满，体倦食少，手足不温，口不渴，大便溏，小便清，舌苔厚腻而润，脉沉迟。

养生偏方

• 治脾胃虚寒，反胃呕吐：草果4.5g，熟附子、生姜各6g，大枣肉12g。水煎服。

• 治寒疟不已，振寒少热：草果、附子各等份，细锉，每服9g，生姜、枣煎汤送服。

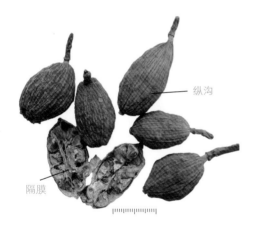

草果

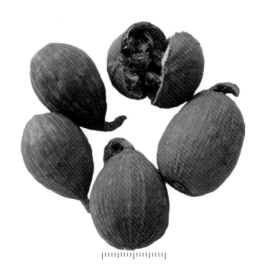

姜草果仁（姜制）

第十章 利水渗湿药

269 茯苓 fú líng

别名：茯苓个、茯苓皮、茯苓块。

鉴别要点

茯苓个 呈不规则团块状。外皮薄而粗糙，棕褐色至黑褐色，有明显的皱缩纹理。体重，质坚实，断面颗粒性，外层淡棕色，内部白色，有的中间抱有松根。气微，味淡，嚼之粘牙。

茯苓块 为去皮后切制的茯苓，呈立方块状或方块状厚片，大小不一。白色、淡红色或淡棕色。

茯苓片 为去皮后切制的茯苓，呈不规则厚片，厚薄不一。白色、淡红色或淡棕色。

茯苓皮 为削下的茯苓外皮。外面棕褐色至黑褐色，内面白色或淡棕色，体软质松，略具弹性。

性味归经
味甘、淡，性平。归心、肺、脾、肾经。

用法用量
10～15g。

功效
利水消肿，渗湿，健脾，宁心。

使用注意
虚寒精滑者忌服。

治病验方

• **五苓散**：猪苓（去皮）9g，泽泻15g，白术9g，茯苓9g，桂枝（去皮）6g，捣为散，每服6g，每日3次，温水送服（原方出自《伤寒论》）。功效：利水渗湿，温阳化气。适用于蓄水证，水湿内停，痰饮。

• **苓桂术甘汤**：茯苓12g，桂枝9g，白术9g，甘草6g，水煎服（原方出自《金匮要略》）。功效：温阳化饮，健脾利湿。适用于痰饮，胸胁支满，目眩心悸，或短气而咳，舌苔白滑，脉弦滑。

• **真武汤**：茯苓9g，芍药9g，白术6g，生姜9g，附子（炮，去皮，破八片）9g，水煎服（原方出自《伤寒论》）。功效：温阳利水。适用于脾肾阳虚，水气内停；太阳病发汗太过，阳虚水泛。

养生偏方

• 治盗汗：茯苓适量，为末，以艾汤调下。

• 治婴幼儿腹泻：茯苓细粉0.5～1g，日服3次。

• 治水肿：白术二钱，茯苓三钱，郁李仁（杵）一钱五分，加生姜汁煎。

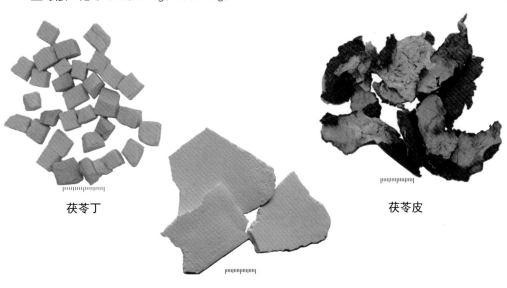

茯苓丁

茯苓片

茯苓皮

270 猪苓 zhū líng

别名：地乌桃、猪茯苓、猪灵芝、豭猪矢、豕橐。

鉴别要点 本品为类圆形、长圆形或不规则的厚片，片面类白色或黄白色，略呈颗粒状。周边皱缩，呈不规则凹凸不平的瘤状突起，黑色、灰黑色或棕黑色。体轻，质硬而韧。气微，味淡。

性味归经 味甘、淡，性平。归肾、膀胱经。

用法用量 6～12g。

功效 利水渗湿。

使用注意 无水湿者忌服。

治病验方

• **猪苓汤**：猪苓（去皮）9g，茯苓 9g，泽泻 9g，阿胶（烊）9g，滑石（碎）9g，水煎服（原方出自《伤寒论》）。功效：清热，利水，养阴。适用于水热互结证。症见小便不利、发热、口渴欲饮或心烦不寐，或兼有咳嗽、呕恶、下痢等，舌红苔白或微黄，脉细数。

养生偏方

• 治妊娠水肿：猪苓 150g，为末，每次 2～3g，以白开水调服，每日 3 次。

• 治子淋：猪苓 150g，为末，每次 2～3g，与白汤 20ml 混合，渐增至 5g，白天服 3 次，夜间服 2 次。

• 伤寒口渴：用猪苓、茯苓、泽泻、滑石、阿胶各 50g，加水 800ml，煮成 400ml。每服 50ml。1 日 3 次。

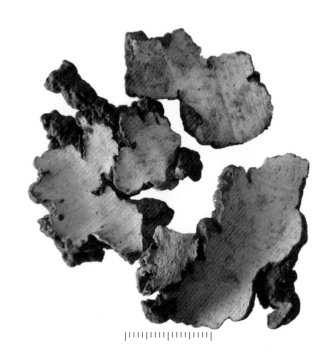

猪苓

271 泽泻 zé xiè

别名：水泻、水泽、建泽泻、芒芋、鹄泻、泽芝、及泻、天鹅蛋、天秃、禹孙。

鉴别要点

泽泻 为类圆形的厚片，片面黄白色，粉性，有多数细孔，质坚实。气微，味微苦。

麸泽泻 形如泽泻，表面显黄色，偶见焦斑，有香气。

性味归经 味甘、淡，性寒。归肾、膀胱经。

用法用量 6~10g。

功效 利水渗湿，泄热，化浊降脂。生品长于利水泄热；麸泽泻缓和寒性，长于渗湿和脾，降浊升清。

使用注意 肾虚滑泄者忌用。

治病验方

具体可参见"猪苓"的"五苓散"。

养生偏方

• 治疗内耳眩晕病：泽泻、白术各60g，加水500ml，煎至100ml，每日1剂，12天为1个疗程。

• 治遗精：泽泻10~12g，加水400ml，煎至100ml。早晚各服1剂。

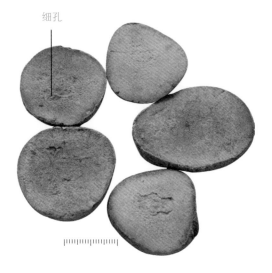

细孔

泽泻

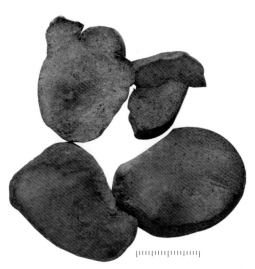

麸泽泻

272 薏苡仁

yǐ yǐ rén

别名：药玉米、水玉米、晚念珠、六谷迷。

鉴别要点

薏苡仁 呈宽卵形或长椭圆形，长 4～8mm，宽 3～6mm。表面乳白色，光滑，偶有残存的淡棕色种皮。一端钝圆，另一端较宽而微凹，有一淡棕色点状种脐。背面圆凸，腹面有 1 条较宽而深的纵沟，质坚实。断面白色，粉性。气微，味微甜。

炒薏苡仁 形如薏苡仁，表面呈微黄色，偶带焦斑，有香气。

性味归经
味甘、淡，性凉。归脾、胃、肺经。

用法用量
9～30g。

功效
利水消肿，健脾止泻，除痹，排脓，解毒散结。生品长于健脾渗湿、清热排脓，除痹、利水；炒薏苡仁长于健脾止泻，除湿作用加强。

使用注意
津液不足者慎用。

治病验方

• **薏苡竹叶散**：薏苡仁、飞滑石、赤茯苓各 15g，竹叶、连翘各 9g，豆蔻、白通草各 4.5g，共为细末。每服 15g，每日 3 次，现常用作汤剂，水煎服（原方出自《温病条辨》）。功效：辛凉清热，甘淡利湿。适用于湿郁热伏。症见身热体痛，汗出不解，胸脘痞闷欲呕，胸腹白疹，大便自利，小便短少，舌苔黄滑腻。

养生偏方

• 治疗尿路结石：生薏苡仁 30g 研末，加少许白糖拌匀，1 日 2 次，服后大量饮水，配以跳跃运动。

• 治疗扁平疣：取生薏苡仁 500g，研细末，加入白糖 500g，共拌和，每日服 2～3 次，每次 1 匙。

• 治鼻中生疮：用薏苡仁、冬瓜煎汤当茶饮。

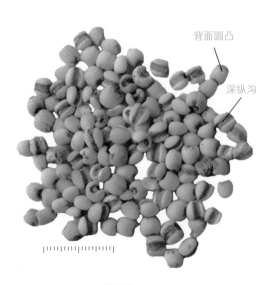

薏苡仁

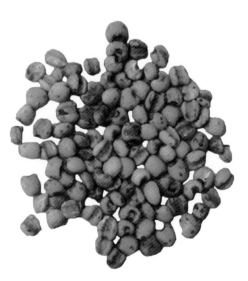

炒薏苡仁

273 赤小豆

chì xiǎo dòu

别名：红豆、野赤豆、亦豆、红小豆、金红小豆、朱小豆。

鉴别要点 本品呈长圆形而稍扁。表面紫红色，无光泽或微有光泽；一侧有线形突起的种脐，偏向一端，白色，中间凹陷成纵沟；另侧有1条不明显的棱脊。质硬，不易破碎。气微，味微甘。

性味归经 味甘、酸，性平。归心、小肠经。

用法用量 9～30g。外用适量，研末调敷。

功效 利水消肿，解毒排脓。

使用注意 蛇咬着百日内忌之。

养生偏方

• 防中暑：用赤小豆300g，食盐15g，水1000ml，煮至豆烂，冷后饮用。

• 治疗流行性腮腺炎：赤小豆50～60粒，为末，加鸡蛋清或蜜调成糊状，摊在布上，敷于患处。

• 治疗脾虚水肿或脚气，小便不利：赤小豆60g，桑白皮15g，加水煎煮，去桑白皮，饮汤食豆。

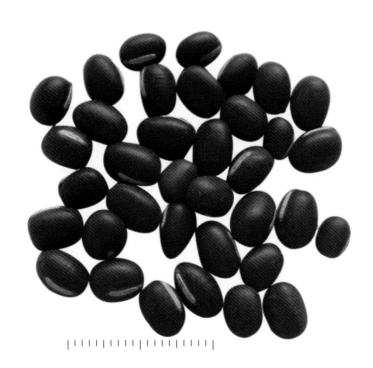

赤小豆

274 冬瓜皮

dōng guā pí

别名：东瓜、枕瓜、白冬瓜、水芝、地芝、白瓜、濮瓜。

鉴别要点 本品为不规则的碎片，常向内卷曲。外表面灰绿色或黄白色，被有白霜，有的较光滑不被白霜；内表面较粗糙，有的可见筋脉状维管束。体轻，质脆。气微，味淡。

性味归经 味甘，性凉。归脾、小肠经。

用法用量 9～30g。

功效 利尿消肿。

使用注意 内服：煎汤，15～30g。外用：适量，煎水洗。

养生偏方

• 治咳嗽：冬瓜皮（经霜者）五钱，蜂蜜少许。水煎服。

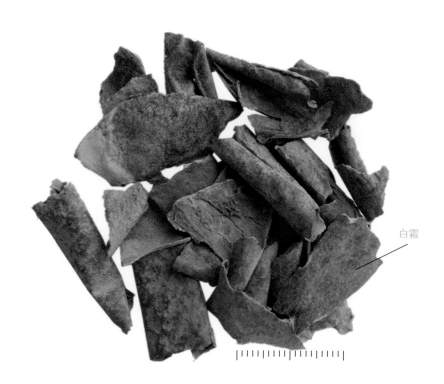

白霜

冬瓜皮

275 枳椇子
zhǐ jǔ zi

别名：木蜜、树蜜、拐枣、天藤、木珊瑚、白石枣、万寿果、龙爪、碧久子、枳枣。

鉴别要点 本品为扁圆形，一面平坦，一面微隆，直径3～5mm，厚1～1.5mm。表面红棕色、棕褐色或绿棕色，有光泽，质坚硬。气微，味微涩。

性味归经 味甘、酸，性平。归脾经。

用法用量 10～15g。

功效 利水消肿，解酒毒。

使用注意 脾胃虚寒者忌用。

养生偏方

• 酒醉呕吐：枳椇子9～12g，水煎，顿服。

• 治热病烦渴，小便不利：枳椇子、知母各9g，金银花24g，灯心草3g，加水600ml，煎至200ml，日1剂。

• 治小儿惊风：枳椇子10g，水煎服。

隆起

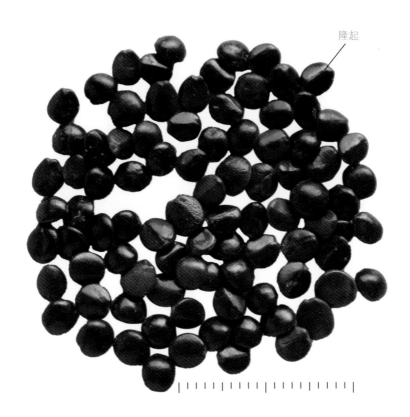

枳椇子

276 椒目

jiāo mù

别名：川椒目。

鉴别要点 本品呈卵圆形或类球形，直径 3～5mm，表面黑色，有光泽，有时表皮面脱落，露出黑色网状纹理。种皮质坚硬，剥离后，可见乳白色胚乳及子叶。气香，味辛辣。

性味归经 味苦，性寒。归膀胱、脾、肺经。

用法用量 内服：煎汤，2～5g；研末，1.5g；或制成丸、片、胶囊剂。

功效 利水消肿，降气定喘。

使用注意 阴虚火旺者忌用。

养生偏方

- 治盗汗日久不止：椒目、麻黄根各等份，为细末，每服3g，无灰酒调，饭后趁热服。
- 治久年眼生黑花不见者：椒目（炒）30g，苍术（炒）60g，上药为末，醋糊丸，梧桐子大。每次20丸，醋汤送下。

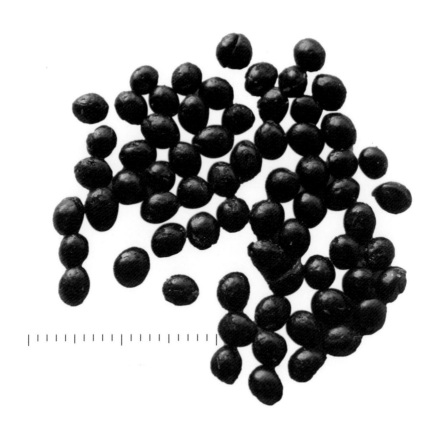

椒目

277 蝼蛄

^{lóu} ^{gū}

别名：非洲蝼蛄、小蝼蛄、拉拉蛄、地拉蛄、土狗子、地狗子、水狗。

鉴别要点

蝼蛄 干燥虫体多呈不规则的碎粒状，头胸部呈茶棕色，前胸背板坚硬而膨大，两侧下包，复眼黑色而有光泽，腹部皱缩，浅黄色，疏生短绒毛，膜质的翅、足折损不全。质软，易碎。有特殊的腥臭气。

焙蝼蛄 形如蝼蛄，表面老黄色。

性味归经 味咸，性寒。归膀胱、大肠、小肠经。

用法用量 3～5只，焙干研粉，黄酒或温开水送服。

功效 利水消肿，通利大便。

使用注意 气虚体弱者及孕妇慎用。

养生偏方

• 治面浮水肿：蝼蛄1只，轻粉0.5g，共为细末，每用少许，搐鼻中，其黄水尽从鼻中出。

• 治小便不通：蝼蛄3只（微炒），苦壶卢子30粒（微炒），共为细末，每服3g，冷水调下。

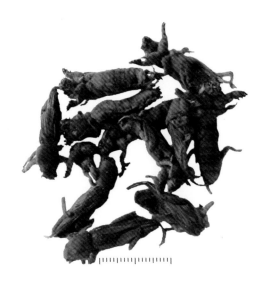

蝼蛄

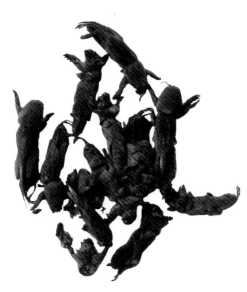

焙蝼蛄

278 泽漆

zé qī

别名：乳浆大戟、烂疤眼、乳浆草。

鉴别要点 本品为茎、叶、花、果的混合物，呈段状。茎呈圆柱状，表面黄绿色或红色，有纵纹，质脆，切断面白色。叶片多皱缩破碎，绿色或黄绿色。多歧聚伞花。朔果三棱状卵圆形，黄色。气特异，味淡。

性味归经 味辛、苦，性微寒。有毒。归大肠、小肠、肺经。

用法用量 外用：适量，熬膏外敷或研末调敷。内服：煎汤，3～9g；或入丸剂。

功效 利水消肿，化痰止咳，解毒散结。

使用注意 本品苦寒降泄，易伤脾胃，脾胃虚寒者及孕妇慎用。本品有毒，不宜过量或长期使用。

养生偏方

• 治疗流行性腮腺炎：取鲜泽漆30g（干品15g），加水300ml，浓煎至150ml，每次服50ml，1日3次，以愈为度。

• 治急、慢性咽炎：泽漆500g，大枣200g，先将泽漆加水1500ml，文火煎开后放置20min，去泽漆加大枣煮至水干为止，每天早晚各食大枣3～5枚。

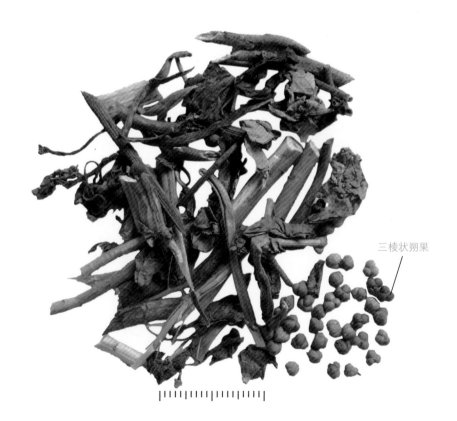

三棱状朔果

泽漆

279 车前子 <small>chē qián zǐ</small>

别名：车前草、车前实、牛舌菜、车前仁、凤眼前仁。

鉴别要点

车前子 呈不规则长圆形或三角状长圆形，略扁，长约 2mm，宽约 1mm。表面黄棕色至黑褐色，有细皱纹，质硬。无臭，味淡，嚼之带黏性。

炒车前子 形如车前子，形体略鼓起，色泽加深，有香气。

性味归经

味甘，性寒。归肝、肾、肺、小肠经。

用法用量

9 ~ 15g，包煎。

功效

清热利尿通淋，渗湿止泻，明目，祛痰。生品长于清热利尿、渗湿通淋、清肺化痰、清肝明目。炒车前子缓和寒性，长于渗湿止泻、祛痰止咳。

使用注意

肾虚遗滑者慎用。

治病验方

• **八正散**：车前子 9g，瞿麦 9g，萹蓄 9g，滑石 9g，栀子 9g，炙甘草 9g，木通 9g，大黄（面裹）9g，上为散，每服适量，入灯心草煎，食后温服（原方出自《太平惠

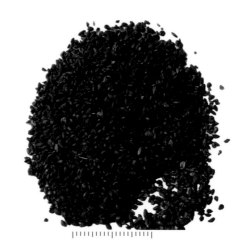

车前子

民和剂局方》）。功效：清热泻火，利水通淋。适用于湿热淋证。症见尿频尿急，尿时涩痛，淋漓不畅，尿色浑赤，甚则癃闭不通，小腹急满，口燥咽干，舌苔黄腻，脉滑数。

养生偏方

• 治疗顽固性便秘：单味车前子 50 ~ 100g，清水洗净，加水 500ml，文火熬煮 30min，1 次服完，日 1 剂。

• 治疗细菌性痢疾：炒车前子 2 份，焦山楂 1 份，共研细末，每日 3 次，每次 10g，温开水送服。服药期间，忌油腻及生冷食物。

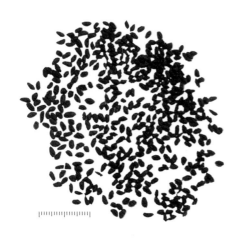

炒车前子

280 车前草

chē qián cǎo

别名：当道、牛遗、牛舌草、车轮菜、地衣、蛤蟆衣。

鉴别要点

车前 根丛生，须状。叶基生，具长柄；叶片展平后呈卵状椭圆形或宽卵形，具明显弧形脉5～7条。穗状花序数条，花茎长。蒴果盖裂，萼宿存。气微香，味微苦。

平车前 主根直而长。叶片较狭，长椭圆形或椭圆状披针形。

性味归经
味甘，性寒。归肝、肾、肺、小肠经。

用法用量
9～30g。

功效
清热利尿通淋，祛痰，凉血，解毒。

使用注意
凡内伤劳倦、阳气下陷、肾虚精滑及内无湿热者，慎服。

治病验方

• **五草汤**：车前草、玉米须、白花蛇舌草、白茅根、叶下珠各15～30g，水煎服（原方出自广东中医学院附属医院经验方）。功效：清热解毒，利水消肿。适用于急性肾炎。症见水肿，小便黄赤，或短涩不通，或咽痛发热，舌红，脉数。

养生偏方

• 治细菌性痢疾：车前草鲜叶制成100%的煎剂，每服60～120ml，每日3～4次，连服7～10日，慢性者可服1个月。

• 治小便不通：车前草500g，水3000ml，煎取1500ml，分3次服。

• 治目赤肿痛：鲜车前草自然汁，调朴硝末，临睡前涂眼皮上，第2日早晨清洗。

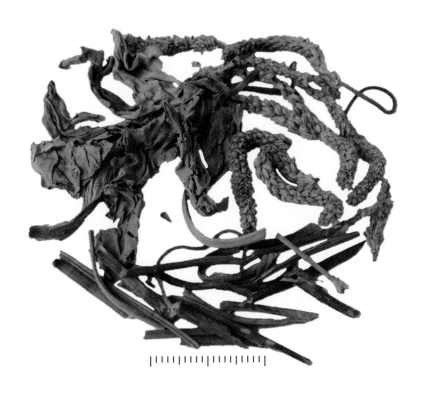

车前草

281 滑石
huá shí

别名：画石、液石、脱石、冷石、番石、共石。

鉴别要点

滑石 为不规则的碎块或细粉，白色、黄白色或淡蓝灰色，有蜡样光泽。质软细腻，无吸湿性。无臭，无味。

滑石粉 呈极细腻的粉末状，白色或青白色，手捻有滑腻感。无臭，无味。

性味归经 味甘、淡，性寒。归膀胱、肺、胃经。

用法用量 10～20g，先煎。外用适量。

功效 利尿通淋，清热解暑。外用祛湿敛疮。

使用注意 脾虚、热病伤津及孕妇忌用。

治病验方

• **六一散**：滑石600g，甘草100g，上药共为细末，每次服6~9g，每日1~2次，温水调下；外用，扑撒患处（原方出自《中国药典》）。功效：清暑利湿。适用于暑湿证。症见身热烦渴，小便不利，或泄泻。

养生偏方

• 治黄疸：滑石、石膏各等份，研末，每服2～3g，以大麦粥汁调下，每日3次。

• 治褥疮：以滑石、生大黄末各等份混匀，用时先将褥疮洗净擦干，再将药面撒于局部，重者每日3次，轻者每日1次。

• 治百日咳：用滑石粉30～60g，甘草5～10g，每天1剂，水煎服（适当加味）。

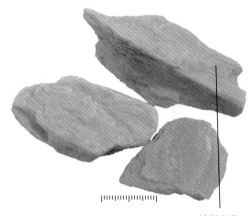

蜡样光泽

滑石

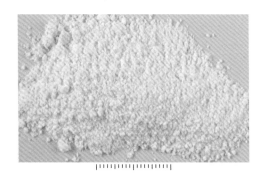

滑石粉

282 川木通
chuān mù tōng

别名：淮通、淮木通、小木通。

鉴别要点 本品为圆形薄片，片面残存皮部黄棕色。木部浅黄棕色或浅黄色，有黄白色放射状纹理及裂隙，其间布满小孔，髓部较小，类白色或黄棕色，偶有空腔。周边黄棕色或黄褐色，有纵向凹沟及棱线；残存皮部易撕裂。质坚硬，不易折断。无臭，味淡。

性味归经 味苦，性寒。归心、小肠、膀胱经。

用法用量 3～6g。

使用注意 精滑者、遗尿者、小便频数者及孕妇忌服。

功效 利尿通淋，清心除烦，通经下乳。

养生偏方

• 治二便不通：木通9g，加水500ml，文火熬煮30min，温服，日1剂，连服2次。

• 治周期性麻痹：用木通（未注明品种）10～20g，水煎成50～100ml，每次25～30ml，日2～3次口服。

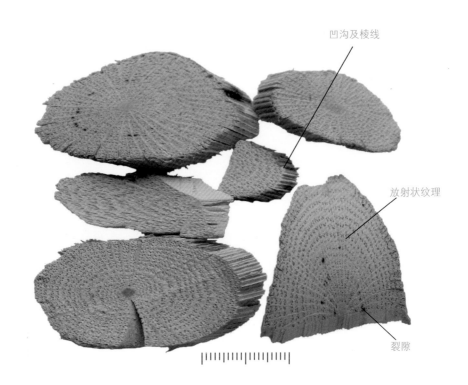

凹沟及棱线

放射状纹理

裂隙

川木通

283 通草
tōng cǎo

别名：寇脱、离南、倚商、通脱木、葱草、白通草、通花、花草。

鉴别要点 本品呈圆柱形，直径 1～2.5cm。表面白色或淡黄色，有浅纵沟纹。体轻，质松软，稍有弹性，易折断，断面平坦，显银白色光泽，中部有直径 0.3～1.5cm 的空心或半透明的薄膜，纵剖面呈梯状排列，实心者少见。气微，味淡。

性味归经 味甘、淡，性微寒。归肺、胃经。

用法用量 3～5g。

功效 清热利尿，通气下乳。

使用注意 孕妇慎用。

治病验方

• **蚕矢汤**：晚蚕沙、陈木瓜各 9g，薏苡仁、大豆黄卷各 12g，炒栀子、川黄连（姜汁炒）各 6g，黄芩、制半夏、通草各 3g，吴茱萸 2g，水煎服（原方出自《随息居重订霍乱论》）。功效：清热利湿，化浊和中。适用于温热内蕴，霍乱吐泻，腹痛，转筋，口渴烦躁，舌苔黄厚而干，脉濡数。

养生偏方

• 治催乳：通草、小人参各适量，炖猪脚食。

• 治水肿：通草（蜜涂炙干）、猪苓各等份，共为细末，再入土地龙、麝香末各少许，每服 1.5～3g，米饮调下。

• 治鼻痈，气息不通，不闻香臭，并有息肉：木通、细辛、附子（炮，去皮、脐）各等份，上为末，蜜和。绵裹少许，纳鼻中。

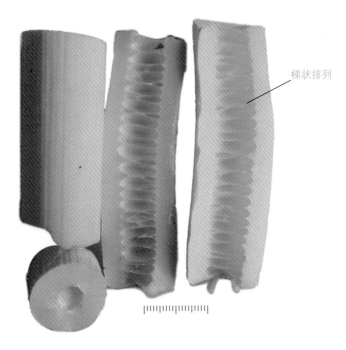

梯状排列

通草

284 灯心草

dēng xīn cǎo

别名：灯芯草、蔺草、龙须草、野席草、马棕根、野马棕。

鉴别要点

灯心草 呈细圆柱形段状，长40～60mm，直径1～3mm。表面白色或淡黄白色，有细纵纹，体轻质软，略有弹性。切断面白色。无臭，味淡。

灯心草炭 形如灯心草段，呈炭黑色，质轻松，易碎，无臭，无味。

性味归经 味甘、淡，性微寒。归心、肺、小肠经。

用法用量 1～3g。

功效 清心火，利小便。生品长于利水通淋；灯心草炭长于凉血止血，清热敛疮。

使用注意 下焦虚寒，小便不禁者禁服。

养生偏方

• 治失眠心烦：灯心草18g，煎汤代茶常服。

• 治口疮：将灯心草炭研末，涂抹患处。

• 治热淋：鲜灯心草、车前草、凤尾草各10g，淘米水煎服。

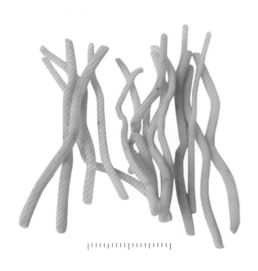

灯心草

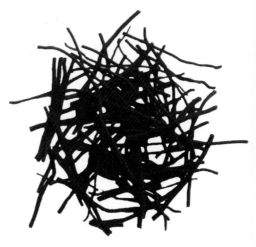

灯心草炭

285 萹蓄
bián xù

别名：萹竹、畜辩、萹蔓、扁蓄、地萹蓄、编竹、扁畜、粉节草、道生草、扁竹、扁竹蓼、乌蓼、大蓄片、路柳、桌面草、路边草、七星草、铁片草、竹节草、地蓼、牛筋草。

鉴别要点 本品为茎、叶的混合物，呈段状。茎呈扁圆柱状，表面棕红色或灰绿色，有细密微突起的纵纹；节部稍膨大，有浅棕色薄膜状的托叶鞘；质硬，断面有白色的髓部。叶片多脱落或皱缩，两面均呈棕绿色或灰绿色。无臭，味微苦。

性味归经 味苦，性微寒。归膀胱经。

用法用量 9～15g。外用适量，煎洗患处。

功效 利尿通淋，杀虫，止痒。

使用注意 脾虚者慎用。

治病验方

• **分清五淋丸**：木通、黄芪、滑石各384g，甘草96g，大黄576g，茯苓、黄柏、萹蓄、泽泻、车前子、猪苓、知母、瞿麦、栀子各192g，研为细末，水泛为丸。每服6g，日服2次（原方出自《全国中药成药处方集》）。功效：清热利湿，通淋止痛。适用于膀胱湿热所致的小便黄赤、尿频、尿急、尿道涩痛。

养生偏方

• 治糖尿病：取萹蓄鲜品50g或干品适量煎汤，每天口渴时代茶饮用。

• 治疗腮腺炎：用鲜萹蓄30g，洗净后切细捣烂，加入生石灰水适量，再调入蛋清1个，涂敷患处。

• 治疗鞘膜积液：萹蓄30g，生薏苡仁30g，水煎服，1日1剂。7天为1疗程。

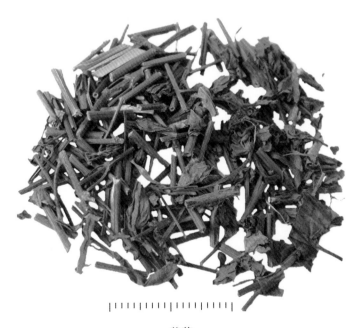

萹蓄

286 粉萆薢

fěn bì xiè

别名：大草薢、绵萆。

鉴别要点 本品为不规则的斜切片。外皮黄棕色至黄褐色，有稀疏的须根残基，呈圆锥状突起。质疏松，略呈海绵状，切面灰白色至浅灰棕色，黄棕色点状维管束散在。气微，味辛、微苦。

性味归经 味苦，性平。归肾、胃经。

用法用量 煎服，9～15g。

功效 利湿去浊，祛风除痹。

使用注意 肾阴亏虚遗精滑泄者慎用。

治病验方

• 萆薢分清饮：益智9g，萆薢9g，石菖蒲9g，乌药9g，茯苓、甘草、飞滑石各6g，水煎，入食盐一撮，食前服（原方出自《丹溪心法》）。功效：温暖下元，利湿化浊。适用于虚寒白浊。症见小便频数，白如米泔，凝如膏脂，舌淡苔白，脉沉。

• **石莲子汤**：石莲子（打碎）60g，茯苓、车前子、泽泻、萆薢、熟地黄（炭）、阿胶珠、蒲黄（炭）各12g，当归9g，甘草4.5g，水煎服（原方出自《新医学》1974年第6期）。功效：清热祛湿，分清去浊。适用于乳糜尿。

养生偏方

• 治小便频数：粉萆薢（洗）为细末，酒和为丸，如柄子大，每服70丸，空腹、食前、盐汤、盐酒任下。

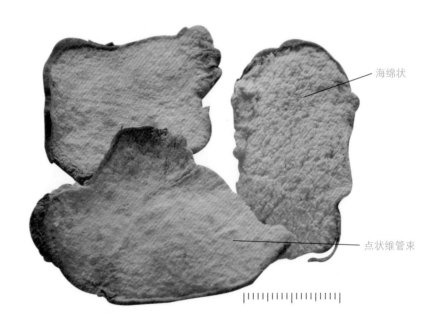

海绵状

点状维管束

粉萆薢

287 地肤子
<small>dì fū zǐ</small>

别名：地葵、地麦、落帚子。

鉴别要点 本品呈扁球状五角星形，直径 1 ~ 3mm。外被宿存花被，表面灰绿色或浅棕色，周围具膜质小翅5枚，背面中心有微突起的点状果梗痕及放射状脉纹。果皮膜质，半透明。种子扁卵形，长约1mm，黑色。气微，味微苦。

性味归经 味辛、苦，性寒。归肾、膀胱经。

用法用量 9 ~ 15g。外用适量，煎汤熏洗。

功效 清热利湿，祛风止痒。

使用注意 内无湿热、小便过多者忌服。恶螵蛸。

养生偏方

• 治皮肤瘙痒、阴痒：地肤子6 ~ 9g，煎汤温洗。

• 治荨麻疹：地肤子25 ~ 100g，加水约1500ml，水煎2次，混合煎出液，浓缩至400 ~ 500ml。成人每日1剂，小儿酌减，分两次口服。同时将药渣用纱布包好，趁热涂擦局部，3日为1个疗程。

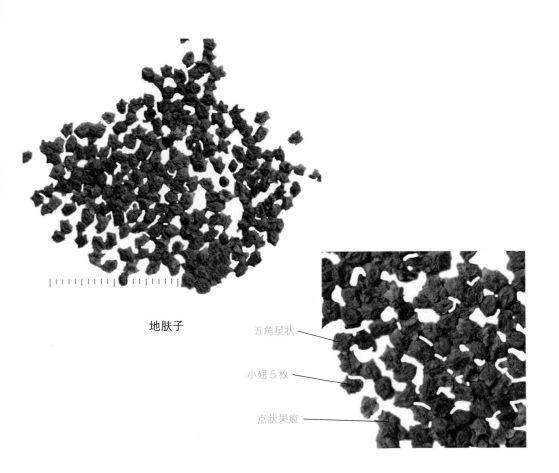

地肤子

五角星状

小翅5枚

点状果痕

地肤子（放大图）

288 海金沙

hǎi jīn shā

别名：竹园荽。

鉴别要点 本品呈粉末状，棕黄色或浅棕黄色。体轻，手捻有光滑感，置手中易由指缝滑落。气微，味淡。

性味归经 味甘、咸，性寒。归膀胱、小肠经。

用法用量 6～15g，包煎。

功效 清利湿热，通淋止痛。

使用注意 不可过量，肾阴亏虚者慎服。

治病验方

• 三金汤：金樱根、海金沙、雷公根各9g，金刚刺、八月札各15g，作汤剂，水煎服(原方出自《中草药通讯》1976年第6期)。功效：消炎止痛，止血利尿。适用于急、慢性肾盂肾炎，尿路感染。

• 金牛排石汤：金钱草60g，川牛膝、海金沙、飞滑石各12g，冬葵子15g，川红花4.5g，炮穿山甲10g，鸡内金5g，水煎服(原方出自《新医药》1976年第4期)。功效：清热渗湿，化瘀通淋。适用于尿路结石。

养生偏方

• 治带状疱疹：鲜海金沙茎叶30～60g，用凉开水洗净后捣烂，加适量烧酒，调敷患处，用纱布包好，每天1次。一般用药1～2天疼痛消失，3～5天疱疹干燥结痂脱落，5～6天痊愈。不留后遗症。

• 治热淋急痛：海金沙适量，为末，生甘草汤冲服。

• 治脾湿胀满：海金沙30g，白术6g，甘草3g，牵牛子（黑丑）5g，加水600ml，煎至200ml，日1剂。

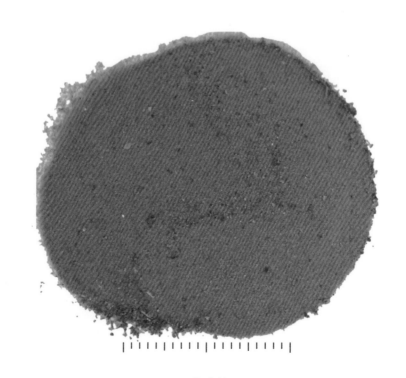

海金沙

289 茵陈
yīn chén

别名：牛至、田耐里、因尘、马先、绵茵陈、绒蒿、细叶青蒿、安吕草

鉴别要点

绵茵陈 多卷曲成团状，灰白色或灰绿色，全体密被白色茸毛，绵软如绒。茎细小，除去表面白色茸毛后可见明显纵纹；质脆，易折断。叶具柄，展平后叶片呈一至三回羽状分裂。气清香，味微苦。

花茵陈 茎多分枝，表面淡紫色或紫色，被短柔毛。下部叶二至三回羽状深裂，两面密被白色柔毛；茎生叶一至二回羽状全裂，基部抱茎。头状花序卵形，多数集成圆锥状，有短梗。瘦果长圆形，黄棕色。气芳香，味微苦。

性味归经 味苦、辛，性微寒。归脾、胃、肝、胆经。

用法用量 6～15g。外用适量，煎汤熏洗。

功效 清利湿热，利胆退黄。

使用注意 蓄血发黄者及血虚萎黄者慎用。

治病验方

• **茵陈蒿汤**：茵陈 18g，栀子（擘）9g，大黄（去皮）6g。现用法：水煎。温服（原方出自《伤寒论》）。功效：清热利湿退黄。适用于湿热黄疸。症见一身面目俱黄、黄色鲜明、腹微满、口中渴、小便短赤、舌苔黄腻、脉沉数等。

• **茵陈五苓散**：茵陈末 4g，五苓散 2g，每次 6g，每日 3 次，饭前服（原方出自《金匮要略》）。功效：清热利湿退黄。适用于湿热黄疸，湿多热少，小便不利。

• **茵陈四逆汤**：茵陈 18g，炮附子（去皮，破 8 片）9g，干姜 6g，炙甘草 6g，水煎凉服（原方出自《卫生宝鉴》）。功效：温里助阳，利湿退黄。适用于阴黄，黄色晦暗，肤冷恶寒，手足不温，身重神倦，食少纳呆，脉紧细或沉细无力。

养生偏方

• 治黄疸：茵陈 15g，水煎服。

• 治疗口疮：茵陈 20g，加水 150ml，文火煮沸 10min，过滤取药液代茶饮。3 天为 1 疗程。

• 治疗高脂血症：每天用茵陈 15g 煎汤代茶饮，1 个月为 1 疗程。

• 治遍身风痒生疥疮：茵陈不计多少，煮浓汁洗之。

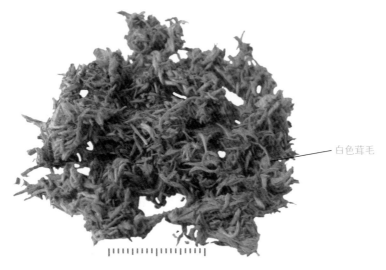

白色茸毛

茵陈

290 金钱草

jīn qián cǎo

别名：对座草、大叶金钱草、过路黄。

鉴别要点 本品为根、茎、叶、花的混合物，呈段状。根细，切断面外圈深棕色，中心淡黄色。叶多皱缩，上表面灰绿色或棕褐色，下表面色较浅，主脉明显突起。花黄色。气微，味淡。

性味归经 味甘、咸，性微寒。归肝、胆、肾、膀胱经。

用法用量 15～60g。

功效 利湿退黄，利尿通淋，解毒消肿。

使用注意 外用本品可能会引起接触性皮炎。

治病验方

• 通络排石汤：金钱草30g，六一散15g，火硝4.5g，桃胶30g，白芍、八月札各12g，当归9g，郁金5g，鸡内金3g，水煎服（原方出自刘炳凡经验方）。功效：益气活血，通络排石。适用于尿路结石。

养生偏方

• 治疗带状疱疹：取大叶金钱草适量，放瓦片上煅灰研末，麻油调敷患处，每日2～4次，治带状疱疹有良效。

• 治胆石症、胆囊炎：每天采用单味金钱草30～60g，开水泡服当茶饮，每天数次，不拘时。

• 治疗急性乳腺炎：将金钱草鲜品洗净，晾干后捣烂敷于患处，每天1～3次。

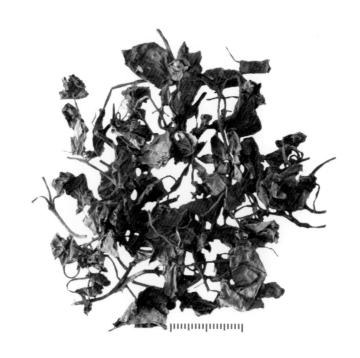

金钱草

291 虎杖 hǔ zhàng

别名：大叶蛇总管、山大黄、斑杖、酸汤杆、花斑竹、酸筒杆、酸汤梗、斑杖根、黄地榆。

鉴别要点 本品多为圆柱形短段或不规则厚片。切面皮部较薄，木部宽广，棕黄色，射线放射状，皮部与木部较易分离。根茎髓中有隔或呈空洞状。质坚硬。气微，味微苦、涩。

性味归经 味微苦，性微寒。归肝、胆、肺经。

用法用量 9～15g。外用适量，制成煎液或油膏涂敷。

功效 利湿退黄，清热解毒，散瘀止痛，止咳化痰。

使用注意 孕妇忌服。

养生偏方

• 治疗胆石症：用虎杖 50g，柴胡 6g，加水 400ml，煎至 200ml，内服，每天 1 剂。

• 用于真菌性阴道炎：取虎杖根 100g，加水 1500ml，煎取 1000ml，过滤，坐浴。每次 10～15min，每天 1 次，7 天为 1 个疗程。

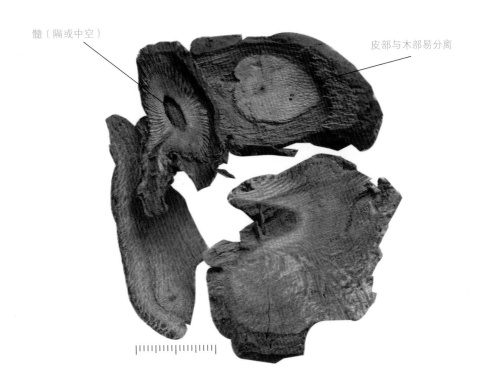

髓（隔或中空）

皮部与木部易分离

虎杖

第十一章　理气药

292 枳实 zhǐ shí

别名：枸橘、枳壳、臭橘。

鉴别要点

枳实 为半圆形或圆形薄片，片面黄白色或黄褐色，中心棕褐色，周边黑绿色或暗棕绿色。质硬。气清香，味苦，微酸。

炒枳实 形如枳实片，片面呈黄色，质硬脆，香气浓。

性味归经
味苦、辛、酸，性微寒。归脾、胃经。

用法用量
3～10g。

功效
破气消积，化痰散痞。枳实炒后性较平和，功效相似。

使用注意
孕妇慎用。

治病验方

• **枳实导滞丸**：枳实（麸炒，去瓤）9g，大黄9g，炒神曲9g，茯苓（去皮）6g，黄芩（去腐）6g，黄连6g，白术6g，泽泻6g，共为细末，神曲糊为丸，每次6～9g，每日2～3次，温水送下（原方出自《内外伤辨惑论》）。功效：消食导滞，清利湿热。

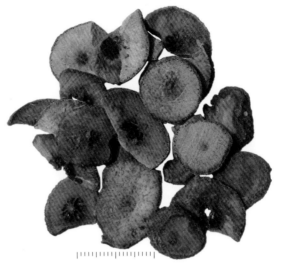

枳实

适用于湿热食积。症见胸脘痞满、腹痛泻痢，或大便秘结，小便黄赤，舌苔黄腻，脉沉实。

养生偏方

• 治小儿久痢：枳实60g，为末，每服0.5～1g，每日3次。

• 治胸痹卒痛：枳实（捣末），米饮调服6g，每日2次。

• 治疗子宫脱垂：用升提汤 [枳实（枳壳）、茺蔚子各15g]，加水400ml，浓煎成100ml，加糖适量，为1日量，1个月1疗程。

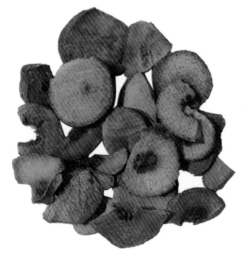

炒枳实

293 厚朴
hòu pò

别名：厚皮、重皮、赤朴、烈朴、紫油厚朴。

鉴别要点

干皮 呈卷筒状或双卷筒状，习称"筒朴"；近根部的干皮一端展开如喇叭口，习称"靴筒朴"。外表面灰棕色或灰褐色，粗糙，有明显椭圆形皮孔和纵皱纹。内表面紫棕色或深紫褐色，划之显油痕。质坚硬，不易折断，断面外部颗粒性，内部纤维性，富油性，有的可见多数小亮星。气香，味辛辣、微苦。

根皮（根朴） 呈单筒状或不规则块片；有的弯曲似鸡肠，习称"鸡肠朴"。质硬，较易折断，断面纤维性。

枝皮（枝朴） 呈单筒状，长 10 ~ 20cm，厚 0.1 ~ 0.2cm。质脆，易折断，断面纤维性。

姜厚朴 形如厚朴，色泽加深，微带焦斑，稍具姜辣气味。

性味归经 味苦、辛，性温。归脾、胃、肺、大肠经。

用法用量 3 ~ 10g。

功效 燥湿消痰，下气除满。生品辛辣峻烈，对咽喉有刺激性，不内服。姜厚朴消除对咽喉的刺激性，增强宽中和胃的作用。

使用注意 气虚津亏者及孕妇当慎用。

治病验方

• **半夏厚朴汤**：半夏 15g，厚朴 9g，茯苓 12g，生姜 15g，干紫苏叶 6g，以水 7 升，煮取 4 升，分温四服，日三夜一服（原方出自《金匮要略》）。功效：行气散结，降逆化痰。适用于梅核气。症见咽中如有物阻，咳吐不出，吞咽不下，胸膈满闷，或咳或呕，舌苔白润或白滑，脉弦缓或弦滑。

• **厚朴温中汤**：厚朴（姜制）15g，草豆蔻仁 6g，陈皮（去白）15g，茯苓（去皮）6g，木香 6g，干姜 3g，甘草（炙）6g，合为粗散，每服 15g，用水 150ml，加生姜 3 片，煎至 75ml，去滓温服，食前忌一切冷物；现代用法加生姜 3 片，水煎服（原方出自《内外伤辨惑论》）。功效：行气除满，温中燥湿。适用于脾胃寒湿气滞证。症见脘腹胀满，或疼痛，不思饮食，四肢倦怠，舌苔白腻，脉沉弦。

养生偏方

• 治疗肌强直：取厚朴 9 ~ 15g，加水 400ml，煎至 200ml，水煎 2 次，顿服。

• 治虫积：厚朴、槟榔各 6g，乌梅 2 个。加水 400ml，煎至 200ml，内服，每日 1 次。

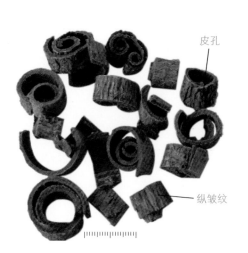

厚朴

皮孔

纵皱纹

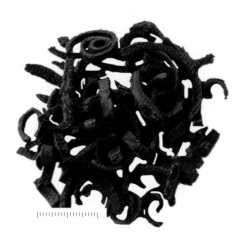

姜厚朴（姜制）

294 陈皮

chén pí

别名：橘皮。

鉴别要点

陈皮 常剥成数瓣，基部相连，或呈不规则的片状。外表面橙红色或红棕色，有细皱纹和凹下的点状油室；内表面浅黄白色，附黄白色或黄棕色筋络状维管束。质稍硬而脆。气香，味辛、苦。

广陈皮 常3瓣相连，形状整齐，厚度均匀，约1mm。点状油室较大，对光照视，透明清晰。质较柔软。

陈皮炭 形如陈皮丝，表面呈黑褐色，内部棕褐色。质松脆易碎。气微，味淡。

性味归经 味辛、苦，性温。归脾、肺经。

用法用量 3～10g。

功效 理气健脾，燥湿化痰。

使用注意 舌赤少津、内有实热者慎用。气虚及阴虚燥咳者不宜用。吐血证慎用。久服多服损人元气。

治病验方

• 二术二陈汤：苍术（土炒）、白术（土炒）、半夏（滚水泡7次，姜制）、陈皮（去白）、茯苓各3g，甘草1.5g。上药用水300ml，加生姜3片、大枣1枚，煎取150ml，温服。功效：健中燥湿。主治呕吐清水如注。

养生偏方

• 治疗新生儿硬肿症：取陈皮200g或鲜品300g，加水5000ml，煮沸15～20min，取汁，待水温40～42℃时泡浴患儿15min，每日2次。

• 治卒食噎：陈皮一两（汤浸去瓤）。焙去末，以水一大盏，煎取半盏，热服。

• 治产后大小便不通：陈皮、紫苏叶、枳壳(麸炒)、木通各等分。上锉散。每服四钱，水煎温服。

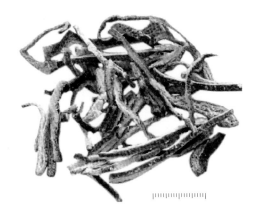

陈皮

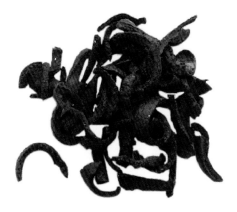

陈皮炭

295 青皮

qīng pí

别名：四花青皮、个青皮、青皮子。

鉴别要点

四花青皮　果皮剖成 4 裂片，裂片长椭圆形。外表面灰绿色或黑绿色，密生多数油室；内表面类白色或黄白色，附黄白色或黄棕色小筋络。质稍硬，易折断，断面外缘有油室 1～2 列。气香，味苦、辛。

个青皮　呈类球形。表面灰绿色或黑绿色，微粗糙，有细密凹下的油室，顶端有稍突起的柱基，基部有网形果梗痕。质硬，外缘有油室 1～2 列。瓤囊 8～10 瓣，淡棕色。气清香，味酸、苦、辛。

醋青皮　形如青皮丝或片，色泽加深，微有醋气。

性味归经
味苦、辛，性温。归肝、胆、胃经。

用法用量
3～10g。

功效
疏肝破气，消积化滞。醋青皮能增加疏肝破气止痛之功。

使用注意
本品性烈耗气，气虚者当慎用。

治病验方
• **木香顺气丸**：木香、枳壳、香附、槟榔、陈皮、苍术、厚朴、砂仁、青皮各 30g，甘草 15g，生姜 60g，研末，制成小丸。日服 2 次，每次 9g（原方出自《沈氏尊生书》）。功效：顺气和胃。适用于食气交阻、胸膈胀闷、气郁不舒、腹痛等症。

养生偏方
• 治气滞胃痛：青皮、乌药各等量，共研细粉，每服 4.5g，日 2 次。

• 治疟疾：青皮（烧存性）30g，研末。发前温酒服 3g，临发时再服。

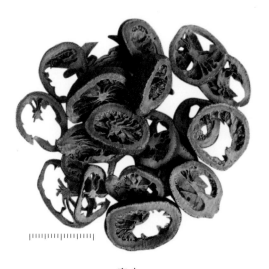

青皮

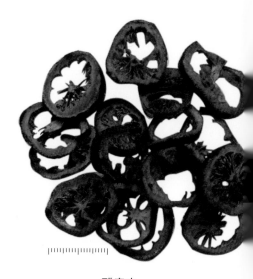

醋青皮

296 佛手
fó shǒu

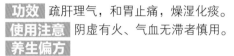

别名：手桔、九爪木、五指橘、佛手柑。

鉴别要点 本品为类椭圆形、卵圆形的薄片或丝状片，大小不一，长60～100mm，宽30～70mm，厚2～4mm。顶端稍宽，常有3～5个手指状的裂瓣，外皮绿色或橙黄色，有皱纹及油点。果肉浅黄白色，有凹凸不平的筋脉点或线纹（维管束）。亦有切制成丝者。质硬而脆，易折断。气香，味微甜后苦。

性味归经 味辛、苦、酸，性温。归肝、脾、胃、肺经。

用法用量 3～10g。

功效 疏肝理气，和胃止痛，燥湿化痰。

使用注意 阴虚有火、气血无滞者慎用。

养生偏方

- 治胃气痛：佛手10g，泡茶饮。
- 治痰气咳嗽：陈佛山6～9g，水煎，代茶饮。
- 治妇人白带：佛手15～30g，猪小肠1尺，水煎服。
- 治恶心呕吐：佛手15g，陈皮9g，生姜3g，水煎，代茶饮。

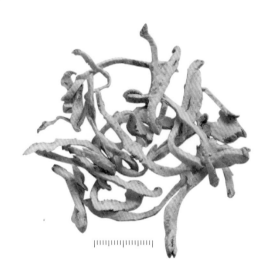

佛手（丝状片）

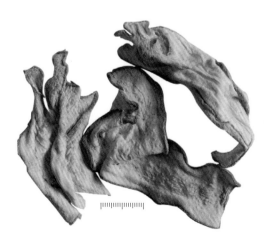

佛手

297 香橼
xiāng yuán

别名：枸橼、钩缘干、香泡树、香圆

鉴别要点

枸橼 本品呈圆形或长圆形片。横切片外果皮黄色或黄绿色，边缘呈波状，散有凹入的油点；中果皮厚 1 ~ 3cm，黄白色，有不规则的网状突起的维管束。质柔韧。气清香，味微甜而苦、辛。

香圆 本品呈类球形、半球形或圆片。表面黑绿色或黄棕色，密被凹陷的小油点及网状隆起的粗皱纹，顶端有花柱残痕及隆起的环圈，称金钱环。质坚硬。横切片中果皮厚约 0.5cm。气香，味酸而苦。

麸香橼 形如香橼片，片面呈黄色，质硬脆，麸香气浓。

性味归经 味辛、苦、酸，性温。归肝、脾、肺经。

用法用量 3 ~ 10g。

功效 疏肝理气，宽中，化痰。

使用注意 阴虚有热者慎用。

养生偏方

• 治咳嗽：香橼（去核）薄切做细片，以时酒同入砂瓶内，煮令熟烂（约 10h），用蜜拌匀，当睡中唤起，用匙挑服。

• 治鼓胀：陈香橼 1 枚（连瓤），大核桃仁（连皮）2 枚，缩砂仁 6g（去膜），各煅存性，为末，空腹砂糖拌匀调下。

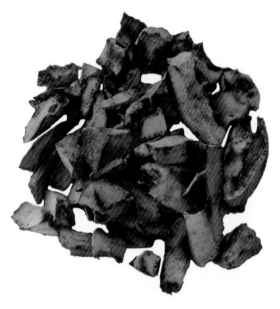

麸香橼

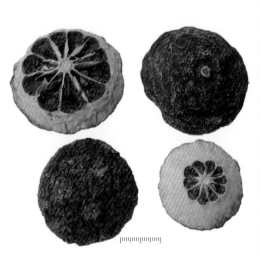

香橼（个）

298 川木香

_{chuān mù xiāng}

别名：铁杆木香、槽子木香。

鉴别要点

川木香 根表面黄褐色或棕褐色，具纵皱纹；根头偶有黑色发黏的胶状物，习称"油头"。体较轻，质硬脆，易折断，断面黄白色或黄色，有深黄色稀疏油点及裂隙，木部宽广，有放射状纹理。气微香，味苦，嚼之粘牙。

麸川木香 形如川木香，深黄色，略有焦斑，带焦香气。

性味归经
味辛、苦，性温。归脾、胃、大肠、胆、三焦经。

用法用量
3～9g。

功效
行气止痛。用于胸胁、脘腹胀痛，肠鸣腹泻，里急后重。

使用注意
本品辛温香燥，故阴虚、津亏、火旺者慎用。

治病验方

• **木香槟榔丸**：木香 9g，槟榔 3g，青皮 3g，陈皮 3g，莪术（烧）3g，黄连（麸炒）3g，黄柏 5g，大黄 5g，制香附 10g，牵牛子 10g，上为细末，水丸，每服 6g，食后生姜汤下（原方出自《儒门事亲》）。功效：行气导滞，攻击泄热。适用于痢疾、食积。症见赤白痢疾，里急后重；或食积内停，脘腹胀满，大便秘结，舌苔黄腻，脉沉实。

养生偏方

• 治腋臭：川木香数片，醋浸，置腋下夹之。

• 治扭伤腰痛：川木香、当归、肉桂等份研末，酒送服 3～6g，每日 2～3 次。

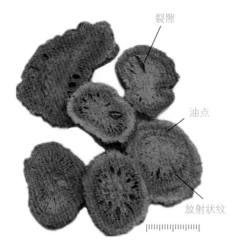

川木香

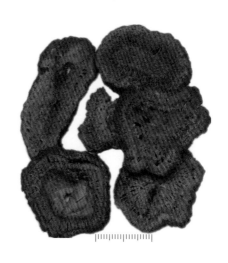

麸川木香

299 乌药 wū yào

别名：旁其、天台乌药、矮樟、矮樟根、铜钱柴、土木香、鲫鱼姜、鸡骨香、白叶柴。

鉴别要点 本品多呈纺锤状，有的中部收缩成连珠状，表面有纵皱纹及稀疏的细根痕。质坚硬。切面黄白色或淡黄棕色，射线放射状，可见年轮环纹，中心颜色较深。气香，味微苦、辛，有清凉感。

性味归经 味辛，性温。归肺、脾、肾、膀胱经。

用法用量 6～10g。

功效 行气止痛，温肾散寒。

使用注意 本品辛热温燥，能散气耗血，故气血虚而有内热者不宜使用。

治病验方

• **天台乌药散**：乌药9g，木香6g，小茴香（炒）6g，青皮（去白）6g，高良姜（炒）9g，槟榔9g，川楝子12g，巴豆12g，先将巴豆微打破，同川楝子用麸炒黑，去巴豆及麸皮不用，合余药共研为末，和匀，每服3g（原方出自《医学发明》）。功效：行气疏肝，散寒止痛。适用于小肠疝气。症见少腹牵引睾丸而痛，偏坠肿胀，或少腹疼痛，苔白，脉弦。

• **加味乌药汤**：香附（炒，去毛）18g，乌药9g，延胡索9g，缩砂仁9g，木香9g，甘草12g，上细锉，每服21g，加水一盏半、生姜3片，煎至七分，不拘时温服；现代用法加生姜3片，水煎服（原方出自《奇效良方》）。功效：行气活血，调经止痛。适用于肝郁血滞之痛经。症见月经前或月经初行时，少腹胀痛，胀甚于痛，或连胸胁乳房胀痛，舌淡，苔薄白，脉弦紧。

养生偏方

• 治肝硬化腹水：乌药30～40g，鳖甲20～30g（醋炙，先煎30min），水煎2次，药汁混合，早晚分服。每天1剂，20天为1个疗程。

• 治跌打损伤（背部伤尤宜）：乌药30g，威灵仙15g。水煎服。

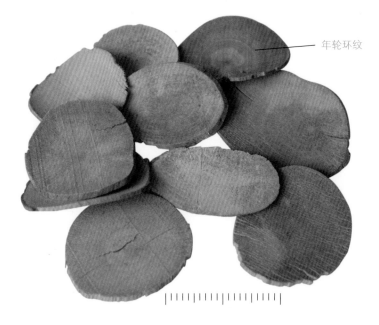

年轮环纹

乌药

300 沉香 chén xiāng

别名：蜜香、栈香、沉水香。

鉴别要点 本品呈不规则块、片状或盔帽状，有的为小碎块。表面凹凸不平，有刀痕，偶有孔洞，可见黑褐色树脂与黄白色木部相间的斑纹，孔洞及凹窝表面多呈朽木状。质较坚实。断面刺状。气芳香，味苦。

性味归经 味辛、苦，性微温。归脾、胃、肾经。

用法用量 1～5g，后下。

功效 行气止痛，温中止呕，纳气平喘。

使用注意 本品辛温助热，阴虚火旺者慎用。气虚下陷者亦慎用。

治病验方

• 四磨汤：天台乌药 6g，沉香 6g，槟榔 9g，人参 6g，四味各浓磨水，取 300ml，煎三五沸，放温服；现代用法水煎服（原方出自《重订严氏济生方》）。功效：行气降逆，宽胸散结。适用于肝郁气逆证。症见胸膈胀闷，上气喘急，心下痞满，不思饮食，苔白脉弦。

养生偏方

• 治胃冷久呃：沉香、紫苏、豆蔻各 3g，为末。每次 2g，以柿蒂汤送下。

• 治小便不通：沉香、木香各 3g，为细末，煎陈皮、茯苓汤调服。

• 治寒疝：沉香、附子各 30g，川楝子 45g，为细末。每次 5g，用水 200ml，加生姜 3 片、大枣 1 枚、盐少许，煎至 100ml，温服。

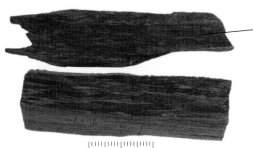

斑纹

沉香（质量较好）

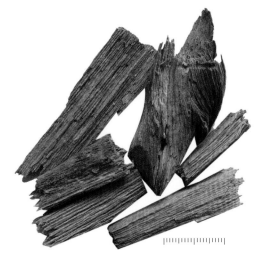

沉香

301 大腹皮

dà fù pí

别名：槟榔皮、大腹毛、茯毛、槟榔衣。

鉴别要点

大腹皮 略呈椭圆形或长卵形瓢状。外果皮深棕色至近黑色，具不规则的纵皱纹及隆起的横纹。内果皮凹陷，褐色或深棕色，光滑呈硬壳状。体轻，质硬，纵向撕裂后可见中果皮纤维。气微，味微涩。

大腹毛 略呈椭圆形或瓢状。外果皮多已脱落或残存。中果皮棕毛状，黄白色或淡棕色，疏松质柔。内果皮硬壳状，黄棕色或棕色，内表面光滑，有时纵向破裂。气微，味淡。

性味归经 味辛，性微温。归脾、胃、大肠、小肠经。

用法用量 5 ~ 10g。

功效 行气宽中，行水消肿。

使用注意 气虚体弱者及孕妇慎用。

治病验方

• **渗湿利气汤**：郁金、枳壳、木香、槟榔、鸡内金、泽泻各 9g，青皮、厚朴各 6g，茯苓皮、茯苓各 12g，大腹皮 24g，砂仁 4.5g，水煎服（原方出自《肝硬化腹水证治》）。功效：行气软坚，健脾利水。适用于肝硬化腹水大部分已消，但胀满尚未减，消化功能差，并有腹痛等。

养生偏方

• 治漏疮恶秽：大腹皮不拘多少，煎汤洗之。

• 治脚气冲心，胸膈烦闷：大腹皮 3g，紫苏、千木瓜、甘草、木香、羌活各 0.3g。水煎，每日 1 剂，分 3 次服。

• 治病喘手足皆肿，脾病横泻四肢：大腹皮 60g，蓬莪术、三棱各 30g，槟榔 0.3g，木香 15g。上为末，炒麦捣碎，丸如梧桐子大，每次 20 ~ 30 丸，生姜汤下。

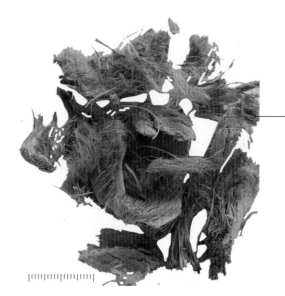

中国皮（棕毛状）

大腹皮

302 薤 白 xiè bái

别名：小根蒜、密花小根蒜、团葱、山蒜。

鉴别要点

小根蒜 呈不规则卵圆形，高 0.5～1.5cm，直径 0.5～1.8cm。表面黄白色或淡黄棕色，皱缩，半透明，有类白色膜质鳞片包被，底部有突起的鳞茎盘。质硬，角质样。有蒜臭，味微辣。

薤 呈略扁的长卵形，高 1～3cm，直径 0.3～1.2cm。表面淡黄棕色或棕褐色，具浅纵皱纹。质较软，断面可见鳞叶 2～3 层。嚼之粘牙。

性味归经 味辛、苦，性温。归心、肺、胃、大肠经。

用法用量 5～10g。

功效 通阳散结，行气导滞。

使用注意 气虚者、滞者、胃弱纳呆及不耐蒜味者不宜服用。

治病验方

• **枳实薤白桂枝汤**：薤白 9g，瓜蒌实（捣）1 枚，枳实 12g，厚朴 12g，桂枝 3g，以水 1L，先煮枳实、厚朴，取 0.4L，去渣，纳诸药，煮数沸，分 3 次温服（原方出自《金匮要略》）。功效：通阳散结，下气祛痰。适用于胸阳不振，痰气互结之胸痹。症见胸满而痛，甚或胸痛彻背，喘息咳唾，短气，气从胁下冲逆，上攻心胸，舌苔白腻，脉沉弦或紧。

• **瓜蒌薤白半夏汤**：瓜蒌实（捣）1 枚，薤白 9g，半夏 9g，白酒适量，四味同煮。取 0.8L，温服 0.2L，日 3 服（原方出自《金匮要略》）。功效：通阳散结，祛痰宽胸。适用于胸痹而痰浊较甚，胸痛彻背，不能安卧者。

养生偏方

• 治赤白痢：鲜薤白 1 握，切碎，入米煮粥食之。

• 治妊娠胎动，腹内冷痛：薤白 10g，当归 12g，用水 500ml，煮取 200ml，分 2 次服。

• 治慢性支气管炎：薤白研碎粉，每服 3g，每日 3 次，白糖水送下。

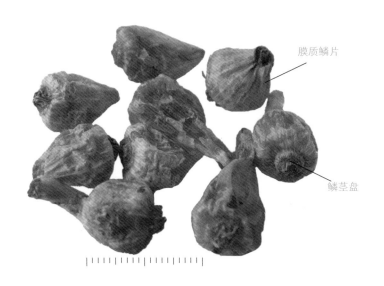

膜质鳞片

鳞茎盘

薤白

303 香附 xiāng fù

别名：香头草、回头青、雀头香。

鉴别要点

香附 多呈纺锤形。表面有 6～10 个略隆起的环节，"毛香附"节上常有棕色毛须和须根痕；"光香附"较光滑，环节不明显。质硬，经蒸煮者断面角质样；生晒者断面色白而显粉性，内皮层环纹明显，点状维管束散在。气香，味微苦。

醋香附 形如香附，表面色泽加深，带焦斑，略有醋气。

性味归经

味辛、微苦、微甘，性平。归肝、脾、三焦经。

用法用量

6～10g。

功效

疏肝解郁，理气调中，调经止痛。生品长于理气解郁。醋香附专入肝经，增强疏肝止痛作用。

使用注意

凡气虚无滞、阴虚血热者忌服。

治病验方

● **越鞠丸**：香附、川芎、苍术、栀子、神曲各 9g，上为末，水丸如绿豆大，现代用法：水丸，每服 6～9g，温开水送服，日 3 次；亦可作汤剂，水煎服（原方出自《丹溪心法》）。功效：行气解郁。适用于六郁证。症见胸膈痞闷，脘腹胀痛，嗳腐吞酸，恶心呕吐，饮食不消。

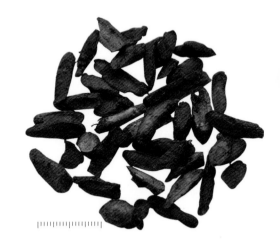

醋香附片

养生偏方

● 治疗急性膀胱炎：取鲜香附 30g，加水 600ml，煎至 200ml。1 剂煎两次，两煎兑匀，1 次顿服，日服 2 剂。

● 治腰痛：生香附研粉，每次 4g，1 天 3 次，冷开水冲服。

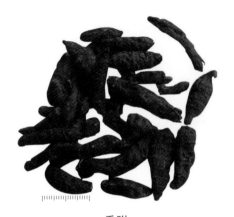

香附

304 玫瑰花
méi guī huā

別名：徘徊花、笔头花、湖花、刺玫花、刺玫菊。

鉴别要点 本品略呈半球形或不规则团状。残留花梗上被细柔毛，花托半球形，与花萼基部合生；萼片5，披针形，被有细柔毛；花瓣展平后宽卵形，呈覆瓦状排列，紫红色，有的黄棕色。体轻，质脆。气芳香浓郁，味微苦涩。

性味归经 味甘、微苦，性温。归肝、脾经。

用法用量 3～6g。

功效 疏肝解郁，活血止痛。

使用注意 入药用花瓣，勿见火。

养生偏方

• 治肝风头痛：玫瑰花4～5朵，蚕豆花9～12g，泡茶频饮。

• 治月经不调：玫瑰花3～9g，水煎，冲黄酒、红糖服，每日1剂。

• 治上部食管痉挛，咽中有异物感：玫瑰花、白梅花各3g，泡茶饮。

• 治肺病咳嗽吐血：鲜玫瑰花捣汁，炖冰糖服。

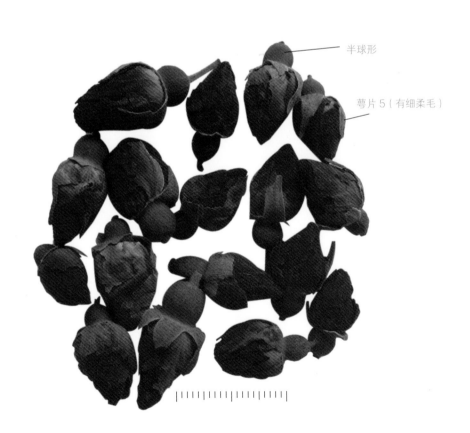

半球形

萼片5（有细柔毛）

玫瑰花

305 川楝子
chuān liàn zǐ

别名：楝实、金铃子、仁枣、苦楝子、楝子、石茱萸、川楝树子、川楝实。

鉴别要点

川楝子 呈类球形。表面金黄色至棕黄色，微有光泽，具深棕色小点。外果皮革质，与果肉间常成空隙，果肉松软，淡黄色，遇水润湿显黏性。果核质坚硬，表面有6~8条纵棱，内有黑棕色种子6~8粒。气特异，味酸、苦。

炒川楝子 形如川楝子碎块，表面呈黄色，偶带焦斑，具焦香气，味苦而涩。

性味归经

味苦，性寒；有小毒。归肝、小肠、膀胱经。

用法用量

5~10g。外用适量，研末调涂。

功效

疏肝泄热，行气止痛，杀虫。生品长于杀虫、疗癣，兼能止痛。川楝子炒焦后可缓和苦寒之性，降低毒性，减少滑肠之弊，以疏肝理气止痛为胜。

使用注意

本品有毒，不宜过量或持续服用。脾胃虚寒者慎用。

治病验方

• **橘核丸**：橘核（炒）、海藻（洗）、昆布（洗）、海带（洗）、川楝子（去肉、炒）、桃仁（麸炒）各12g，厚朴（去皮，姜汁炒）、木通、枳实（麸炒）、延胡索（炒、去皮）、桂心（不见火）、木香（不见火）各6g，为细末，酒糊为丸，如梧桐子大，每服9g，空心温酒盐汤送下（原方出自《严氏济生方》），功效：行气止痛，软坚散结。适用于寒湿疝气。症见睾丸肿胀偏坠，或坚硬如石，或痛引脐腹，甚则阴囊肿大，轻者时出黄水，重者成脓溃烂。

养生偏方

• 治冻疮：川楝子120g，水煎后趁热敷患处，再用药水泡洗，每日2次，至愈。

• 用于乳腺炎：川楝子20g，加水500ml浸泡30min，水煎15min，去渣取汁，加入红糖50g溶化，分3次服，每天1剂。

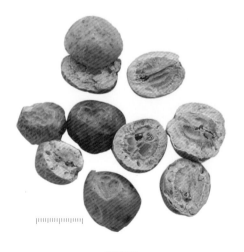

川楝子

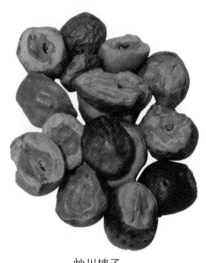

炒川楝子

306 柿蒂 shì dì

别名：柿钱、柿丁、柿子把、柿萼。

鉴别要点 本品呈扁圆形，直径15～25mm。背面黄褐色或红棕色，中部隆起，中心有果柄脱落的痕迹。腹面黄棕色，密被细茸毛，果实脱落处呈圆形突起的瘢痕，无毛。质硬而脆。无臭，味涩。

性味归经 味苦、涩，性平。归胃经。

用法用量 5～10g。

功效 降气止呃。

使用注意 若呃逆属实邪内郁者慎用。

治病验方

• **丁香柿蒂汤**：丁香6g，柿蒂9g，人参3g，生姜6g，水煎服（原方出自《脉因证治》）。功效：温中益气，降逆止呕。适用于胃气虚寒，呃逆不已，胸痞，脉迟者。

• **新制橘皮竹茹汤**：橘皮9g，竹茹9g，柿蒂9g，姜汁3茶匙（冲），水煎服（原方出自《温病条辨》）。功效：理气降逆，清热止呃。适用于胃热呃逆，胃气不虚者。

养生偏方

• 治疗新生儿脐炎：取柿蒂10g，微火焙干，研成细末，外敷脐部，用无菌纱布包扎，每日换药1次。

• 治疗百日咳：柿蒂12g（阴干），乌梅核中之白仁十个（细切），加白糖9g。加水400ml，煎至100ml，内服，一日数次分服，连服数日。

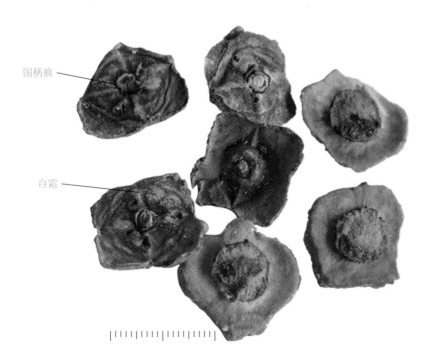

国柄痕

白霜

柿蒂

307 天仙藤

tiān xiān téng

别名：都淋藤、三百两银、兜铃苗、马兜铃藤、青木香藤、长痧藤、香藤。

鉴别要点 本品为茎、叶的混合物，呈段状。茎呈长圆柱状，略扭曲，表面黄绿色或淡黄褐色，有纵棱，有的有节，质脆。切断面有数个大小不等的维管束。叶多皱缩、破碎，暗绿色或淡黄褐色。气清香，味淡。

性味归经 味苦，性温。归肝、脾、肾经。

用法用量 3～6g。

功效 行气活血，通络止痛。

使用注意 本品含马兜铃酸，可引起肾脏损害等不良反应；儿童及老年人慎用；孕妇、婴幼儿及肾功能不全者禁用。

养生偏方

• 治疝气痛：天仙藤 30g，好酒 200ml，煮至半碗服之。

• 治毒蛇毒虫咬伤，痔肿痛：天仙藤鲜品捣烂敷患处。

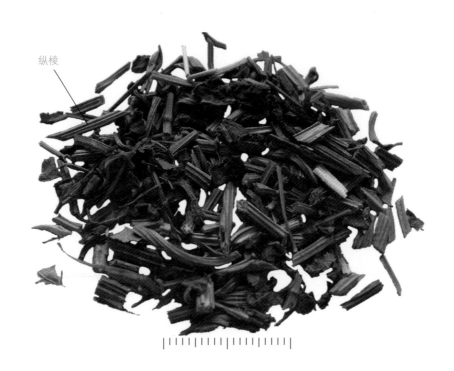

纵棱

天仙藤

308 刀豆
dāo dòu

别名：挟剑豆、野刀板藤、葛豆、刀豆角。

鉴别要点 本品呈扁卵形或扁肾形，长20～35mm，宽10～20mm，厚5～12mm。表面淡红色至红紫色，微皱缩，略有光泽。边缘具眉状黑色种脐，种脐上有白色细纹3条。种皮革质，破开后种皮内表面棕绿色而光亮，子叶2片，黄白色，油润。质硬，难破碎。无臭，味淡，嚼之有豆腥气。

性味归经 味甘，性温。归胃、肾经。

用法用量 6～9g。

功效 温中，下气，止呃。

使用注意 胃热炽盛者忌服。

养生偏方

• 治气滞呃逆，胸闷不舒：刀豆取老而绽者，烧存性，为末，每服6～9g，开水送下。

• 治肾虚腰痛：刀豆2粒，包于猪腰子内，外裹叶，烧熟食。

• 治经闭腹胁胀痛，血瘕：刀豆子，焙燥为干，好酒送服，加麝香尤佳。

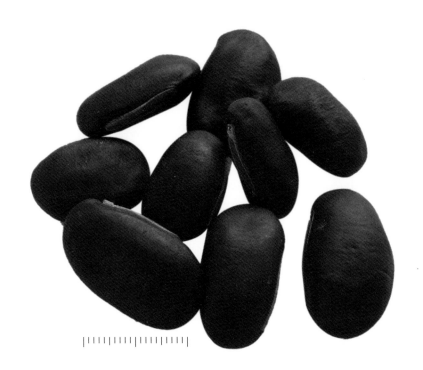

刀豆

第十二章　消食药

309 山楂
shān zhā

别名：山里果、山里红、酸里红、山里红果、酸枣、红果、红果子、山林果。

鉴别要点

山楂　呈类圆形片状，片厚3～5mm，直径15～25mm。片面黄棕色，多卷曲或皱缩不平，果肉厚，中间有浅黄色果核，多脱落，外皮深红色，微有光泽，布满灰白色小斑点，质坚硬。气清香，味酸，微甜。

焦山楂　形如山楂，表面显焦褐色，内部黄褐色，有焦香气。

性味归经

味酸、甘，性微温。归脾、胃、肝经。

用法用量

9～12g。

功效

消食健胃，行气散瘀，化浊降脂。生山楂多用于消食散瘀；焦山楂消食导滞作用增强。用于肉食积滞，泻痢不爽。

使用注意

脾胃虚弱而无积滞者或胃酸分泌过多者均慎用。

治病验方

• **保和丸**：山楂18g，神曲6g，半夏9g，茯苓9g，莱菔子6g，连翘6g，陈皮6g，水煎服；或炊饼为丸如梧桐子大，每服9g（原方出自《丹溪心法》）。功效：消食和胃。适用于食积证。症见脘腹痞满胀痛、嗳腐吞酸、恶食呕吐或大便泄泻、舌苔厚腻、脉滑等。

• **大安丸**：山楂12g，神曲（炒）、半夏、茯苓各6g，陈皮、莱菔子、连翘各3g，白术12g，上为末，粥糊丸服（原方出自《丹溪心法》）。功效：消食健脾。适用于食积兼脾虚证。症见饮食不消，脘腹胀满，大便泄泻，以及小儿食积。

养生偏方

• 治痢疾：生山楂60g，茶叶5g，水煎，代茶饮，每天1剂。

• 治高脂血症：取生山楂15g，先水煎1次饮服，药渣泡茶饮用。每天1剂。

• 治肾盂肾炎：生山楂90g（儿童30～45g），水煎服，每天1剂，疗程为14天。

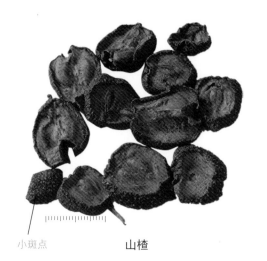

小斑点　　　山楂

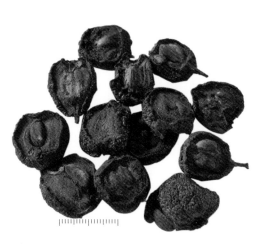

焦山楂

310 神曲

shén qū

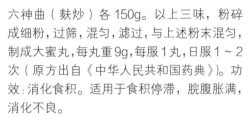

别名：六神曲、六曲。

鉴别要点

神曲 为立方形小块，表面灰黄色，粗糙。质坚脆，断面粗糙。气特异，味苦。

焦神曲 形如六神曲，表面焦黄色，微带焦斑，气焦香并稍带有焦糊气。

性味归经 味甘、辛，性温。归脾、胃经。

用法用量 每次6～12g，水煎服，或粉碎后入茶、丸、散等制剂用。

功效 健脾和胃，消食调中。生用健脾开胃，并有发散作用。焦神曲消食化积力强，以治食积泄泻为主。

使用注意 脾阴虚、胃火盛者不宜用；能落胎，孕妇宜少食。

治病验方

• **大山楂丸**：山楂1000g，麦芽（炒）、六神曲（麸炒）各150g。以上三味，粉碎成细粉，过筛，混匀，滤过，与上述粉末混匀，制成大蜜丸，每丸重9g，每服1丸，日服1～2次（原方出自《中华人民共和国药典》）。功效：消化食积。适用于食积停滞，脘腹胀满，消化不良。

• **开胃消食饮**：神曲、炒麦芽、焦山楂各15g，槟榔9g，陈皮、木香各6g，炙甘草4.5g，以上为3～6岁幼儿用量（原方出自《中西医结合儿科试用新方》）。功效：健脾消食，理气导滞。适用于小儿厌食证。

养生偏方

• 治产后瘀血不运，肚腹胀闷，渐成臌胀：陈久神曲500g，捣碎，微炒，磨为末。每早晚各服9g，食前砂仁汤调服。

• 治产乳运绝，亦治难产：神曲末，水服9g。

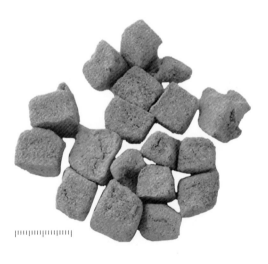

神曲

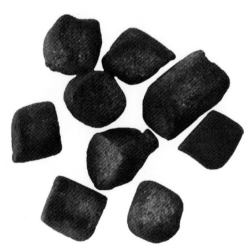

焦神曲

311 麦芽 _{mài yá}

别名：麦蘖、大麦蘖、大麦芽、大麦毛、扩麦蘖、草大麦。

鉴别要点

麦芽 呈梭形，长 8 ~ 12mm，直径 3 ~ 4mm。表面黄色或淡黄色，一端有黄棕色幼芽，皱缩或脱落，一端有纤细而弯曲的须根。破开内有黄白色大麦米一粒，粉质，气微，味微甜。

焦麦芽 形如麦芽，表面焦黄色，有焦香气。

性味归经
味甘，性平。归脾、胃经。

用法用量
10 ~ 15g；回乳炒用60g。

功效
行气消食，健脾开胃，回乳消胀。生麦芽长于健脾和胃，疏肝行气；焦麦芽长于消食化滞。

使用注意
哺乳期妇女不宜使用。

治病验方

• **健脾丸**：白术（炒）15g，白茯苓（去皮）12g，山楂（取肉）6g，神曲（炒）6g，陈皮 6g，人参 9g，山药 6g，木香（另研）6g，砂仁 6g，麦芽（炒，取面）6g，肉豆蔻(面裹煨热,纸包,槌去油)6g，黄连（酒炒）6g，甘草 6g，上为细末，蒸饼为丸，如绿豆大，每服 50 丸，空心服，1 日 2 次，陈米汤下。现代用法：共为细末，糊丸或水泛小丸，每服 6 ~ 9g，温开水送下，日 2 次，亦可作汤剂（原方出自《证治准绳》）。功效：健脾和胃，消食止泻。适用于脾虚食积证。症见食少难消，脘腹痞闷，大便溏薄，倦怠乏力，苔腻微黄，脉虚弱。

• **枳实消痞丸**：枳实 15g，厚朴 12g，黄连 15g，半夏曲 9g，干生姜 6g，麦芽曲 6g，白茯苓 6g，白术 6g，人参 9g，炙甘草 6g，上为细末，汤浸蒸饼为丸，如梧桐子大，每服五七十丸，白汤下，食远服。现代用法：共为细末，水泛小丸或糊丸，每服 6 ~ 9g，饭后温开水送下，日 2 次；亦可作汤剂，水煎服（原方出自《兰室秘藏》）。功效：行气消痞，健脾和胃。适用于脾虚气滞，寒热互结证。症见心下痞满，不欲饮食，倦怠乏力，大便不畅，苔腻而微黄，脉弦。

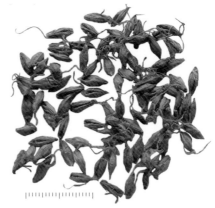

麦芽

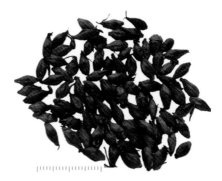

焦麦芽

养生偏方

• 用于回乳：用炒麦芽 30 ~ 90g，适量水煎服，早晚空腹各服 1 次。

• 治乳腺小叶增生：每日用生麦芽 30 ~ 50g 泡水代茶饮。

• 治糖尿病：生猪胰 150g，麦芽 30g，加水 1000 ~ 1200ml，煎成 600 ~ 800ml，当茶温服，每次 200ml，渴时即饮。

• 治产后大便不下：麦芽炒黄为末，每服三钱，沸汤调下，与粥间服。

312 谷芽（粟芽）

別名：蘗米、谷蘗、稻蘗、稻芽。

鉴别要点

谷芽 呈类圆球形，直径约 2mm。外壳为革质的稃皮，淡黄色，多数裂开，初生的细须根 1 ~ 4mm。剥去稃皮，内含淡黄色或黄白色颖果（小米）粒，质坚。气无，味微甘。

焦谷芽 形如谷芽，表面呈焦黄色，有焦香气。

性味归经 味甘，性温。归脾、胃经。

用法用量 9 ~ 15g。

功效 消食和中，健脾开胃。生品长于治食积不消，腹胀口臭，脾胃虚弱，不饥食少。焦谷芽善化积滞，用于积滞不消。

使用注意 胃下垂者忌用。

养生偏方

• 治脾虚久泻，完谷不化：炒谷芽 20g，大枣 10 枚，加水 400ml，煎至 100ml，内服。

• 治食积不化，口臭，腹胀：炒谷芽、炒麦芽各 30g，焦山楂、焦神曲各 9g，炒莱菔子 26g。加水 800ml，煎至 400ml，内服。

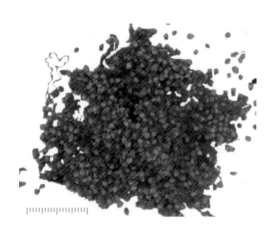

谷芽

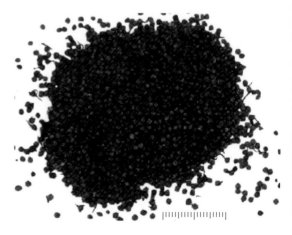

焦谷芽

313 鸡内金

jī nèi jīn

别名：鸡肫皮、鸡黄皮、鸡肫、鸡胗。

鉴别要点　**鸡内金**　呈不规则的碎片或卷片状。黄色、黄褐色或黄绿色，片薄而半透明，具明显的条状皱纹；质脆，易碎，断面角质样。气微腥，味微苦。

　　炒鸡内金　形如鸡内金，表面呈深黄色微带焦斑，形体边缘有鼓起。质松脆，易碎。腥味减轻。

性味归经　味甘，性平。归脾、胃、小肠、膀胱经。

用法用量　3 ~ 10g。

功效　健胃消食，涩精止遗，通淋化石。生品长于治食积不消，呕吐泻痢，小儿疳积，遗尿，遗精，石淋涩痛，胆胀胁痛。炒鸡内金健脾胃的作用较强。

使用注意　脾虚无积滞者慎用。

治病验方

• 疳疾散：白术、鸡内金各 15g，猪联贴 30g，先将猪联贴焙干，和上药共研为末。每饭后用 1.5 ~ 3g，汤水送服（原方出自《沈绍九医话》）。功效：补脾健胃，消食。适用于小儿疳积证。

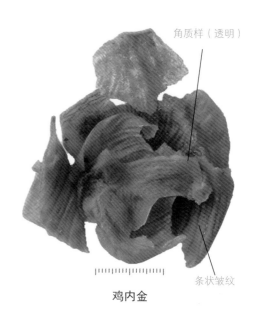

角质样（透明）

条状皱纹

鸡内金

• 消积理中汤：党参、白术、三棱、莪术、鸡内金、白芍、地骨皮各 9g，茯苓、玄明粉（冲）各 6g，干姜、酒大黄（后下）各 3g，水煎服（原方出自《中医医案八十例》）。功效：温中健脾，消食开胃，软坚泄热。适用于胃结石。症见胃脘胀满不适，不思饮食，并可触到坚硬团块，推之移动，稍有压痛。

养生偏方

• 治疗扁平疣：生鸡内金 20g，加水 200ml，浸泡 2 ~ 3 天，外搽患处，每日 5 ~ 6 次。

• 治胃及十二指肠溃疡病：鸡内金 70g，微炒，研细末，取蜂蜜 25g 冲水适量吞服鸡内金 5g，每日 2 次，早、晚饭前 1h 服。

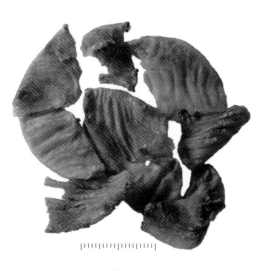

炒鸡内金

314 莱菔子

lái fú zǐ

别名：萝卜子、萝白子、菜头子。

鉴别要点

莱菔子 呈类卵圆形或椭圆形，稍扁。长 2.5 ~ 4mm，宽 2 ~ 3mm。表面黄棕色、红棕色或灰棕色。一端有深棕色圆形种脐，一侧有数条纵沟。种皮薄而脆，破开后可见黄白色折叠的子叶，有油性。无臭，味微苦、辛。

炒莱菔子 形如莱菔子，形体鼓起，表面色泽加深，偶带焦斑，质酥脆，气微香。

性味归经
味辛、甘，性平。归肺、脾、胃经。

用法用量
5 ~ 12g。

功效
消食除胀，降气化痰。生品用于饮食停滞，脘腹胀痛，大便秘结，积滞泻痢，痰壅喘咳。炒莱菔子长于消食顺气，转不伤气，因其能多进饮食。

使用注意
故气虚及无食积、痰滞者慎用。不宜与人参同用。

治病验方

• **宽中降逆汤**：莱菔子、焦山楂、麦芽、神曲各10g，厚朴、酒大黄、枳实各6g，水煎服（原方出自《温病刍言》）。功效：宣导中焦，理气降逆。适用于食滞中焦，脘腹胀满而引起的呃逆或嗳气、不思饮食等症。

养生偏方

• 治老年性便秘：炒莱菔子30 ~ 40g，温开水送服，每日2 ~ 3次。

• 治原发性高血压病：莱菔子、决明子各15g。泡水代茶饮，每日1剂。

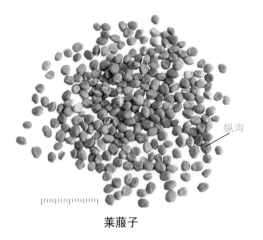

纵沟

莱菔子

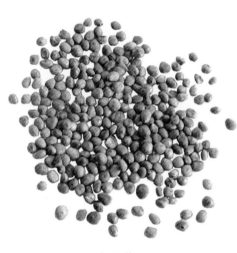

炒莱菔子

315 阿魏 ^{ā wèi}

别名：臭阿魏、细叶阿魏。

鉴别要点 本品为不规则的小块状或脂膏状，颜色深浅不一，表面蜡黄色至黄棕色。块状者体轻，质地似蜡，碎断面稍有孔隙；新鲜碎面颜色较浅，放置后色渐深。脂膏状者黏稠，灰白色。具强烈而持久的蒜样特异臭气，味辛辣，嚼之有灼烧感。

性味归经 味苦、辛，性温。归脾、胃经。

用法用量 1～1.5g，多入丸、散和外用膏药。

功效 消积，化癥，散痞，杀虫。用于肉食积滞，瘀血癥痕，腹中痞块，虫积腹痛。

使用注意 脾胃虚弱及孕妇忌用。

养生偏方

• 预防麻疹：阿魏 0.2～0.4g，置于如铜币大的小膏药中心（即普通黑膏药，最好用布摊），小心对准易感儿的脐，紧密贴上，注意保护，不使脱落。

• 治肠炎、腹痛泄泻或消化不良、便溏：取阿魏 1 粒（如黄豆大），切碎，置脐上。以腹脐膏 1 张贴之。

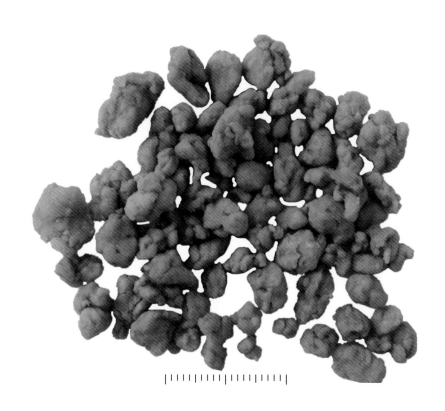

阿魏

第十三章　止血药

316 大蓟 <small>dà jì</small>

别名： 马蓟、刺蓟、虎蓟、野红花、土红花、山牛蒡。

鉴别要点

大蓟 为茎、叶、花混合，呈段状。茎呈圆柱状，表面绿褐色或棕褐色，有数条纵棱，被丝状毛；切面灰白色，髓部疏松或中空。叶皱缩，多破碎，边缘有针刺，两面均具灰白色丝状毛。头状花序，球形或椭圆形，总苞黄褐色，羽状冠毛灰白色。气微，味淡。

大蓟炭 形如大蓟，表面呈焦黑色。内部呈褐色。

性味归经
味甘、苦，性凉。归心、肝经。

用法用量
9 ~ 15g。

功效
凉血止血，散瘀解毒消痈。生大蓟以凉血消肿力胜；炒炭后凉性减弱，收敛止血作用增强。

使用注意
脾胃虚寒而无瘀滞者忌服。忌犯铁器。

治病验方

• **十灰散：** 大蓟、小蓟、荷叶、侧柏叶、白茅根、茜草、栀子、大黄、牡丹皮、棕榈皮各9g，上药均烧灰存性，研为细末，用白藕捣汁或萝卜汁磨京墨半碗，每次调服15g（原方出自《十药神书》）。功效：凉血止血。适用于血热妄行所致的呕血、咯血、衄血，血色鲜红，舌红，脉数。

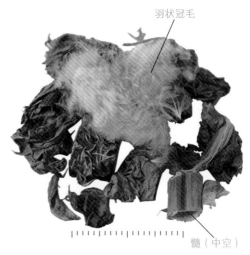

羽状冠毛

髓（中空）

大蓟

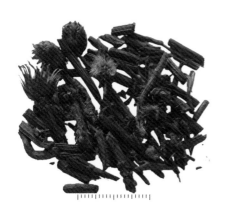

大蓟炭

• **羚羊角散：** 羚羊角屑、大蓟根各90g，伏龙肝150g，白芍120g，地榆60g，熟艾叶、牛膝、牡丹皮、生地黄、侧柏叶、鸡苏叶各30g，蛴螬（切碎，慢火炙黄）5枚，共研细末，每服9g，或用适量作汤剂（原方出自《太平圣惠方》）。功效：清热，凉血，止血。适用于血热妄行。症见吐血，咯血，血色鲜红，口干，喉痒，舌质红，苔黄，脉数。

养生偏方

• 治乳腺炎：鲜大蓟根去泥洗净，阴干捣烂取汁，加入20%凡士林搅拌，30min后自然成膏，备用。4 ~ 6h换药1次。

• 治带状疱疹：大蓟60g，水煎，取200 ~ 300ml过滤去渣取药液，涂洗患部，每天3次，每次30 ~ 60min。

• 治鼻窦炎：鲜大蓟根90g，鸡蛋2 ~ 3枚。两味同煎，吃蛋喝汤。忌食辛辣刺激性食物。

317 小蓟 xiǎo jì

别名：猫蓟、刺儿菜、青刺蓟、刺蓟菜。

鉴别要点

小蓟 为茎、叶、花的混合物，呈段状。茎呈圆柱状，表面灰绿色或带紫色，具纵棱及白色柔毛，质脆，断面中空。叶多皱缩或破碎，具针刺，叶两面均具白色柔毛。花紫红色。总苞钟状，黄绿色。气微，味微苦。

小蓟炭 形如小蓟，表面黑褐色，内部黄褐色。

性味归经 味甘、苦，性凉。归心、肝经。

用法用量 5 ~ 12g。

功效 凉血止血，散瘀解毒消痈。生小蓟凉血解毒力胜；小蓟炭只用于止血。

使用注意 脾胃虚寒、便溏泄泻者慎用。

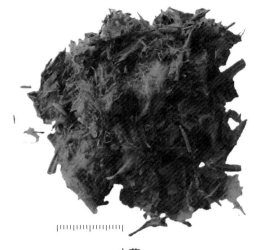

小蓟

治病验方

● **小蓟饮子**：生地黄（洗）30g，小蓟15g，滑石15g，木通6g，蒲黄9g，藕节9g，淡竹叶9g，当归（去芦，酒浸）6g，栀子9g，炙甘草6g，水煎服（原方出自《重订严氏济生方》）。功效：凉血止血，利水通淋。适用于血淋，尿血。症见尿中带血，小便频数，赤涩热痛，舌红，脉数。

养生偏方

● 治顽痼性失眠：鲜品6g或干品10g放入杯中，用开水30 ~ 50ml浸泡约10min，睡前饮水。总疗程2个月。

● 预防细菌性痢疾：全草制成每100ml含生药50g的汤剂，成人每次服50ml，小儿酌减，隔日一次，共服3次。

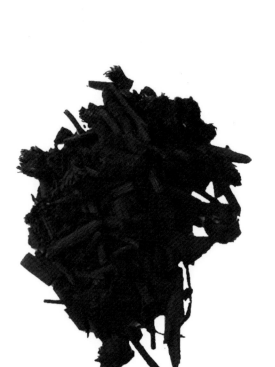

小蓟炭

318 地榆

^{dì yú}

别名：黄瓜香、山地瓜、猪人参、血箭草。

鉴别要点

地榆 本品呈不规则纺锤形或圆柱形，稍弯凸。表面灰褐色至暗棕色，粗糙，有纵纹。质硬，断面较平坦，粉红色或淡黄色，木部略呈放射状排列。气微，味微苦涩。

绵地榆 本品呈长圆柱形，稍弯曲，着生于短粗的根茎上；表面红棕色或棕紫色，有细纵纹。质坚韧，断面黄棕色或红棕色，皮部有多数黄白色或黄棕色绵状纤维。气微，味微苦涩。

地榆炭 形如地榆，表面焦黑色，内部棕褐色。

性味归经

味苦、酸、涩，性微寒。归肝、大肠经。

用法用量

9～15g。外用适量，研末涂敷患处。

功效

凉血止血，解毒敛疮。生用味苦、酸，性微寒，以凉血解毒力胜。炭药味苦酸涩，性微寒偏平，止血力强。

使用注意

凡虚寒性的便血、下痢、崩漏、出血有瘀者慎用；热痢初起者不宜单独使用；脾虚泄泻忌服。

治病验方

● **秦艽白术丸**：秦艽（去芦）、当归梢（酒浸）、桃仁（汤浸，去皮、尖）、皂角子（烧存性）、地榆各30g，白术、麸炒枳实、泽泻各15g，上药共研细末，和桃仁泥研匀，煎熟汤打面糊为丸，如鸡头子大，焙干。每服6g，日服3次，空腹时温水送下（原方出自《兰室秘藏》）。功效：消痔肿，止痔血，润燥通便。适用于痔，痔漏，时下脓血，大便燥结作痛。

● **地榆散**：地榆（洗净，去泥土）、白芍、艾叶、小蓟根各30g，阿胶（捣碎，炒令黄燥）9g，生甘草3g，共研为末，每服9g；亦可用作汤剂，水煎服（原方出自《太平圣惠方》）。功效：养血止血。适用于吐血，便血，痔出血。

养生偏方

● **治湿疹**：地榆30g，加水2碗，煎成半碗，用纱布蘸药液湿敷患处。

● **治烧烫伤**：地榆根洗净晒干，炒炭存性，磨粉，麻油调成50%软膏，涂于疮面，每日数次。

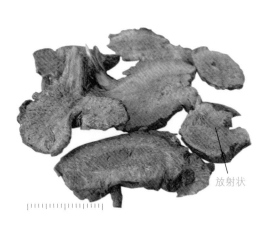

放射状

地榆

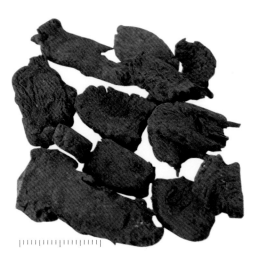

地榆炭

319 槐花

huái huā

别名：槐蕊。

鉴别要点

槐花 皱缩而卷曲，花瓣多散落。完整者花萼钟状，先端 5 浅裂；花瓣 5，黄色或黄白色，1 片较大，近圆形，其余 4 片长圆形。雄蕊 10，其中 9 个基部连合。雌蕊圆柱形，弯曲。体轻。气微，味微苦。

槐米 呈卵形或椭圆形。花萼下部有数条纵纹。萼的上方为黄白色未开放的花瓣。花梗细小。体轻，手捻即碎。气微，味微苦涩。

炒槐米（花） 形如槐米（花），表面深黄色，有香气。

性味归经 味苦，性微寒。归肝、大肠经。

用法用量 5～10g。

功效 凉血止血，清肝泻火。凉血泻火及降血压宜生用。止血宜用槐花炭或炒槐花。

使用注意 脾胃虚寒者慎服。

治病验方

• **槐花散**：炒槐花 12g，侧柏叶（烂杵，焙）12g，炒荆芥穗 6g，枳壳（去瓤，细切，麸炒黄）6g，上为细末，清米汤调服 6g，空腹饭前服（原方出自《普济本事方》）。功效：清肠凉血止血，疏风行气。适用于肠风脏毒下血。症见便前出血或便后出血或便中带血，以及痔出血，色鲜红或晦暗。

养生偏方

• 治银屑病：槐花炒黄研粉或制蜜丸，每次 3g，每日 2 次，饭后温开水送服。

• 治白带不止：槐花（炒）、牡蛎（煅）各等份，为末。每次酒服 3g，取效。

• 治颈淋巴结核：槐花 2 份，糯米 1 份，炒黄，研末，每日早晨空腹服 2 匙（约 10g）。服药期间禁止服糖。

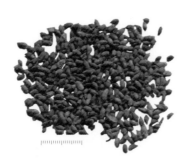

槐米

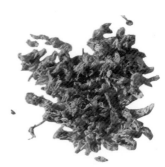

槐花

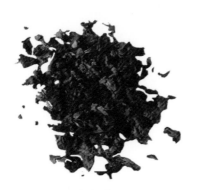

炒槐花

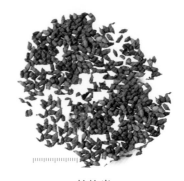

炒槐米

320 侧柏叶

cè bǎi yè

别名：柏叶、扁柏叶、丛柏叶。

鉴别要点

侧柏叶 为细小的鳞片状叶及扁平嫩枝碎块的混合，呈碎屑状。叶呈深绿色或黄绿色。嫩枝质脆，易折断，断面黄白色。气清香，味苦、涩、微辛。

侧柏叶炭 形如侧柏叶。表面呈焦黑褐色，内部呈褐色，微有光泽，微具焦气。

性味归经

味苦、涩，性寒。归肺、肝、脾经。

用法用量

6～12g。外用适量。

功效

凉血止血，化痰止咳，生发乌发。生用长于清热凉血，止咳清痰；炭药以止血为主。

使用注意

侧柏叶味苦性寒，虚寒之证不宜单独使用；性寒味涩，出血有瘀者慎用。

治病验方

• **侧柏叶汤：** 侧柏叶（炒）15g，炮姜15g，艾绒（炒）9g，马屎（炒）24g，水煎服（原方出自《医学集成》）。功效：温中止血，助阳。主治吐血，久吐不止。

养生偏方

• 治腮腺炎：侧柏叶200～300g，洗净，捣烂，鸡蛋清和匀，敷患处，每日换药7～8次，一天左右消肿。

• 治百日咳：侧柏叶连幼枝30g，煎汁100ml，加蜂蜜20ml，2岁以下小儿每次服15～25ml，每日3次，按年龄增减，4～10天痊愈。

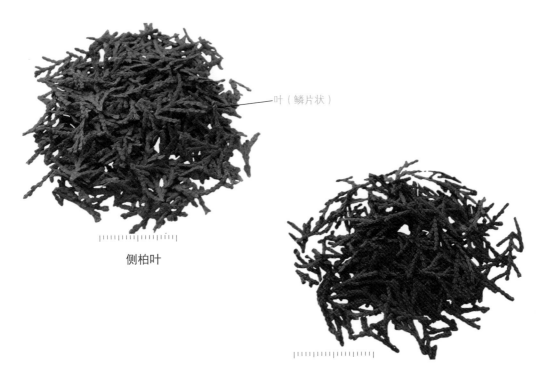

叶（鳞片状）

侧柏叶

侧柏叶炭

321 苎麻根

zhù má gēn

别名：苎叶。

鉴别要点

苎麻根 本品为圆形或类圆形厚片。片面棕色至淡黄色，中间有数个同心环纹，周边灰棕色至灰褐色。质坚硬，纤维性。气微，味淡，嚼之略有黏性。

苎麻根炭 形如苎麻根片，表面呈黑色，内部棕褐色，质脆易碎，味苦。

性味归经 味甘，性寒。归心、肝经。

用法用量 5～30g。外用鲜品捣敷或煎汤熏洗。

功效 凉血止血，清热安胎，利尿，解毒。

使用注意 本品性寒，对脾胃虚寒及血分无热者，不宜应用。

养生偏方

• 治糖尿病：鲜苎麻根 100g，路边青 25g，加水 800ml，煎至 250ml，每日 1 剂，分 3 次服或做茶饮。2～3 个月为 1 个疗程，连服 2 个疗程。

• 治腮腺炎：苎麻根粉适量，醋调成糊状，外涂患处，每日 3～4 次。

• 治痢疾：苎麻根 60g，野麻草 30g，冰糖或红糖 15g。水煎服。

• 治淋证尿血、小便不利：苎麻根、小蓟各 9～15g，生蒲黄（包煎）4.5～9g，水煎服。

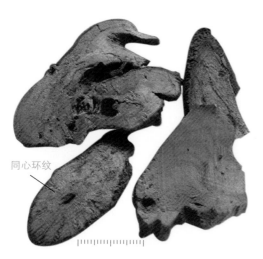

同心环纹

苎麻根

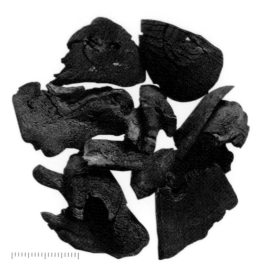

苎麻根炭

322 白茅根
bái máo gēn

别名：茅根、兰根、茹根、地管、地筋、兼杜、白花茅根、地节根、茅草根、坚草根、甜草根、丝毛草根、寒草根、白茅、白茅菅、丝茅、万根草、茅草。

鉴别要点

白茅根 本品呈长圆柱形，长30～60cm，表面黄白色或淡黄色，微有光泽，具纵皱纹，节明显。切面中心黄色，并有小孔，中柱淡黄色，易与皮部剥离。体轻而韧。无臭，气微，味微甜。

茅根炭 形如白茅根，外表面焦黑或焦褐色，内部棕褐色，略具焦香气，味苦。

性味归经 味甘，性寒。归肺、胃、膀胱经。

用法用量 9～30g

功效 凉血止血，清热利尿。生用有凉血、止血、利尿消肿作用。炒炭后减少了寒凉之性，只用于止血。

使用注意 本品药性寒凉，脾胃虚寒者慎用。

治病验方

• **二鲜饮:** 鲜白茅根（切碎）、鲜藕节（切碎）各160g，煮汁频频饮之（原方出自《医学衷中参西录》）。功效：化瘀止血。适用于吐血，衄血，二便下血。

• **三鲜饮:** 鲜白茅根（切碎）、鲜藕节（切碎）各160g，鲜小蓟根60g，水煎徐徐饮服（原方出自《医学衷中参西录》）。功效：活血化瘀，止血清热。适用于二鲜饮证兼有虚热者。

养生偏方

• 治水肿、小便不利：白茅根（鲜者）500g，细切，用水1000ml，煮数沸，静止后根皆沉水底为度，去渣温服，每次半杯，日服5～6次，夜服2～3次。

• 治急性肾炎：干白茅根250g，加水1000ml，煎至500ml，分2～3次服。

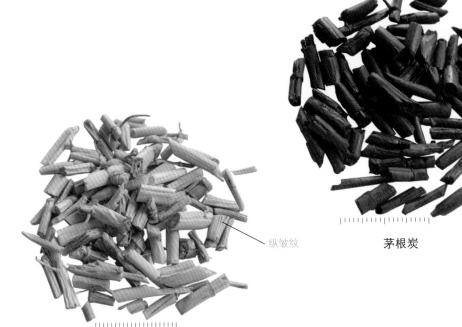

纵皱纹

白茅根

茅根炭

323 瓦松

wǎ sōng

别名：流苏瓦松、瓦花、向天草、天王铁塔草。

鉴别要点 本品茎呈细长圆柱形。表面灰棕色，具多数突起的残留叶基，有明显的纵棱线。叶多脱落，破碎或卷曲，灰绿色。圆锥花序穗状，小花白色或粉红色，花梗长约5mm。体轻，质脆，易碎。气微，味酸。

性味归经 味酸、苦，性凉。归肝、肺、脾经。

用法用量 3 ~ 9g。外用适量，研末涂敷患处。

功效 凉血止血，解毒，敛疮。

使用注意 脾胃虚寒者慎用，应用时剂量必须谨慎。

养生偏方

• 治便血、内痔出血，子宫出血：瓦松炒炭，研末，每服3g，每天2 ~ 3次，温水送下。

• 治牙龈肿痛：瓦松、白矾各等份，水煎漱之。

• 治蝎螫：鲜瓦松捣汁，先用三棱针将螫处刺破，挤去毒液，然后将汁涂患处。

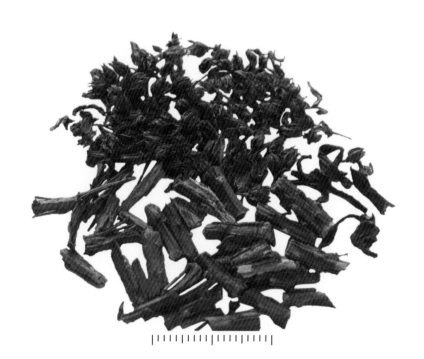

瓦松

324 红药子（血三七）

_{hóng yào zǐ}

别名：薯莨、鸡血莲、血母、朱砂七、金花果、红孩儿、孩儿血、牛血莲、染布薯。

鉴别要点 本品呈不规则块状，表面棕褐色。具有茎基的疙瘩状突起，质极坚硬，难折断，剖面深黄色。木质深黄色呈环状，近髓部另有分散的浅黄色木质部束。鲜根断面渗出渐成血红色液体。气微，味苦。微涩，性凉。

性味归经 味苦、微涩，性凉。有小毒。归肝、胃、大肠、肾经。

用法用量 6～15g；外用适量，捣烂敷患处，或研粉用油调涂患处。

功效 清热解毒，凉血止血，止痛，调经。

使用注意 孕妇忌用。

养生偏方

• 治腹泻、痢疾、便血：红药子、地榆各30g，共研末，每服9g，每日2～3次，开水冲服。

• 治腰痛：红药子、芋儿七、桃儿七各6g，共研细粉，白酒冲服，每次3g，每日2次。

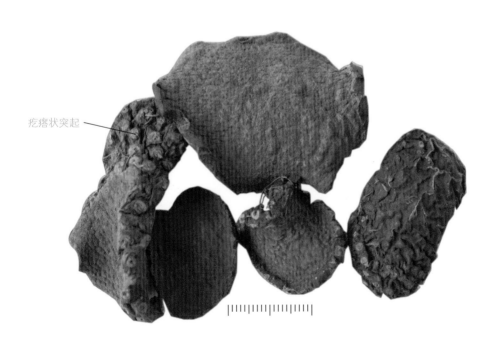

疙瘩状突起

红药子

325 仙鹤草

xiān hè cǎo

别名：白鹤草、灵芝草、白鹤灵芝草、大叶灵芝草、癣草。

鉴别要点 本品全体被白色柔毛。茎下部圆柱形，红棕色，上部方柱形，绿褐色，节明显。单数羽状复叶互生，大小叶片相间生于叶轴上，完整小叶片展平后呈卵圆形，边缘有锯齿。总状花序细长，萼筒上部有钩刺。气微，味微苦。

性味归经 味苦、涩，性平。归心、肝经。

用法用量 6～12g。外用适量。

功效 收敛止血，截疟，止痢，解毒，补虚。

使用注意 本品具涩敛之性，用治腹泻、痢疾，当以慢性腹泻为主。

治病验方

清热凉血汤：生地黄、赤芍、牡丹皮、黑山栀、黄芩、黄连、金银花、侧柏叶、山茶花、藕节、白茅花、茜草、仙鹤草各适量，水煎服（原方出自秦伯未方，选自《谦斋医学讲稿》）。功效：清热，凉血，止血。适用于心、肝、肺、胃有热所引起的一般吐血、衄血等症。

养生偏方

● 治久泻不止：仙鹤草30g，石榴皮15g，水煎服，1日1剂。

● 治盗汗：仙鹤草30～90g，大枣15～30g，水煎服，1日1剂。

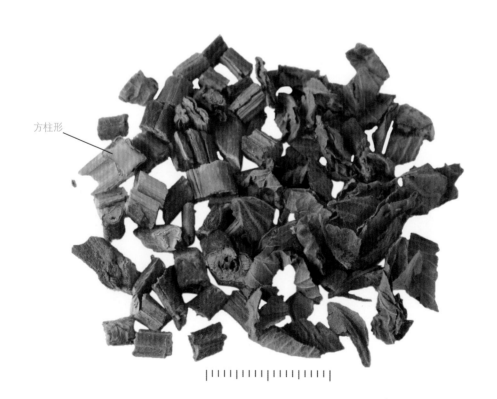

方柱形

仙鹤草

326 白及

bái jí

别名：紫兰、苞舌兰、连及草。

鉴别要点 本品呈不规则扁圆形或菱形，多有2～3个爪状分枝。表面灰白色或黄白色，有数圈同心环节和棕色点状须根痕。质坚硬，不易折断，断面类白色，半透明，角质样。气微，味苦，嚼之有黏性。

性味归经 味苦、甘、涩，性微寒。归肺、肝、胃经。

用法用量 6～15g；研末吞服3～6g。外用适量。

功效 收敛止血，消肿生肌。

使用注意 外感咯血、肺痈初起及肺胃有实热者忌服。恶理石，畏李核、杏仁，反乌头（即不宜与川乌、制川乌、草乌、制草乌、附子同用）。

治病验方

• 白及枇杷丸：白及30g，蜜炙枇杷叶（去皮）、藕节各15g。共为细末，用阿胶珠15g，锉如豆大，蛤粉炒成珠，生地黄汁适量，调匀，火上顿化，和上药为丸，每用3g含化；或将各药量酌减，生地黄汁改为生地黄，作汤剂，水煎服（原方出自戴氏方，录自《证治准绳》）。功效：养阴清热，止咳止血。适用于肺结核、支气管扩张等。

• 溃疡丸：白及粉12g，甘草粉18g，蜂蜜30g，上药制丸3粒，每服1～2丸，日服3次；亦可作汤剂，水煎服，蜂蜜兑服（原方出自《新中医》1976年第2期）。功效：益胃止血。适用于溃疡病。

养生偏方

• 治手足皲裂：白及30g，大黄50g（为末），冰片3g（研粉），混合备用。用时加少许蜂蜜，调成糊状外涂，每日3次，治愈为止。

• 治支气管扩张咯血：成人每次服白及粉2～4g，每日3次，3个月为1个疗程。1～2个疗程，痰量显著减少，咳嗽减轻，咯血得到控制。

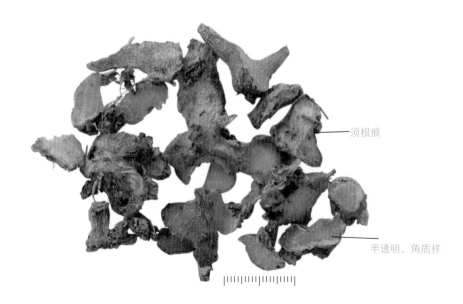

须根痕

半透明、角质样

白及

327 血余炭

xuè yú tàn

别名：血余、发灰、头发。

鉴别要点 本品呈不规则块状，乌黑光亮，有多数细孔。体轻，质脆。用火烧之有焦发气，味苦。

性味归经 味苦，性平。归肝、胃经。

用法用量 5 ~ 10g。

功效 收敛止血，化瘀，利尿。

使用注意 本品气浊，故胃弱者不宜服。

治病验方

• **化血丹**：花蕊石9g（煅烧存性），三七6g，血余炭3g（煅烧存性），共研细末，分2次开水送服（原方出自《医学衷中参西录》）。功效：祛瘀生新，收敛止血。适用于咯血，兼治吐衄，理瘀血及二便下血。

养生偏方

• 治声带下黏膜出血：血余炭15g，煎服或研末服，每次1.5g，每日3次。

• 治带状疱疹：血余炭9g，雄黄9g，共研细末，香油30g调敷患处；单用血余炭，用麻油调成糊状，外涂患处，一日1次，1

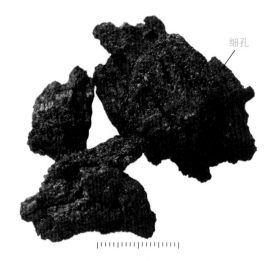

细孔

血余炭（焖煅）

次止痛，2 ~ 3次痊愈。

• 治溃疡病出血：血余炭、侧柏叶等量，共研粉。每日服3次，每次服3g。

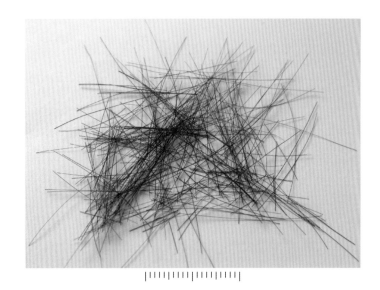

人发

328 棕榈炭

zōng lú tàn

别名：棕毛、棕树皮毛、棕皮。

鉴别要点

棕榈　呈不规则的长条板状，表面红棕色，粗糙，有纵直皱纹，一面有明显的凸出纤维，纤维两侧着生多数棕色茸毛。质硬而韧，不易折断，断面纤维性。气微，味淡。

棕榈炭　形如棕榈段，中间较厚，两侧较薄，炒炭表面呈黑褐色至黑色，微显光亮，内部呈焦黄色；煅炭内外均呈焦黑色，有光泽。质轻脆，易折断。气特异，味微苦、涩。

性味归经　味苦、涩，性平。归肺、肝、大肠经。

用法用量　3～9g。

功效　收敛止血。

使用注意　本品涩，且为炭品，收敛止血力较强，对出血而兼瘀滞者不宜单独使用。

养生偏方

● 治前列腺增生：棕榈炭100g，加水800ml，煎至400ml，加红糖适量，每日温服1剂。

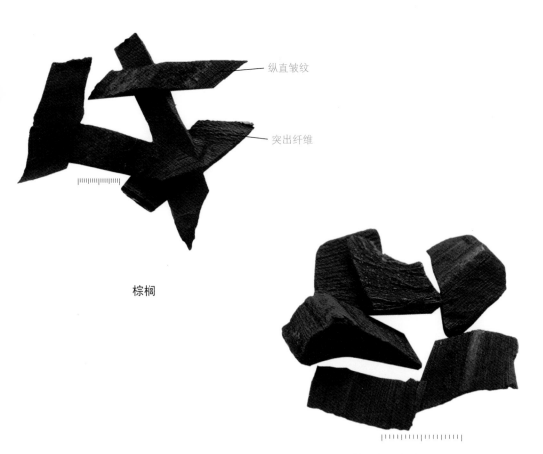

纵直皱纹

突出纤维

棕榈

棕榈炭（炒炭）

329 百草霜
bǎi cǎo shuāng

别名：月下灰、灶突墨、釜下墨。

鉴别要点 本品为黑色粉末，捏之易沾染。质轻，易飞扬。入水则漂浮分散，无沉淀。无臭，味淡，微辛。

性味归经 味苦、辛，性温。归肝、肺、脾、胃经。

用法用量 3～9g，如丸、散1～3g。外用研末撒或调敷。

功效 止血，化积止泻。

使用注意 外感咳嗽、湿热泻痢及积滞未清者均忌服。本品味苦、辛，性温，故阴虚火燥、咳嗽肺损者勿用。不宜外用于创伤创面的止血。

养生偏方

• 治疟疾：百草霜1汤匙，发疟前3h服下。

• 治带状疱疹：百草霜10g，地龙5g，共为研末，茶油调匀，1日外涂2次。

• 治妇人崩血大脱：百草霜、炮姜（末）各9g，用人参9g煎汤饮。

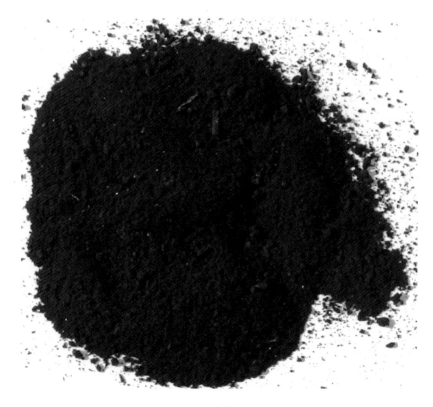

百草霜

330 五倍子
wǔ bèi zǐ

别名：盐肤木、山梧桐、百虫仓、木附子、漆倍子、红叶桃、旱倍子、乌盐泡。

鉴别要点

肚倍 呈长圆形或纺锤形囊状。表面灰褐色或灰棕色，微有柔毛。质硬而脆，易破碎，断面角质样，有光泽，壁厚0.2～0.3cm，内壁平滑，有黑褐色死蚜虫及灰色粉状排泄物。气特异，味涩。

角倍 呈不规则的囊状或菱角状，有若干瘤状突起或角状分枝，表面黄棕色至灰棕色，有灰白色软滑的绒毛，壁较薄。内面及气味同肚倍。

性味归经

味酸、涩，性寒。归肺、大肠、肾经。

用法用量

3～6g。外用适量。

功效

敛肺降火，涩肠止泻，敛汗，止血，收湿敛疮。

使用注意

外感风寒或肺有实热之咳嗽均忌服。

养生偏方

● 治单纯性甲状腺肿：五倍子放入砂锅内炒黄，冷却研末，睡觉前用米醋调成膏状，敷于患处，次晨洗去，7次为1个疗程。

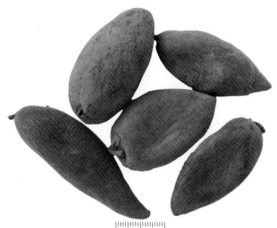

五倍子（肚倍）

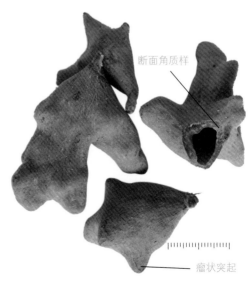

断面角质样

瘤状突起

五倍子（角倍）

331 儿茶 ér chá

别名：孩儿茶、黑儿茶。

鉴别要点 本品呈方形或不规则块状，大小不一。表面棕褐色或黑褐色，光滑而稍有光泽。质硬，易碎，断面不整齐，具光泽，有细孔，遇潮有黏性。气微，味涩、苦，略回甜。

性味归经 味苦、涩，性微寒。归肺、心经。

用法用量 1～3g，包煎；多入丸、散服。外用适量。

功效 活血止痛，止血生肌，收湿敛疮，清肺化痰。

使用注意 未见报道。

养生偏方

• 治慢性肠炎：儿茶50g（捣碎），放入蒸馏水或冷开水500ml中搅拌，过滤，沉淀后口服，每次20～30ml，每日3次，7天为1个疗程。

• 治痔：儿茶90g，冰片10g，分研细末，混匀，加适量麻油涂患处，每日1～2次。

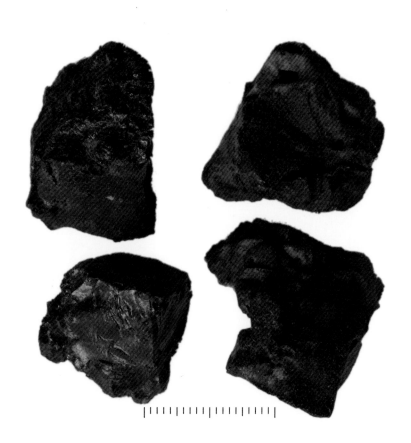

儿茶

332 藕节 ǒu jié

別名：光藕节、藕节疤。

鉴别要点

藕节 呈短圆柱形，中部稍膨大，长 20 ~ 40mm，直径约 20mm。表面灰黄色至灰棕色，有残存的须根及须根痕，偶见鳞叶残茎。断面有多数类圆形的孔，质硬。气微，味微甘、涩。

藕节炭 形如藕节，表面焦黑色，内部棕褐色，具焦糊气。

性味归经

味甘、涩，性平。归肝、肺、胃经。

用法用量

9 ~ 15g。

功效

收敛止血，化瘀。生用性平偏凉，止血散瘀力强，大多用于因热而卒暴出血证，鲜品效果更佳。炒炭用性平偏温，收敛止血效佳，多用于虚寒性的慢性出血证。

使用注意

9 ~ 15g。

治病验方

• **自拟藕节地黄汤**：生藕节 30g，生地黄、玄参各 15g，麦冬 12g，甘草 3g，水煎服（原方出自《郑侨医案选》）。功效：养阴清热，凉血止血。适用于热伤阳络鼻出血证。

养生偏方

• 治咽喉炎：生藕节去毛洗净，放入生理盐水里贮存 2 周以上备用。用时取藕节，开水冲洗后含服，每次含服 1 枚，每天 2 次。

• 治大便出血：藕节晒干研末，每服 6g，人参、白蜜煎汤送服，每日 2 次。

• 治鼻出血：用干藕节 125g，水煎至 3000ml，放于凉处，随服冷饮，每日 1 剂，局部用 0.9% 的盐水棉球止血。

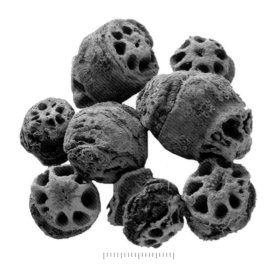

藕节

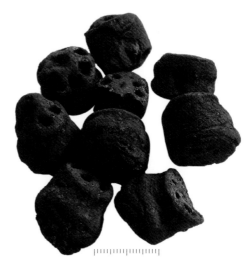

藕节炭

333 花蕊石

huā ruǐ shí

别名：花乳石、白云石。

鉴别要点

花蕊石 为不规则的碎块状或粉末，外表较粗糙，灰白色或黄白色，其间有黄色或黄绿色花纹，习称"彩晕"，对光照之有闪星状亮光。体重，质坚硬。碎断面不整齐。无臭，味淡。

煅花蕊石 形如花蕊石，灰白色，质脆，无臭，味淡。

性味归经
味酸、涩，性平。归肝经。

用法用量
4.5～9g，多研末服。外用适量。

功效
化瘀止血。本品生用味酸、涩，性平，化瘀止血力胜；煅用则味涩，收敛止血力强，外用止血多煅后研末用。

使用注意
花蕊石质重性堕，又能祛瘀，孕妇慎用。无瘀滞者忌服。

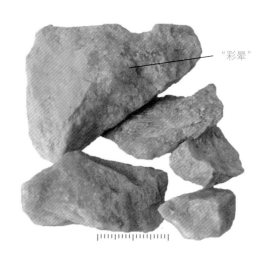

"彩晕"

花蕊石

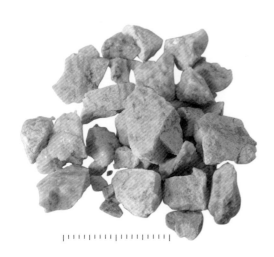

煅花蕊石

治病验方

• **止血散**：花蕊石（煅、醋淬）30g，阿胶珠30g，赭石30g，大蓟、小蓟各18g，焦栀子、牡蛎、龙骨各15g，侧柏叶炭9g，研为细末，每服3～6g，日服2次，开水送服（原方出自《中医治法与方剂》）。功效：清热止血。适用于消化道出血。

养生偏方

• **止血**：花蕊石（粗末）30g，硫黄（粗末）120g，两味相拌令匀，瓦罐内煅，取出细研，瓷盒内盛。外伤掺伤处，内损用童便或酒调服3g。

• **治吐血、血崩、鼻衄**：花蕊石（煅、红醋淬），研细末，内服9～18g。

334 鸡冠花

<ruby>鸡<rt>jī</rt></ruby> <ruby>冠<rt>guān</rt></ruby> <ruby>花<rt>huā</rt></ruby>

别名：鸡公花、鸡冠头、鸡骨子花、老来少。

鉴别要点

鸡冠花 呈不规则的块状，表面红色，紫红色或黄白色。体轻，质柔韧。无臭，味淡。

鸡冠花炭 形如鸡冠花，表面焦黑色，内部焦黄色，易碎，味苦、涩。

性味归经 味甘、涩，性凉。归肝、大肠经。

用法用量 6～12g。

功效 收敛止血，止带，止痢。生品性凉，收涩之中兼有清热作用，多用于湿热带下、湿热痢疾、湿热便血或痔血等证。炒炭后凉性减弱，收涩作用增强。

使用注意 用于湿热或湿滞之证，当适当配伍，或慎用。

养生偏方

• 治血淋：白鸡冠花30g，烧炭，米汤送下。

• 治痔、痔漏：鸡冠花与凤眼草各30g，共为粗末，每用粗末15g，水煎三五沸，取汁趁热外洗患处。

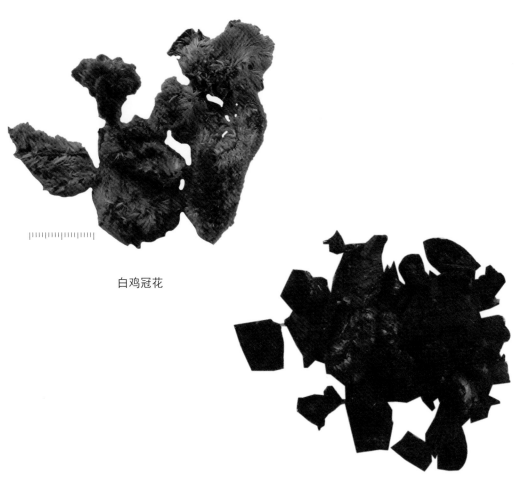

白鸡冠花

白鸡冠花炭

335 三七 <small>sān qī</small>

别名：开化三七、人参三七、田七、金不换、盘龙七。

鉴别要点

三七 主根呈类圆锥形或圆柱形。表面灰褐色或灰黄色，周围有瘤状突起。体重，质坚实，断面灰绿色、黄绿色或灰白色，中间有菊花心或现裂纹。气微，味苦回甜。筋条（支根）呈圆柱形或圆锥形，长 2 ～ 6cm，上端直径约 0.8cm，下端直径约 0.3cm。剪口（根茎）呈不规则的皱缩块状或条状，表面有数个明显的茎痕及环纹，断面中心灰白色，边缘灰色。

三七粉 为淡棕黄色或灰黄色粉末。气微，味先苦而后微甜。

性味归经 味甘、微苦，性温。归肝、胃经。

用法用量 3 ～ 9g；研粉吞服，一次 1 ～ 3g。外用适量。

功效 散瘀止血，消肿定痛。

使用注意 孕妇慎用。三七性温，凡血热妄行，或出血而兼有阴虚口干者，不宜单独使用。

治病验方

• **止血粉**：川贝母 30g，阿胶珠 90g，三七末 15g，共研细末，每服 3 ～ 6g，每日 3 次（原方出自《中医内科杂志》1976 年第 1 期）。功效：补血活血，收敛止血。适用于溃疡病出血。

养生偏方

• 治高脂血症：每日用三七粉 1.8g，分 3 次食前服，连服 1 个月。

• 治老年不寐：参三七捣碎，临睡前 10min 含服慢咽 0.1 ～ 0.2g，也可温开水送服。

• 治胃及十二指肠溃疡：三七粉 12g，白及 9g，海螵蛸（乌贼骨）3g。共为细末，日服 3 次，每次 3g，开水送服。

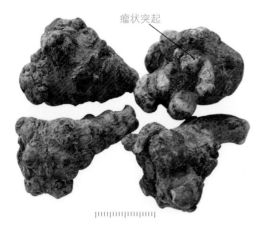

瘤状突起

三七

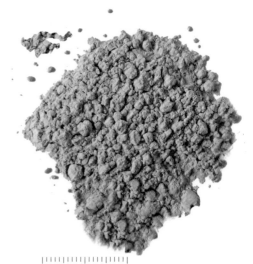

三七粉（微粉）

336 蒲黄 pú huáng

别名：蒲厘花粉、蒲花、蒲棒花粉、蒲草黄、毛蜡、蒲棒草。

鉴别要点

蒲黄 为黄色粉末，体轻，手捻有滑腻感，易附着于手指上。气微，味淡。

蒲黄炭 形如蒲黄，黑褐色或棕褐色，味涩。

性味归经
味甘，性平。归肝、心包经。

用法用量
5～10g，包煎。外用适量，敷患处。

功效
止血，化瘀，通淋。生用行血祛瘀，利尿，并能止血；炒炭收敛止血。

使用注意
孕妇慎用。本品乃破滞化瘀之品，无瘀滞者慎用。

治病验方
- **鹿茸散**：鹿茸（酒洗，去毛，涂酥炙令黄）、当归、蒲黄、冬葵子、生地黄（焙）各 15g，共研细末，每服 3g，空腹温酒调服；亦用适量作汤剂，水煎服（原方出自《证治准绳》）。功效：清热凉血，止血。适用于吐血、鼻出血以及膀胱或尿道炎引起的血尿、小便不利、尿道作痛等。

养生偏方
- 治口腔溃疡：生蒲黄 10g，消毒棉签用水浸湿后，蘸生蒲黄涂抹在口腔溃疡面上，每天 3 次。
- 治湿疹：生蒲黄细粉撒布患处，6～15 天内治愈。
- 治产后瘀血不下：蒲黄 30g，水 600ml，煎取 200ml，顿服。

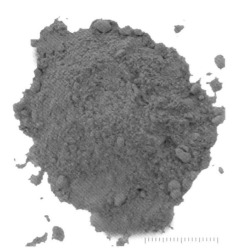

蒲黄

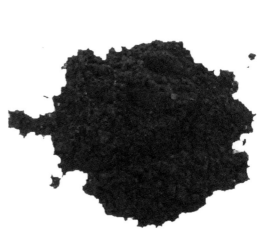

蒲黄炭

337 五灵脂

wǔ líng zhī

别名：药本、寒号虫粪、寒雀粪。

鉴别要点

五灵脂　灵脂块呈不规则的碎块状，大小不一。表面褐棕色或灰棕色，凹凸不平，有油润性光泽。黏附的颗粒呈长椭圆形，表面常裂碎，显纤维性，质硬。断面黄棕色或棕褐色，不平坦，气腥臭。灵脂米为长椭圆形颗粒，长 5～15mm，直径 3～6mm。表面褐棕色或灰棕色，较平滑。体轻，质松，易折断。断面黄绿色或黄褐色，不平坦，纤维性。气微。

醋五灵脂　形如灵脂块或灵脂米，表面色泽加深，稍有光泽，质轻、松，略有醋气。

性味归经
味苦、甘，性温。归肝、脾经。

用法用量
本书未收载。

功效
活血止痛，化瘀止血，解毒。

使用注意
孕妇忌用。血虚无瘀滞者忌用。

人参忌五灵脂。

治病验方

• **失笑散**：五灵脂（酒研，淘去砂土）6g，炒蒲黄 6g，先用酽醋调 6g，熬成膏，入水一盏，煎七分，饭前热服（原方出自《太平惠民和剂局方》）。功效：活血祛瘀，散结止痛。适用于瘀血停滞。症见胸胁刺痛、脘腹疼痛或产后恶露不行或月经不调、少腹急痛等。

养生偏方

• 治产后腹痛、腰痛、经闭：五灵脂置锅内加热，随炒随加米醋拌匀，后取出研细末，每服 6g，每日 3 次。

• 治毒蛇螫伤：五灵脂为末，酒调 0.6g 服，以少末掺疮口。

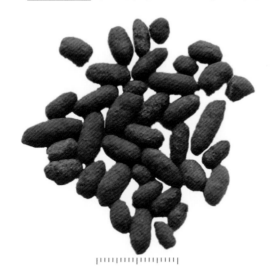

五灵脂

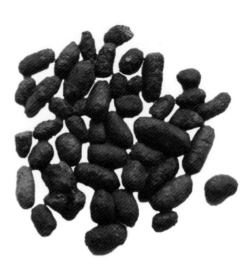

醋五灵脂

338 茜草

qiàn cǎo

别名：血茜草、血见愁、蒨草、地苏木、活血丹、土丹参、红内消。

鉴别要点

茜草 为不规则的厚片或圆柱形小段。片面黄红色，周边红棕色或暗棕色，质脆。无臭，味微苦，久嚼刺舌。

茜草炭 形如茜草，表面焦黑色，内部棕褐色，具焦糊气。

性味归经 味苦，性寒。归肝经。

用法用量 6～10g。

功效 凉血，祛瘀，止血，通经。生用本品既能活血祛瘀，又能止血；炒用则偏于止血。

使用注意 凡脾胃虚弱、精虚血少、阴虚火旺者慎用。无瘀滞者慎用。

治病验方

• **茜梅丸**：茜草根、艾叶各30g，乌梅肉（焙干）15g，共研细末，炼蜜为丸，如梧桐子大，每服30丸，乌梅汤送下（原方出自《普济本事方》）。功效：凉血，行血，止血。适用于鼻出血。

养生偏方

• 治急性扭伤、跌打伤：茜草干品50g，血当归干品100g，用75%酒精或60度白酒500ml浸泡5～7日，用药酒反复摩擦患处，每日3～4次。

• 治龋齿牙痛：茜草根1g，用人乳或牛乳10ml浸泡，液体呈淡红色后，滴患者两眼泪囊口处，1～2次止痛，30min后症状减轻，1～3h症状消失。

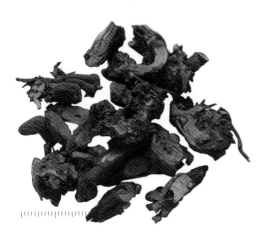

茜草（靠近茎基根）

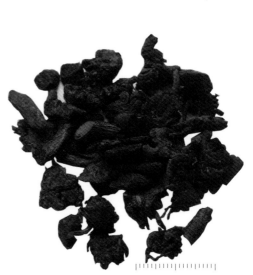

茜草炭

339 降香
jiàng xiāng

别名：降真香、降真、紫藤香，花梨母。

鉴别要点 本品为不规则的薄片、小碎块或细粉，紫红色或红褐色，有致密的纹理。质硬，有油性。粉末紫红色或紫褐色。气香，味微苦。

性味归经 味辛，性温。归肝、脾经。

用法用量 9～15g，后下。外用适量，研细末敷患处。

功效 化瘀止血，理气止痛。

使用注意 血热妄行、色紫浓厚、脉实便秘者禁用。诸疮脓多及阴虚火盛，俱不宜用。

养生偏方

• 治外伤致伤血流不止：降香、五倍子各适量，研细末，外敷。

• 治外伤性吐血：降香3g，花蕊石3g，没药1.5g，乳香1.5g，共研极细粉。每次0.3g，黄酒1杯送服。

降香

340 血竭 xuè jié

别名：麒麟血、海蜡、木血竭。

鉴别要点 本品呈不规则的碎块状或细粉。碎块呈赤褐色或紫褐色，有光泽，质硬而脆。粉末为鲜艳的深红色，在水中不溶，在热水中软化。无臭，味淡，嚼之有沙样感。

性味归经 味甘、咸，性平。归心、肝经。

用法用量 研末，1～2g，或入丸剂。外用研末撒或入膏药用。

功效 活血定痛，化瘀止血，生肌敛疮。

使用注意 无瘀血者不宜用，孕妇及妇女月经期忌服。

养生偏方

• 治吐血、衄血：血竭、荷叶炭各15g，每次服6g，衄血时吹鼻。

• 治冠心病：血竭粉口服，每天2～3次，每次3g。

• 治上消化道出血：血竭粉1g，口服，每4h1次。

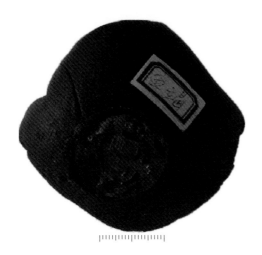

血竭

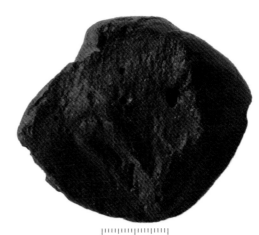

血竭（剖面）

341 艾叶 ài yè

别名：蕲艾、香艾、大叶艾。

鉴别要点

艾叶 多皱缩、破碎，有短柄。完整叶片展平后呈卵状椭圆形，羽状深裂，裂片椭圆状披针形，边缘有不规则的粗锯齿；上表面灰绿色或深黄绿色，有稀疏的柔毛及腺点；下表面密生灰白色茸毛。质柔软，气清香，味苦。

艾叶炭 形状略似艾叶，黑褐色，有焦糊气，易碎。

艾绒 为细绒状，柔软，灰绿色，具艾叶香气。

性味归经

味辛、苦，性温；有小毒。归肝、脾、肾经。

用法用量

3～9g。外用适量，供灸治或熏洗用。

功效

温经止血，散寒止痛；外用祛湿止痒。炒炭用于止血（醋炒可增强收敛止血之功）；生用，用以散寒止痛；捣绒，用以烧灸。

使用注意

本品药性温燥，阴虚血热者慎用。不宜大量服用。

治病验方

• **四生丸**：生荷叶9g，生艾叶9g，生柏叶12g，生地黄15g，各等分，上研，丸

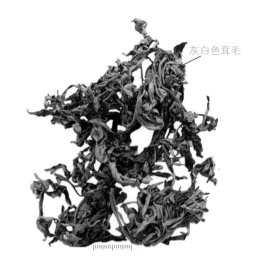

灰白色茸毛

艾叶

鸡子大，每服一丸，水煎服（原方出自《校注妇人良方》）。功效：凉血止血，适用于血热妄行。症见吐血，衄血，血色鲜红，口干咽燥，舌红或绛，脉弦数。

养生偏方

• 治习惯性流产：陈艾叶30g，水适量煎汤，煮2个荷包蛋，连汤顿服，每月连服7剂，轻者连服2～3个月，重者连服3～5个月。

• 治慢性气管炎：艾叶（干品）60g，红糖15g，加水800ml，煎成300ml，分3～4次服，1周为1个疗程。

• 治偏头痛：艾叶12g，白菊花12g。小袋盛，放枕内，睡久不发。

• 治湿气致两腿作痛：艾叶二两，葱头一根（捣烂），生姜一两五钱（捣烂）。上用布共为一包，蘸极热烧酒擦患处，以痛止为度。

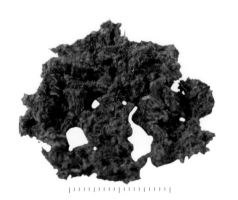

艾绒

342 炮姜

páo jiāng

别名：黑姜。

鉴别要点

干姜 呈不规则膨胀的块状，具指状分枝。表面灰黄色或浅灰棕色。质轻泡，断面边缘处显黄白色或灰白色，中心棕黄色，细颗粒性，维管束散在。气香、特异，味微辛、辣。

炮姜、炮姜片 形如干姜、干姜片，表面鼓起，呈焦黄色，内部黄色。质地松泡。气香，味辛辣。

性味归经 味辛，性热。归脾、胃、肾经。

用法用量 3～9g。

功效 温经止血，温中止痛。

使用注意 阴虚内热、血热妄行者忌用。

养生偏方

- 治血痢不止：炮姜为末，适量，米饮下。
- 治中寒水泻：炮姜6g，米饮调服。
- 治眩晕吐逆：炮姜5g，炙甘草3g，水煎，代茶饮。

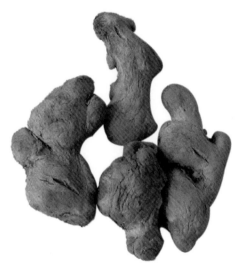

炮姜

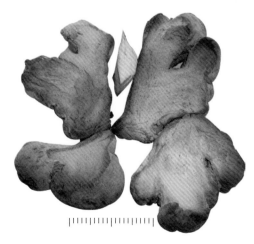

炮姜片

第十四章　安神药

343 酸枣仁

suān zǎo rén

别名：枣仁、酸枣核、山枣仁、酸枣、酸枣子、棘仁、棘实、棘刺实、野枣仁、山酸枣仁、调睡参军、刺酸枣。

鉴别要点

酸枣仁 呈扁圆形或扁椭圆形，长5～9mm，宽5～7mm。表面紫红色或紫褐色，平滑有光泽，一面中间有一隆起纵线纹，另一面凸起。尖端有小凹陷，种皮较脆，种仁两片，浅黄色，富油性。气微，味淡。

炒酸枣仁 形如酸枣仁，表面微鼓起，色泽加深，质较酥脆。

性味归经
味甘、酸，性平。归肝、胆、心经。

用法用量
10～15g。

功效
养心补肝，宁心安神，敛汗，生津。生用性偏凉，宜于阴虚失眠有热象者；炒用性偏温，适于心脾两虚之心悸、纳少、多汗者。

使用注意
内有实邪郁火及滑泄者慎服。

治病验方
• **酸枣仁汤**：酸枣仁15g，茯苓6g，知母6g，川芎6g，甘草3g，上五味，以水1.6L，煮酸枣仁得1.2L，纳诸药得0.6L，分3次温服（原方出自《金匮要略》）。功效：养血安神，清热除烦。适用于虚烦不眠。

• **天王补心丹**：酸枣仁9g，生地黄12g，柏子仁9g，当归身9g，天冬9g，人参5g，丹参5g，玄参5g，白茯苓5g，五味子5g，远志5g，桔梗5g，制蜜丸，朱砂为衣，每服9g（原方出自《摄生秘剖》）。功效：滋阴养血，补心安神。适用于阴虚血少，神志不安证。症见心悸失眠，虚烦神疲，梦遗健忘，手足心热，口舌生疮，舌红少苔，脉细数。

养生偏方
• 治神经衰弱、失眠：炒酸枣仁粉6g，每晚睡前冲服。

• 治睡中汗出：酸枣仁、人参、茯苓各等份，为末，每服6g，米饮调下。

• 治虚劳、烦热不得睡卧：酸枣仁（微炒）、榆叶、麦冬（去心，焙）各二两。上为末，炼蜜和捣百余杵，丸如梧桐子大。每服不计时候，以糯米粥饮下三十九（《普济方》酸枣仁丸）。

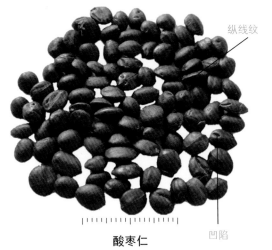

酸枣仁

纵线纹

凹陷

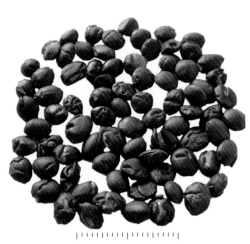

炒酸枣仁

344 柏子仁
bǎi zǐ rén

別名：柏子、柏实、侧柏仁、柏麦、柏子仁霜，香柏。

鉴别要点

柏子仁 呈长卵形或长椭圆形，长4~7mm，直径1.5~3mm。表面黄白色或淡黄棕色，外包膜质内种皮，顶端略尖，基部钝。质软，富含油质。气微香。味淡而有油腻感。

炒柏子仁 形如柏子仁，色泽加深，表面呈黄色，偶带焦斑，有香气。

柏子仁霜 为淡黄色松散的粉末，气微香，味淡。

性味归经 味甘，性平。归心、肾、大肠经。

用法用量 3~10g。

功效 养心安神，润肠通便，止汗。生品长于润肠通便、养心安神；炒后有焦香气，药性缓和，降低了致泻作用。

使用注意 本品油润滑肠，故便溏及多痰者慎用。

治病验方

• **柏子养心丸**：柏子仁（蒸，晒，去壳）12g，枸杞子9g，麦冬（去心）5g，当归（酒浸）5g，石菖蒲（去毛，洗净）5g，茯神（去皮心）5g，玄参6g，熟地黄（酒蒸）6g，甘草（去粗皮）5g，炼蜜为丸，每服9g（原方出自《体仁汇编》）。功效：养心安神，滋阴补肾。适用于阴血亏虚、心肾失调所致之精神恍惚，惊悸怔忡，夜寐多梦，健忘，盗汗，舌红少苔，脉细数。

养生偏方

• 治视力减退：柏子仁、猪肝，加适量猪油蒸后内服。

• 治脱发：当归、柏子仁各500g，共研细末。炼蜜为丸，每日3次，每次饭后服6~9g。

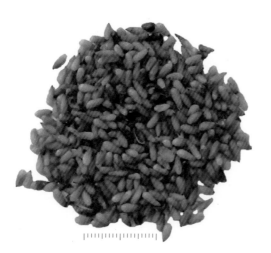

柏子仁

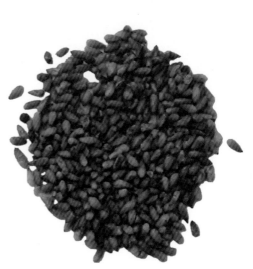

炒柏子仁

345 首乌藤

shǒu wū téng

别名：棋藤、夜交藤、夜交屯。

鉴别要点 本品为不规则的圆柱状小段。表面紫红色至紫褐色，粗糙，具纵纹，有的具膨大的节，或有侧枝痕，切断面皮部紫红色，木部黄白色或淡棕色，导管孔明显，髓部疏松类白色。质脆。无臭，味微苦、涩。

性味归经 味甘，性平。归心、肝经。

用法用量 9～15g。外用适量，煎水洗患处。

功效 养血安神，祛风通络。

使用注意 可引起变态反应，出现皮疹、瘙痒、皮肤刺痛、发冷发热等症状。

治病验方

• **安神补心丸**：丹参、墨旱莲、菟丝子、合欢皮各90g，五味子45g，石菖蒲30g，生地黄75g，首乌藤150g，珍珠母600g，依法制成浓缩丸。每服2g，日服3次；亦可作汤剂，水煎服（原方出自《中药制剂手册》）。功效：养心镇静安神。适用于心血不足、肝阳上亢所致的心悸怔忡，失眠健忘，头昏目眩，舌红，脉弦细。

养生偏方

• 治失眠：首乌藤30g，水煎，代茶饮。

• 治皮肤瘙痒：首乌藤、苍耳子各适量，煎水外洗。

• 治疱：首乌藤、鸡矢藤叶各适量，捣烂，敷患处。

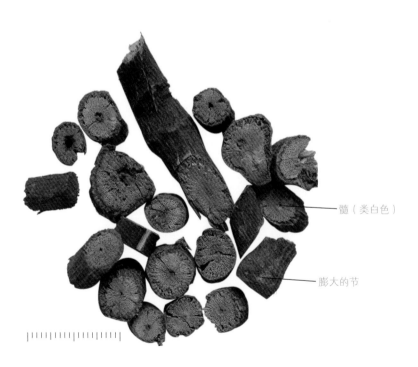

髓（类白色）

膨大的节

首乌藤

346 合欢皮
_{hé huān pí}

别名：合昏皮、夜合皮、合欢木皮。

鉴别要点 本品呈丝状，宽约10mm，外表面灰棕色至灰褐色，稍有纵皱纹，有的成浅裂纹，密生棕色或棕红色的椭圆形横向皮孔，偶有圆形枝痕。内表面淡黄棕色或黄白色，平滑，有细密纵纹。切断面淡黄棕色或黄白色，呈纤维性，质硬而脆。气微香，味淡、微涩，稍刺舌，喉头有不适感。

性味归经 味甘，性平。归心、肝、肺经。

用法用量 6～12g。外用适量，研末调敷。

功效 解郁安神，活血消肿。

使用注意 孕妇慎用。

治病验方

• **养血安神片（糖浆）**：仙鹤草150g，墨旱莲、鸡血藤、生地黄、熟地黄、合欢皮、首乌各90g，水煎浓缩制成浸膏片。每服3片，日服3次。或制成糖浆，名养血安神糖浆。每服1～2汤匙，日服3次（原方出自《中药制剂手册》）。功效：宁心安神，养血滋阴。适用于阴虚血亏引起的心悸，失眠多梦，头昏，耳鸣，舌红，少苔，脉细数。

养生偏方

• 治跌打损伤，损筋折骨：合欢皮120g（炒），入麝香、乳香各3g，共为细末，每服9g，温酒调服。

• 治心烦失眠：合欢皮9g，首乌藤15g，加水600ml，煎至200ml，睡前服用。

• 治夜盲：合欢皮、京大戟各9g，水煎，代茶饮。

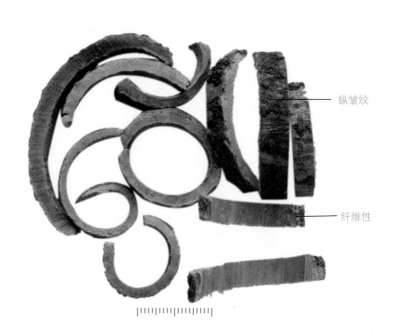

纵皱纹

纤维性

合欢皮

347 合欢花

hé huān huā

别名： 夜合欢、苦情花。

鉴别要点

合欢花　头状花序，皱缩成团。总花梗黄绿色，被稀疏茸毛。花全体密被茸毛，细长而弯曲。花萼筒状，先端有5小齿；花冠筒长约为萼筒的2倍，先端5裂；雄蕊多数，下部合生，上部分离，伸出花冠筒外。气微香，味淡。

合欢米　呈棒槌状，淡黄色至黄褐色，全体被茸毛。花萼筒状，先端有5小齿；花冠未开放；雄蕊多数，基部连合，包于花冠内。气微香，味淡。

性味归经　味甘，性平。归心、肝经。

用法用量　5～10g。

功效　解郁安神。

使用注意　本品芳香，阴虚津伤者慎用。

养生偏方

- 治跌打损伤疼痛：合欢花，酒调服4g。
- 治风火眼疾：合欢花配鸡肝、羊肝或猪肝，蒸服。
- 治眼雾不明：合欢花、一朵云，泡酒服。

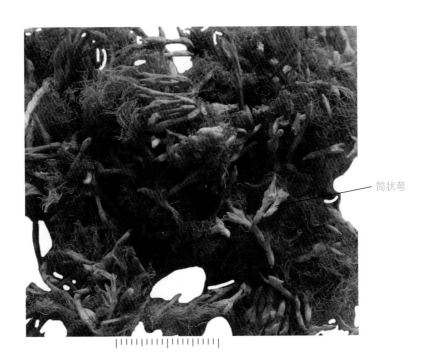

筒状萼

合欢花

348 远志
yuǎn zhì

别名：棘菀、细草、小鸡腿、小鸡眼。

鉴别要点

远志 为小圆筒形结节状小段，长3～15cm。表面灰黄色至灰棕色，有横皱纹及裂纹，切面棕黄色，质脆。气微，味苦、微辛，嚼之有刺喉感。

蜜远志 形如远志，色泽加深，味甜。

制远志 形如远志，色泽略深，微具焦斑，味微甜。

性味归经 味苦、辛，性温。归心、肾、肺经。

用法用量 3～10g。

功效 安神益智，交通心肾，祛痰，消肿。用于心肾不交引起的失眠多梦、健忘惊悸、神志恍惚，咳痰不爽，疮疡肿毒，乳房肿痛。生远志祛痰开窍作用较强；制远志性较平和，胃气虚弱者宜之，且有助于安神益智；蜜远志性较滋润，安神宁心

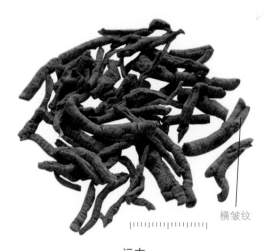

远志

作用较佳。

使用注意 凡实火或痰热等证，以及有溃疡病或胃炎者当慎服。若不用甘草水制，则易引起恶心呕吐等不良反应。

治病验方

• 孔子枕中方：龟甲、龙骨、远志、九节菖蒲各等份，共研细末，每服3g，日3次。温水送服（原方出自《备急千金要方》）。功效：补心肾，宁心潜镇安神。适用于思虑过度、阴虚火升、心悸怔忡、头昏失眠、遗精盗汗、多梦健忘等症。

• 安神定志丸：人参、茯苓、茯神、远志各30g，石菖蒲、龙齿各15g，上药研末，炼蜜为丸，朱砂为衣。每服6g，开水送服，日服2次（原方出自《医学心悟》）。功效：益气镇惊，宁心安神。适用于心胆气虚所致的易惊、心悸失眠，多梦，舌质淡，脉细弱。

养生偏方

• 治神经衰弱：单用远志研粉，每服3g，每日2次，米汤冲服。

• 治口疮：五倍子、远志（去心）各15g，同研为细末，纱罗筛过，掺少许于舌上，吐出。

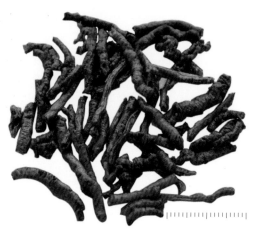

蜜远志

349 朱砂 zhū shā

别名：辰砂、丹砂、赤丹、汞沙。

鉴别要点

朱砂 为粒状或块状集合体，呈颗粒状或块片状。鲜红色或暗红色，条痕红色至褐红色，具光泽。体重，质脆，片状者易破碎，粉末状者有闪烁的光泽。

朱砂粉 呈红色或暗红色细粉状，体重。无臭，无味。

性味归经

味甘，性微寒；有毒。归心经。

用法用量

0.1 ~ 0.5g，多入丸、散服，不宜入煎剂。外用适量。

功效

清心镇惊，安神，明目，解毒。用于心悸易惊，失眠多梦，癫痫发狂，小儿惊风，视物昏花，口疮，喉痹，疮疡肿毒。

使用注意

本品有毒，不宜大量服用，也不宜少量久服；孕妇及肝肾功能不全者禁用。

治病验方

• **朱砂安神丸**：朱砂 5g，黄连 10g，炙甘草 16g，生地黄 8g，当归 8g，为水丸，每服 2g（原方出自《医学发明》）。功效：重镇安神，清心泻火。适用于心火亢盛，阴血不足证。

• **磁朱丸**：磁石 60g，朱砂 30g，焦神曲 90g，各研细，炼蜜为丸如梧子大，饮服 3 丸，每日 3 次，饭后以米汤或开水送服（原方出自《备急千金要方》）。功效：重镇安神，潜阳明目。适用于肾阴不足、心阳偏亢、心肾不交所致的心悸失眠、耳鸣耳聋、视物昏花。亦治癫痫。

养生偏方

• 治慢性气管炎：朱砂 30g，大黄 300g，共研细末，炼蜜为丸，丸重 3g，每天 1 丸，10 天为 1 个疗程。

• 治小儿夜啼：朱砂研细，晚上睡前用湿毛笔蘸药少许，涂于神阙、膻中及双劳宫、风池，不用包扎，每晚 1 次。

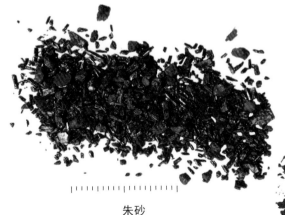

朱砂

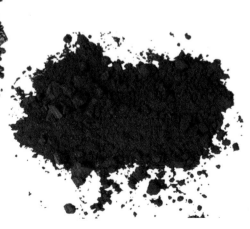

朱砂粉（水飞）

350 琥珀 hǔ pò

别名：虎魄、兽魄、江魄。

鉴别要点 本品为不规则的碎块状、颗粒状或粉末。琥珀呈血红色或黄棕色，表面不平坦，有光泽，质松脆，捻之易成粉末。气无，味淡，嚼之无沙石感。

性味归经 味甘，性平。归心、肝、膀胱经。

用法用量 1～3g。

功效 定惊安神，活血散瘀，利尿通淋。

使用注意 本品甘淡渗利伤阴，故阴虚内热及小便频数者忌用。

养生偏方

• 治跌仆坠伤，内有瘀血：单用琥珀，酒服 2g；或配蒲黄 4～6g，每天服 4～5 次。

• 治泌尿系感染性血尿：琥珀 0.6g，研末，1 次口服，每日 3 次，温开水送服。

• 治帽状腱膜下出血：头部用压迫绷带，同时口服琥珀，每次 0.6g，每日 2 次，连服 5 天。

• 治小儿胎惊：琥珀、防风各 3g，朱砂 1.5g，研末，猪乳调 2g，入口中。

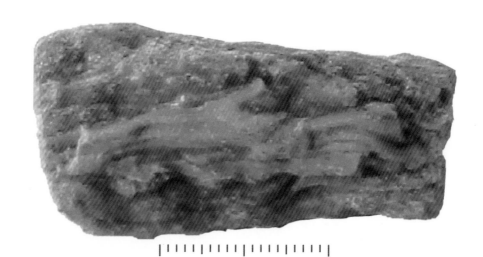

琥珀

351 珍珠 zhēn zhū

别名：真朱、真珠、蚌珠、珠子、濂珠。

鉴别要点

珍珠 呈类球形、长圆形、卵圆形或棒形。表面类白色、浅粉红色、浅黄绿色或浅蓝色，半透明，光滑或微有凹凸，具特有的彩色光泽。质坚硬，破碎面显层纹。

珍珠粉 呈极细粉状，类白色，无光泽，手捻无沙粒感。无臭，无味。

性味归经
味甘、咸，性寒。归心、肝经。

用法用量
0.1～0.3g，多入丸、散用。外用适量。

功效
安神定惊，明目消翳，解毒生肌，润肤祛斑。

使用注意
病不由火热者勿用。

养生偏方

• 治小儿中风,手足拘急:珍珠末（水飞）30g，石膏末 3g，每服 3g，水煎，温服，每日 3 次。

• 治化疗后口腔糜烂:珍珠粉外敷，每天 4 次，每次 3g。

• 治口疮:珍珠二钱，硼砂、青黛各一钱，冰片五分，黄连、人中白各二钱（煅过）。上为细末，凡口内诸疮皆可掺之(《丹台玉案》珍宝散)。

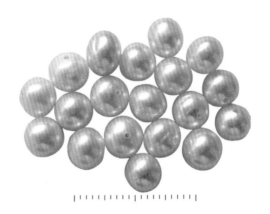

珍珠（球形）

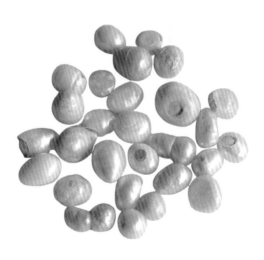

珍珠（矩圆形）

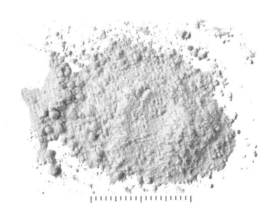

珍珠粉

第十五章　平肝息风药

352 牡蛎 ^{mǔ lì}

别名：蛎蛤、牡蛤、海蛎子壳、海蛎子皮、左壳、海蛎子、蛎黄、生蚝、蚝仔。

鉴别要点

长牡蛎 呈长片状，背腹缘几平行。右壳较小，鳞片坚厚，层状或层纹状排列。壳外面淡紫色、灰白色或黄褐色，内面瓷白色。左壳凹陷深，鳞片较右壳粗大，壳顶附着面小。质硬，断面层状，洁白。气微，味微咸。

大连湾牡蛎 呈类三角形，背腹缘呈八字形。右壳外面淡黄色，具疏松的同心鳞片，鳞片起伏成波浪状，内面白色。左壳同心鳞片坚厚，自壳顶部放射肋数个，明显，内面凹下呈盒状，铰合面小。

近江牡蛎 呈圆形、卵圆形或三角形等。右壳外面稍不平，有灰、紫、棕、黄等色，环生同心鳞片，幼体者鳞片薄而脆，多年生长后鳞片层层相叠，内面白色，边缘有的淡紫色。

煅牡蛎 形如牡蛎，易碎，灰白色，质疏松，味微咸。现多加工成粉末。

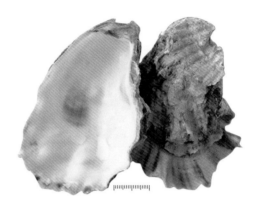

牡蛎

性味归经 味咸，性微寒。归肝、胆、肾经。

用法用量 9～30g，先煎。

功效 重镇安神，潜阳补阴，软坚散结。煅牡蛎收敛固涩，制酸止痛。

使用注意 本品有收敛作用，湿热实邪者忌用。

治病验方

• **牡蛎大黄汤**：牡蛎（用熟黄泥包裹，火煅透，出地上冷却）、大黄（纸裹，水浸透，炮，冷却）各60g，上药锉为细末。功效：利湿涤痰。每服3g，用无灰温酒空服时调服（本方出自《活幼心书》）。主治：小儿湿热下注，阴茎浮肿作痛。

养生偏方

• 治胃及十二指肠溃疡：煅牡蛎、生龙骨或煅龙骨各30～50g，加水适量，煎至200ml，分2次分服，10～20剂为1个疗程。

• 治过敏性紫癜：生牡蛎90g，加水2000ml，煎至600ml，分3次温服，每次200ml，儿童酌减。

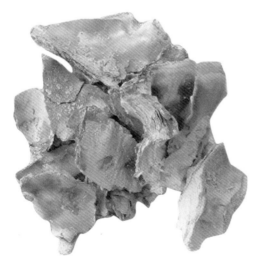

煅牡蛎

353 龙骨 _{lóng gǔ}

别名：陆虎遗生、那伽骨、五花龙骨、青化龙骨、花龙骨、白龙骨。

鉴别要点

龙骨 多成骨骼状或破碎成不规则块状。外表面白色、灰白色、黄白色或浅棕色，较平滑。质硬，砸碎后断面不平坦。关节处膨大，断面常具蜂窝状小孔。吸湿性强，用舌舔之有吸力。在无色火焰中灼烧无烟、不变黑、无异臭。

五花龙骨 呈圆柱状或不规则块状。全体呈灰白色、黄白色或淡黄棕色，夹有蓝灰色或红棕色深浅粗细不同的花纹。质硬而酥脆，断面粗糙，可见宽窄不同的同心环纹。吸湿性强，以舌舔之有吸力。

煅龙骨 形如龙骨碎块，暗灰白色，无光泽，吸舌力强，质地酥松。无臭，无味。

性味归经 味甘、涩，性微寒。归心、肝经。

用法用量 10～15g，先煎。外用研末撒或调敷。安神、平肝宜生用；收涩、敛疮宜煅用。

功效 镇心安神，平肝潜阳，收敛固涩。

使用注意 本品收敛作用较强，故湿热积滞者不宜用。

治病验方

• **镇肝熄风汤**：怀牛膝 30g，生赭石（轧细）30g，生牡蛎（捣碎）、生龙骨（捣碎）各 15g，生龟甲（捣碎）15g，生杭芍 15g，玄参 15g，天冬 15g，川楝子（捣碎）6g，生麦芽 6g，茵陈 6g，甘草 6g，水煎服（原方出自《医学衷中参西录》）。功效：镇肝息风，滋阴潜阳。适用于类中风。症见头晕目眩，目胀耳鸣，脑部热痛，心中烦热，面色如醉，或时常噫气，或肢体渐觉不利，口角渐形㖞斜；甚或眩晕颠仆，昏不知人，移时始醒；或醒后不能复原，脉弦长有力者。

养生偏方

• 治中耳炎：煅龙骨、煅牡蛎等量研末，过 120 目筛，混匀，双氧水冲洗双耳，酒精消毒，拭干，药粉适量吹入耳道内，每天 1 次，渗液多者可早晚各 1 次。

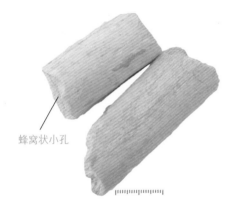

蜂窝状小孔

龙骨

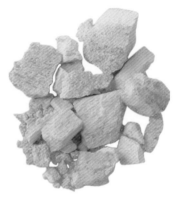

煅龙骨

354 石决明

shí jué míng

別名：真珠母、鳆鱼甲、九孔螺、千里光、鲍鱼皮、金蛤蜊皮。

鉴别要点

杂色鲍 呈长卵圆形，内面观略呈耳形，长 7～9cm，宽 5～6cm，高约 2cm。表面暗红色，有多数不规则的螺肋和细密生长线，从螺旋部顶处开始向右排列有 20 余个疣状突起，末端 6～9 个开孔。内面光滑，具珍珠样彩色光泽。壳较厚，质坚硬，不易破碎。气微，味微咸。

皱纹盘鲍 呈长椭圆形，长 8～12cm，宽 6～8cm，高 2～3cm。表面灰棕色，有多数粗糙而不规则的皱纹，生长线明显，末端 4～5 个开孔，孔口突出壳面，壳较薄。

羊鲍 近圆形，长 4～8cm，宽 2.5～6cm，高 0.8～2cm。壳顶位于近中部而高于壳面，螺旋部与体螺部各占 1/2，从螺旋部边缘有 2 行整齐的突起，末端 4～5 个开孔，呈管状。

澳洲鲍 呈扁平卵圆形，长 13～17cm，宽 11～14cm，高 3.5～6cm。表面砖红色，螺旋部约为壳面的 1/2，螺肋和生长线呈波状隆起，疣状突起 30 余个，末端 7～9 个开孔，孔口突出壳面。

耳鲍 狭长，略扭曲，呈耳状，长 5～8cm，宽 2.5～3.5cm，高约 1cm。表面光滑，具翠绿色、紫色及褐色等多种颜色形成的斑纹，螺旋部小，体螺部大，末端 5～7 个开孔，孔口与壳平，多为椭圆形，壳薄，质较脆。

白鲍 呈卵圆形，长 11～14cm，宽 8.5～11cm，高 3～6.5cm。表面砖红色，光滑，壳顶高于壳面，生长线颇为明显，螺旋部约为壳面的 1/3，疣状突起 30 余个，末端 9 个开孔，孔口与壳平。

煅石决明 形如石决明，易碎，灰白色，无臭，味微咸。现多加工成粉末。

性味归经
味咸，性寒。归肝经。

用法用量
6～20g，先煎。

功效
平肝潜阳、清肝明目。生用，平肝潜阳、清热明目之功较优；煅用，寒凉之性减，平肝之力弱，而兼有收涩作用。

使用注意
凡脾胃虚寒、食少便溏者忌用。

治病验方

• **眩晕方**：钩藤、石决明各 15g，半夏、陈皮、茯苓、菊花各 10g，防风、甘草各 6g，薄荷 3g，黄芩 9g，玉竹 7g，生白术 8g，水煎服（原方出自《临证效验秘方》）。功效：平肝祛风，除湿泻火。适用于眩晕症。症见眩晕急性发作，天旋地转，景物颠倒，视物昏花，脉滑。

• **自拟降压汤**：菊花 12g，白芍、玄参、怀牛膝各 15g，炒黄芩 9g，石决明 30g，甘草 6g，水煎服（原方出自《郑侨医案选》）。功效：平肝镇静，滋阴潜阳。适用于肝阳上扰的眩晕头痛、高血压病。

养生偏方

• 治外伤出血及金疮不收口：煅石决明研末外敷。

• 治高血压病：生石决明 30g，生牡蛎 30g，生地黄 15g，菊花 9g。水煎服。

• 治目暴肿疼痛：石决明半两，车前子、黄连（去须）各二两。上三味，捣罗为末，炼蜜丸如梧桐子大。每服十五丸，米饮下，食后，日二服。

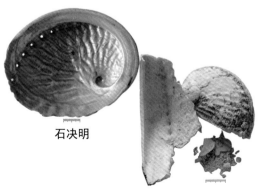

石决明

煅石决明

355 珍珠母

zhēn zhū mǔ

别名: 珠牡丹、珠母、真珠母、明珠母、蚌壳。

鉴别要点

三角帆蚌 略呈不等边四角形。壳面生长轮呈同心环状排列。后背缘向上突起,形成大的三角形帆状后翼。壳内面外套痕明显;前闭壳肌痕呈卵圆形,后闭壳肌痕略呈三角形。左右壳均具两枚拟主齿,左壳具两枚长条形侧齿,右壳具一枚长条形侧齿;具光泽。质坚硬。气微腥,味淡。

褶纹冠蚌 呈不等边三角形。后背缘向上伸展成大型的冠。壳内面外套痕略明显;前闭壳肌痕大呈楔形,后闭壳肌痕呈不规则卵圆形,在后侧齿下方有与壳面相应的纵肋和凹沟。左、右壳均具一枚短而粗后侧齿和一枚细弱的前侧齿,均无拟主齿。

马氏珍珠贝 呈斜四方形,后耳大,前耳小,背缘平直,腹缘圆,生长线极细密,成片状。闭壳肌痕大,长圆形。具一凸起的长形主齿。

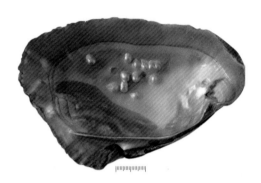

珍珠母(内面)

煅珍珠母 形如珍珠母,灰白色,质酥脆易碎。无臭,味微咸。

性味归经 味咸,性寒。归肝、心经。

用法用量 10 ~ 25g,先煎。

功效 平肝潜阳,安神定惊,明目退翳。

使用注意 胃寒者慎服。

养生偏方

• 治水火烫伤:煅珍珠母研粉,麻油调涂患处。

• 治头痛头晕:珍珠母 15 ~ 30g,制女贞子、墨旱莲各 9g,加水 400ml,煎至 200ml,日 1 剂。

• 治百日咳:珍珠母、赭石各 20g,配石决明 15g,水煎,每日 1 剂,分 2 次服,病重者每日加服半剂,每日 3 次,弱小患儿减量。

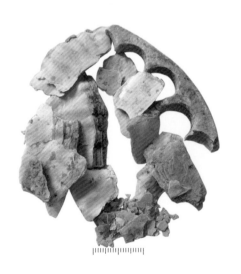

煅珍珠母

356 紫贝齿

zǐ bèi chǐ

别名：紫贝、文贝、紫贝子、南蛇牙齿、狗支螺。

鉴别要点

紫贝齿 贝壳中型，坚固，略显卵圆形。壳长约4.5cm，宽约2.7cm，高约2.1cm。贝壳表面被有一层珐琅质，光滑，有美丽的光泽，成贝的螺旋部为珐琅质所埋没，体螺层占全壳极大部分。贝壳周缘呈乳红色，上有暗蓝褐色斑点，前后端为暗褐色，背面为灰白色，有稠密褐色的不规则纵纹，壳底微红色，周缘有暗蓝褐色斑点散布，壳口两唇周缘微红色，各有褐色细齿23～26个。其粉末，蓝白色或蓝色，质坚硬，有光泽。无臭，味淡。

煅紫贝齿 形如紫贝齿，灰白色，质松脆，无光泽。气无，味淡。

性味归经 味咸，性平。归肝经。

用法用量 10～15g，先煎。外用水飞点眼。

功效 镇静安神，清肝平目。

使用注意 脾胃虚弱者慎服。

养生偏方

• 治感冒咳嗽：紫贝齿(研末)9g，加陈皮、甘草，水煎，代茶饮。

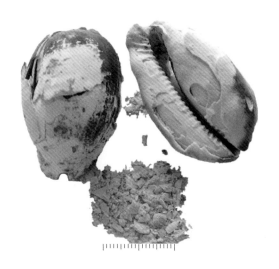

煅紫贝齿

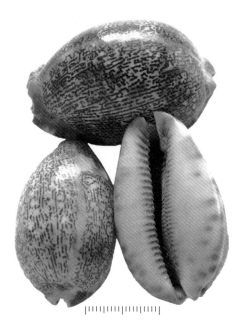

紫贝齿

357 白芍 bái sháo

别名：花子、白芍药、金芍药、杭芍、大白芍。

鉴别要点

白芍 为近圆形或椭圆形薄片，直径 10～25mm。表面类白色或微带棕红色，平滑，角质样，中间有明显的环纹和放射状纹理，质坚脆。气微，味微苦、酸。

炒白芍 形如白芍，表面黄色，具香气。

性味归经
味苦、酸，性微寒。归肝、脾经。

用法用量
6～15g。

功效
养血调经，敛阴止汗，柔肝止痛，平抑肝阳。敛阴、平肝、治痢生用；柔肝、和脾止痛炒用。

使用注意
不宜与藜芦同用。虚寒腹痛泄泻及中寒胃冷者慎服。恶石斛、芒硝。畏硝石、鳖甲、蓟。

治病验方

• **三甲复脉汤：**炙甘草、干地黄、生白芍各18g，麦冬（不去心）15g，阿胶9g，火麻仁9g，生牡蛎15g，生鳖甲24g，生龟甲30g，用水1.6L，煮取600ml，分3次服（原方出自《温病条辨》）。功效：滋阴复脉，潜阳息风。适用于温病热邪久羁下焦，热深厥甚，心中憺憺大动，甚则心中痛，或手足蠕动，舌绛少苔，脉细促者。

养生偏方

• 治便秘：生白芍24～40g，生甘草10～15g，加水适量，煎服，日1剂，2～4剂可畅排软便。

• 治哮喘：白芍30g，甘草15g，共为细末，每以30g加开水100～150ml，煮沸3～5min，澄清温服。

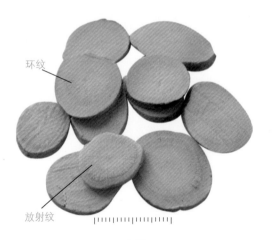

环纹

放射纹

白芍

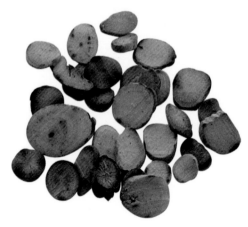

炒白芍

358 磁石 cí shí

别名：玄石、磁君、处石。

鉴别要点
磁石 呈不规则的块状、碎块状或粉末，灰黑色或棕褐色，具金属光泽。体重，质坚硬，碎断面不整齐，具磁性。有土腥气。

煅磁石 呈不规则的碎块，灰黑色或褐色，不具磁性。略有醋气。

性味归经
味咸，性寒。归肝、心、肾经。

用法用量
9～30g，先煎。

功效
镇惊安神，平肝潜阳，聪耳明目，纳气平喘。生磁石质重沉降，镇惊纳气的功效较好，但生品药汁难出，疗效欠佳。煅磁石，经醋淬后质地松脆，其味较酸，长于入肝，平肝潜阳功胜，且易于出汗，疗效较好。

使用注意
因吞服本品后不易消化，故入丸、散时不可多服，脾胃虚弱者慎服。

养生偏方
• 治牙痛：细辛1.2g，煎水，冲服磁石末，噙患处，每天2次。

• 治耳聋耳鸣，常如风水声：磁石（捣碎，绵裹）15g，木通、石菖蒲（米泔水浸1～2日，切，焙）各250g，以绢裹盛，用1000ml酒浸，寒7日，暑3日，每饮100ml。

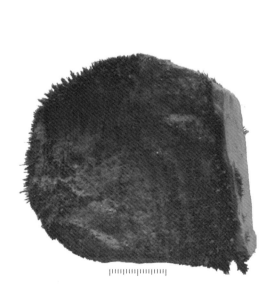

煅磁石（醋淬）

磁石

359 赭石
zhě shí

别名：须丸、赤土、血师、紫朱、土朱、铁朱、红石头、代赭。

鉴别要点

赭石 为不规则的块或粉末，暗棕色或红棕色，有的有金属光泽，体重，质坚硬，碎断面显层叠状，具"钉头"。气微，味淡。

煅赭石 形如赭石碎块，暗褐色或深棕色，体重，略有醋气。

性味归经
味苦，性寒。归肝、心、肺、胃经。

用法用量
9～30g，先煎。

功效
平肝潜阳，重镇降逆，凉血止血。平肝镇逆生用，收敛止血煅用。

使用注意
孕妇慎用。脾胃虚寒者慎用。因含有微量砷，故不宜长期服用。

治病验方
• **建瓴汤**：生怀山药 30g，怀牛膝 30g，生赭石（轧细）24g，生龙骨（捣细）18g，

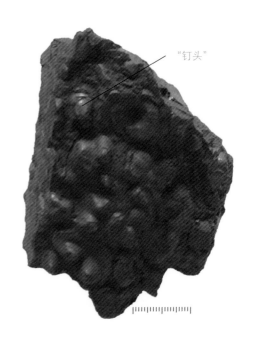

"钉头"

赭石

生牡蛎（捣细）18g，生怀地黄 18g，生杭白芍 12g，柏子仁 12g，磨取铁锈浓水，以之煎药（原方出自《医学衷中参西录》）。功效：镇肝息风，滋阴养神。适用于肝肾阴虚，肝炎上亢证。症见头晕目眩，耳鸣目胀，心悸健忘，烦躁不宁，失眠多梦，脉弦而长。

养生偏方
• 治便秘：赭石、芦荟等量，研细末，加适量面粉、白酒打糊为丸，每服 6g，每日 2 次，白开水送服。

• 治青年早老性脱发：赭石研细末，早晚各服 3g，2～3 个月后中止脱发。

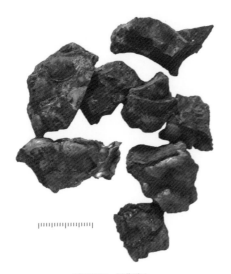

煅赭石（醋淬）

360 刺蒺藜
cì jí lí

别名：蒺藜、蒺藜子、白蒺藜、杜蒺藜、休羽、旱草、三角蒺藜、三角刺、八角刺、蒺骨子、野菱角、地菱、硬蒺藜。

鉴别要点 本品由5个分果瓣组成，呈放射状排列。常裂为单一的分果瓣，分果瓣呈斧状；背部黄绿色，隆起，有纵棱和多数小刺，并有对称的长刺和短刺各1对。质坚硬。气微，味苦、辛。

性味归经 味苦、辛，性平。归肝、肺经。

用法用量 6～10g。

功效 平肝，解郁，明目，祛风。主治头痛，眩晕，胸胁胀痛，乳房胀痛，癥瘕，目赤翳障，风疹瘙痒，白癜风，痈疽，瘰疬。

使用注意 血虚气弱者及孕妇慎服。

治病验方

• **木萸散**：木瓜、吴茱萸、防风、全蝎、僵蚕、蝉蜕、天麻、龙胆、藁本、桂枝、刺蒺藜、朱砂、雄黄、猪胆汁各适量，水煎服（原方出自《广东医药》1957年第5期）。功效：祛风解肌，镇痉解毒。适用于破伤风。症见手足抽搐，角弓反张。

• **平肝清脑汤**：羚羊角粉2.4g（冲服），明天麻3g，嫩钩藤、白蒺藜各12g，冬桑叶9g，天竺黄4.5g，鲜竹沥1小杯（冲服），京赤芍6g，水煎服（原方出自《中医临证撮要》）。功效：平肝息风，清脑开窍。适用于产后发痉。症见新产之后突然抽风，神志不清，口眼抽动，牙关紧闭，两手紧握，舌苔薄腻或厚腻，脉象细紧或弦或滑。

养生偏方

• 治脚气：刺蒺藜八两（带刺炒），木瓜五两（炒）。共为末。每早服五钱，白汤调服（《本草汇言》）。

• 治黄疸：刺蒺藜五两（带刺炒）、茵陈四两（炒），俱为末。每早、晚各取五钱，水二碗煎汤饮（《本草汇言》）。

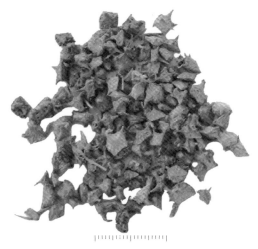

蒺藜

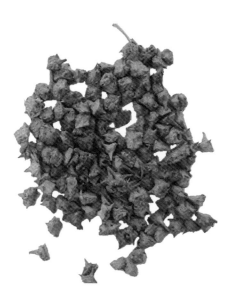

盐蒺藜

361 羚羊角

líng yáng jiǎo

别名：泠角。

鉴别要点

羚羊角 本品细长弯曲，基部较粗，渐至顶端渐细，一般长 25 ~ 40cm，基部直径 3 ~ 6cm，自尖端稍下，出现节棱，很像竹子根结，角尖至中段为半透明质，下半段因有骨质羚羊塞，色泽较暗，不透明，角中心有一条暗色线影（一条细孔），直通尖端，俗名"通天眼"，骨质层与角质层密接，结合处呈不规则锯齿状。

羚羊角粉 呈乳白色粉末。无臭，味淡。

性味归经
味咸，性寒。归肝、心经。

用法用量
1 ~ 3g，宜另煎2h以上；磨汁或研粉服，每次0.3 ~ 0.6g。

功效
平肝息风，清肝明目，散血解毒。

使用注意
本品性寒，凡脾虚慢惊者忌服。

治病验方

• **羚角钩藤汤**：羚羊角片（先煎）3g，钩藤 9g，桑叶 6g，菊花 9g，生地黄 15g，白芍 9g，川贝母（去心）12g，甘草 3g，竹茹 9g，茯神木 9g，水煎服（原方出自《重订通俗伤寒论》）。功效：清热凉肝，息风止痉。适用于肝热生风。症见高热不退，烦闷躁扰，四肢抽搐，甚则神昏，舌绛而干，或舌焦起刺，脉弦而数。

• **钩藤饮**：人参 3g，全蝎（去毒）3g，羚羊角 3g，天麻 6g，炙甘草 3g，钩藤 9g，水煎服（原方出自《医宗金鉴》）。功效：清热息风，益气解痉。适用于肝热生风之小儿天钓。症见壮热惊悸、牙关紧闭、手足抽搐、头目仰视等。

养生偏方

• 治口疮：单用羚羊角粉，每次 0.5g，口服，一般用药不过 4 次即愈。

• 治疮肿：羚羊角磨碎，和水涂于疮肿上。

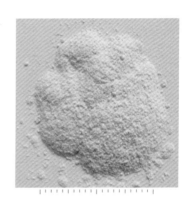

羚羊角（断面）

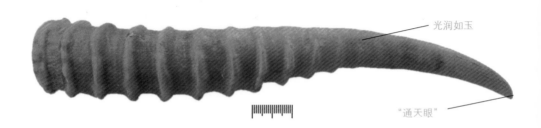

光润如玉

"通天眼"

羚羊角

362 牛黄

niú huáng

别名：丑宝、犀黄。

鉴别要点 本品多呈卵形、类球形、三角形或四方形，少数呈管状。表面黄红色至棕黄色，有的表面挂有一层黑色光亮的薄膜，习称"乌金衣"。体轻，质酥脆，易分层剥落，断面金黄色，可见细密的同心层纹。气清香，味苦而后甘，有清凉感，嚼之易碎，不粘牙。牛黄粉为棕黄或棕红色细粉。本品加水调和涂指甲，能染甲成黄色，习称"挂甲"。

性味归经 味甘，性凉。归心、肝经。

用法用量 0.15 ~ 0.35g，多入丸、散用。外用适量，研末敷患处。

功效 清心，豁痰，开窍，凉肝，息风，解毒。

使用注意 孕妇及非实热证慎用。

治病验方

• 牛黄解毒丸：人工牛黄5g，雄黄50g，石膏200g，大黄200g，黄芩150g，桔梗100g，冰片25g，甘草50g，蜜丸，每丸重3g；或制水丸、片剂，温水送服（原方出自《中华人民共和国药典》）。功效：清热解毒。适用于火热内盛证。症见咽喉肿痛，牙龈肿痛，口舌生疮，目赤肿痛。

• 犀黄丸：牛黄1g，乳香（去油）30g，没药30g，麝香4.5g，黄米面30g，糊丸，每20粒重1g，胶囊剂，每粒0.25g，温水送服（原方出自《外科全生集》）。功效：清热解毒，化痰散结，活血祛瘀。适用于乳岩，瘰疬，痰核，流注，小肠痈。近年用治淋巴结炎、乳腺囊性增生、乳腺癌、多发性脓肿、骨髓炎等。

养生偏方

• 治小儿鹅口疮：牛黄0.3g，为末，竹沥调匀，涂口中。

• 治小儿热惊：牛黄2g，竹沥、葛汁各10ml，和匀服。

• 治病毒感染：口服牛黄解毒片，外用氯霉素注射液局部涂搽。

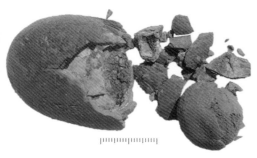

牛黄（天然）

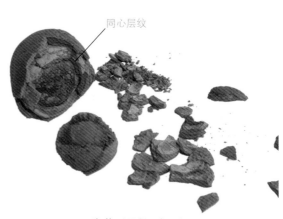

同心层纹

牛黄（天然 内面）

363 地龙

dì lóng

别名：蚯蚓、引无、附蚓、寒蚓、曲蟮、曲蟺、土龙、土蟺、虫蟮。

鉴别要点

广地龙 长15～20cm，宽1～2cm。全体具环节，第14～16环节为生殖带，习称"白颈"，较光亮。雄生殖孔在第18环节腹侧刚毛圈一小孔突上。受精囊孔2对，位于7/8至8/9环节间。体轻，略呈革质，不易折断。气腥，味微咸。

沪地龙 长8～15cm，宽0.5～1.5cm。全体具环节，第14～16环节为生殖带，较光亮。第18环节有一对雄生殖孔。受精囊孔3对，在6/7至8/9环节间。

炒地龙 形如地龙，色泽加深，微带焦斑。

性味归经 味咸，性寒。归肝、脾、膀胱经。

用法用量 5～10g。

功效 清热定惊，通络，平喘，利尿。

使用注意 脾胃素弱或无实热之证者忌用。

养生偏方

• 治烧烫伤：活地龙洗净，去除腹内泥污，置容器内，加白糖适量，液化后滤除液体涂搽患处。

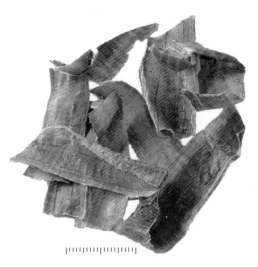

地龙（广地龙）

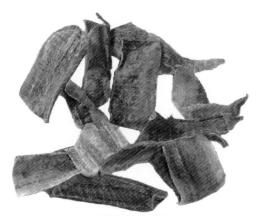

炒地龙（炒广地龙）

364 钩藤 gōu téng

别名：大钩丁、双钩藤。

鉴别要点 本品为不规则的圆柱状或类方柱状小段。表面红棕色至紫红色，具细纵皱纹，微有光泽；有的段具两个或一个弯曲的钩，钩略扁或稍圆，先端细尖，基部较阔，质轻而韧。切断面黄棕色，髓部黄白色或中空。无臭，味淡。

性味归经 味甘，性凉。归肝、心包经。

用法用量 3～12g，后下。

功效 息风定惊，清热平肝。

使用注意 无火者勿服，虚者勿投。

治病验方

• **天麻钩藤饮：**天麻 9g，钩藤（后下）12g，石决明（先煎）18g，栀子 9g，黄芩9g，川牛膝 12g，杜仲 9g，益母草 9g，桑寄生 9g，首乌藤 9g，朱茯神 9g，水煎服（原方出自《杂病证治新义》）。功效：平肝息风，清热活血，补益肝肾。适用于肝阳偏亢，肝风上扰证。症见头痛，眩晕，失眠，舌红苔黄，脉弦。

养生偏方

• 治高血压病：钩藤 30g，加水 100ml，煎煮 10min，此为 1 日量，分早晚 2 次服。

• 治小儿夜啼：钩藤 6g，蝉蜕 7 个，灯心草 1 扎。水煎服。或钩藤、蝉蜕各 3g，薄荷 1g，煎服，日 1 剂，连服 2～3 剂。

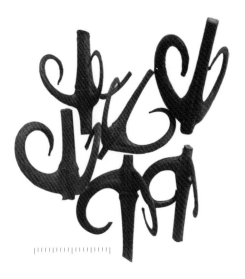

钩藤（放大图）

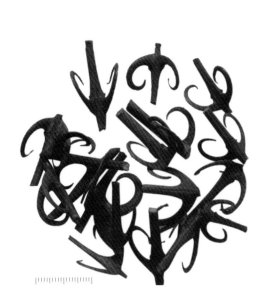

钩藤

365 僵蚕

jiāng cán

别名：天虫、姜蚕、白僵蚕。

鉴别要点

僵蚕　本品略呈圆柱形，多弯曲皱缩，长 20 ~ 50mm，直径 5 ~ 7mm。表面灰黄色，被有白色粉霜状的气生菌丝和分生孢子。头部较圆，足 8 对，体节明显，尾部略呈二分歧状。质硬而脆，易折断。断面平坦，外层白色，中间有亮棕色或亮黑色的丝线环 4 个。气微腥，味微咸。

炒僵蚕　形如僵蚕，表面微黄色。

麸僵蚕　形如僵蚕，表面黄色，有焦麸气。

性味归经　味甘，性凉。归肝、心包经。

用法用量　5 ~ 10g。

功效　息风定惊，清热平肝。

使用注意　凡中风口噤、小儿惊痫夜啼，

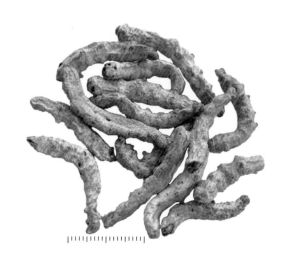

僵蚕

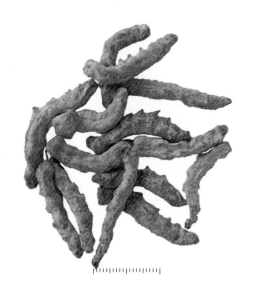

炒僵蚕

由于心虚神魂不守、血虚经络劲急所致，而无外邪为病者忌之。

治病验方

• **僵蚕丸**：僵蚕（炒）、乌头（炮裂，去皮、脐）、没药各 30g，蜈蚣（炙）15g，上四味，捣罗为末，酒煮面糊和丸，梧桐子大。每服 10 丸，薄荷酒下，日 3 服（原方出自《圣济总录》）。功效：息风化痰。主治手足不随、言语不正等。

养生偏方

• 治中风口眼㖞斜、半身不遂：白附子、僵蚕、全蝎各等份（生用）。为细末。每服 3g，热酒调下，不拘时候。

366 天麻

tiān má

别名：赤箭、离母、神草、独摇芝、赤箭脂、定风草、合离草、独摇、自动草、水洋芋。

鉴别要点

天麻 块茎长椭圆形。扁缩而稍弯曲。长 3 ~ 15cm，宽 1.5 ~ 6cm，厚 0.5 ~ 2cm。表面黄白色至淡黄棕色，略透明，多不规则纵皱纹，有由潜伏芽排列成的多轮横环纹，具点状痕点或膜质鳞叶，有时可见棕黑色菌索。顶端有残留茎基（春麻），或为红棕色鹦哥嘴状顶芽（冬麻），末端有圆脐形瘢痕。质坚实，不易折断，断面较平坦，角质样，黄白色或淡棕色。气微，味甘、微辛。以质地坚实，体重，有鹦哥嘴，无空心者为佳。

天麻片 本品多为扁长椭圆形薄片，片面黄白色或淡棕色，角质样，半透明，有光泽，质脆。气微，味甜。

性味归经 味甘，性平。归肝经。

用法用量 3 ~ 10g。

功效 息风止痉，平抑肝阳，祛风通络。

使用注意 对气血衰少的头晕目眩慎用。

治病验方

• **温白丸**：天麻 15g，僵蚕（炮）、白附子、天南星（锉，汤浸七次，焙）各 30g，全蝎（去毒）6g，共研细末，面糊为丸，如绿豆大。每服 3g，日服 2 次，姜汤送下（原方出自《小儿药证直诀》）。功效：镇痉祛风，除痰解痉。适用于风痰所致的癫、狂、痫证，以及小儿惊风抽搐等症。

养生偏方

• 治高血压病：天麻 15g、野菊花 10g、杜仲 10g、川芎 9g，加水约 400ml，煎至 200ml，温服日 1 剂。

• 治妇女风痹，手足不遂：天麻、牛膝、附子、杜仲各 10g，用好酒浸 7 天，每温服 20ml。

• 治腰脚疼痛：天麻、细辛、半夏各二两。上用绢袋两个，各盛药三两，煮熟。交互熨痛处，汗出则愈。

• 治白癜风：天麻一斤，天蓼木三斤。上件药，锉如大豆粒，用水三斗，入银锅或石锅中，煎至一斗二升，滤去滓，于慢火上煎如稀饧。每于食前，用荆芥薄荷酒调下半匙。

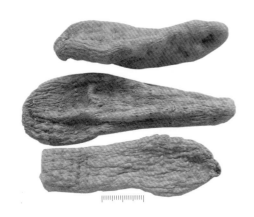

天麻

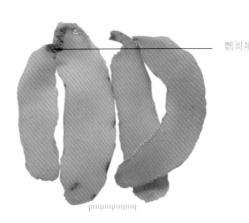

鹦哥嘴

天麻片

367 全蝎

quán xiē

别名：钳蝎、全虫、蝎子、茯背虫。

鉴别要点 本品头胸部与前腹部呈扁平长椭圆形，后腹部呈尾状，皱缩弯曲。完整者体长约60mm，头胸部呈绿褐色，前面有一对短小螯肢及一对较长大的钳状角须，形似蟹螯，背面覆有梯形背甲，腹面有足4对，均为7节，末端各具2爪钩；前腹部由7节组成，背甲上有5条脊线，背面缘褐色，后腹部棕黄色，6节，节上均有纵沟，末节有锐钩状毒刺，毒刺下方无距。气微腥，味咸。

性味归经 味辛，性平；有毒。归肝经。

用法用量 3～6g。

功效 息风镇痉，通络止痛，攻毒散结。

使用注意 孕妇禁用。血虚生风者慎用。本品有毒，用量不宜过大。

治病验方

• 撮风散：蜈蚣、全蝎、僵蚕、朱砂各3g，钩藤6g，麝香0.3g，共为细末，每服0.6g，竹沥调服（原方出自《仁斋直指小儿方论》）。功效：祛风，通窍，镇痉。适用于新生儿破伤风及小儿高热惊厥。

• 牵正散：制白附子、僵蚕、全蝎各等份，共研细末，合成散剂，每服3g，热酒调服；

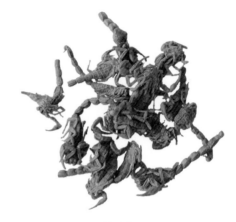

盐全蝎

亦可作汤剂，水煎服（原方出自《杨氏家藏方》）。功效：祛风，止痉。适用于中风。症见口眼㖞斜、面部肌肉抽动、面神经麻痹等。

养生偏方

• 治化脓性中耳炎：全蝎、枯矾各等份，患耳处吹入药末，每天1次，连用3～5天。

• 治牙痛：蝎梢、胡椒各等份，为末，揩痛处。

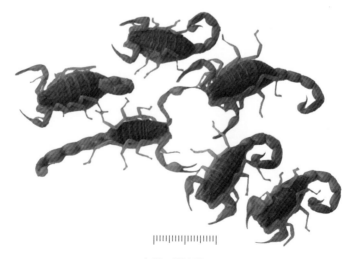

全蝎（鲜活）

368 蜈蚣
wú gōng

别名：天龙、百脚、吴公、百足虫、千足虫、天虫、千条腿、蝍蛆。

鉴别要点

蜈蚣 本品呈扁平小段状。头部暗红色或红褐色，略有光泽，有头板覆盖。头板近圆形，前端稍突出，两侧贴有颚肢一对，前端两侧有触角一对。躯干背板棕绿色或墨绿色，有光泽，腹部棕黄色或淡棕色，皱缩，断面有裂隙。气微腥，有特殊的刺鼻腥气，味辛、微咸。

酒蜈蚣 形如蜈蚣，气微腥，有酒气。

性味归经 味辛，性温；有毒。归肝经。

用法用量 3～5g。

功效 息风镇痉，通络止痛，攻毒散结。

使用注意 孕妇禁用。

治病验方

• **止痉散**：全蝎、蜈蚣各等份，研末，合成散剂，每服 0.9～1.5g，日服 2～4 次，温开水送下，小儿酌减（原方出自《方剂学》上海中医学院编）。功效：镇痉，止痛。适用于四肢抽搐，痉厥，以及顽固性头痛，偏头痛，关节痛。

养生偏方

• 治结核病：蜈蚣去头足，焙干，研末内服，每次量为 3 条，每日 3 次，连服 1 个月，停药休息 1 周。

• 治疗瘰疬溃疮：茶、蜈蚣，两味炙至香熟，捣筛为末，先以甘草汤洗净，敷之。

• 治消化道肿瘤：蜈蚣研末，每天量 2～3 条，分 3 次服。

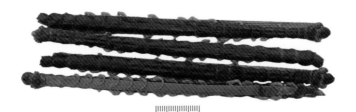

蜈蚣

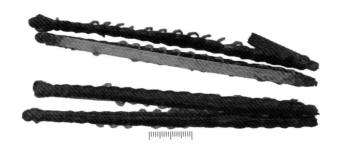

酒蜈蚣

第十六章　开窍药

369 麝香

別名：当门子、脐香、麝脐香、四味臭、臭子、腊子、香脐子。

鉴别要点

毛壳麝香 为扁圆形或类椭圆形的囊状体。开口面的皮革质，密生白色或灰棕色短毛，从两侧围绕中心排列，中间有1小囊孔；另一面为棕褐色略带紫色的皮膜，略有弹性。剖开后可见棕色内层皮膜，内含颗粒状、粉末状的麝香仁和少量细毛及脱落的内层皮膜，习称"银皮"或"云皮"。

麝香仁 野生者质软油润，疏松，其中不规则球形或颗粒状者习称"当门子"，表面多呈紫黑色，油润光亮，微有麻纹；粉末状者多呈棕褐色或黄棕色，并有少量脱落的内层皮膜和细毛。饲养者表面不平，紫黑色或深棕色，显油性，微有光泽。气香浓烈而特异，味微辣、微苦带咸。

性味归经 味辛，性温。归心、脾经。

用法用量 0.03 ~ 0.1g，多入丸、散用。外用适量。

功效 开窍醒神，活血通经，消肿止痛。

使用注意 妇女在月经期及妊娠期均忌用。忌大蒜。

治病验方

• **安宫牛黄丸**：牛黄 30g，犀角 30g（现用水牛角代），麝香 7.5g，黄连 30g，黄芩 30g，栀子 30g，梅片 7.5g，郁金 30g，雄

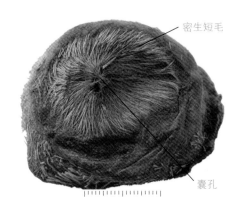

麝香囊（正面）

黄 30g，朱砂 30g，珍珠 15g，上为极细末，炼老蜜为丸，金箔为衣，蜡护（原方出自《温病条辨》）。功效：清热解毒，开窍醒神。适用于温热病，邪热内陷心包证。症见高热烦躁，神昏谵语，舌謇肢厥，舌红或绛，脉数有力。亦治中风昏迷、小儿惊厥属邪热内闭者。

• **小儿回春丹**：川贝母、陈皮、木香、豆蔻、枳壳、法半夏、沉香、天竺黄、僵蚕、全蝎、檀香各 37.5g，牛黄、麝香各 12g，胆南星 60g，钩藤 240g，大黄 60g，天麻 37.5g，甘草 26g，朱砂适量，上药为丸，每丸重 0.09g（原方出自《敬修堂药说》）。功效：开窍定惊，清热化痰。适用于小儿急惊风，痰热蒙蔽心窍证。症见发热烦躁，神昏惊厥，或反胃呕吐，夜啼吐乳，咳嗽哮喘，腹痛泄泻。

养生偏方

• **治耳聋**：穿山甲（炮）、蝼蛄各 150g，麝香 3g，研为细末，用少许放入耳中。

• **治化脓性中耳炎**：麝香 1g，加 75% 酒精 10ml，溶解后密封 7 天备用，用棉签将耳内脓液拭净，滴入药液 1 ~ 2 滴，间日换药。

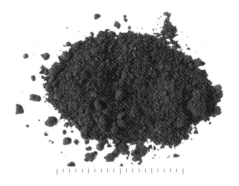

麝香仁

370 冰片 bīng piàn

别名：片脑、龙脑香、梅花冰片、羯布罗香、梅花脑、冰片脑、梅冰。

鉴别要点 本品为无色透明或白色半透明的片状松脆结晶；气清香，味辛、凉；具挥发性，点燃发生浓烟，并有带光的火焰。

性味归经 味辛、苦，性微寒。归心、脾、肺经。

用法用量 0.15 ~ 0.3g，入丸、散用。外用研粉点敷患处。

功效 开窍醒神，清热止痛。

使用注意 孕妇及气血虚者慎用。

治病验方

• **行军散**：牛黄、麝香、珍珠、冰片、硼砂各15g，雄黄（飞净）24g，火硝1g，金箔20页，各研极细粉，再混合研匀，瓶装密封。每服0.3g，凉开水调服，亦可搐鼻取嚏（原方出自《随息居重订霍乱论》）。功效：辟秽，解毒，开窍。适用于暑月痧气吐泻，头目昏晕，腹痛，烦躁不安。并治口疮咽痛，点目能去风热翳障。搐鼻可避时疫之气，有预防作用。

• **红灵丹**：火硝、朱砂各60g，雄黄、硼砂各36g，青礞石24g，冰片18g，麝香3g，金箔50页，各为极细粉，再合研匀，瓶装固封。每服0.3 ~ 0.6g，温开水送服（原方出自《古今医方集成》）。功效：辟秽，解毒，开窍。适用于中暑，发痧，头晕胸闷，腹痛吐泻。

养生偏方

• 治内、外痔：冰片0.3 ~ 0.6g，葱汁化，搽之。

• 治鸡眼：冰片少许置于鸡眼上，用火点燃，感觉疼痛时将火吹灭，每天1 ~ 2次，每次0.5min，5 ~ 7天为1个疗程。

• 治多种疼痛：冰片15 ~ 20g，研细末溶于75%酒精中，以完全溶解为度，装瓶备用，涂患处，10min见效。

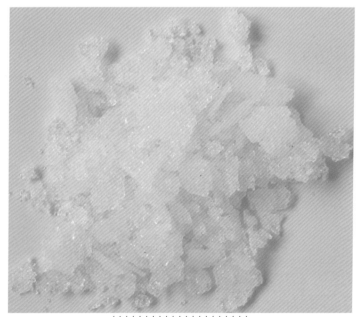

冰片

371 安息香

ān xī xiāng

别名：白花梛、拙贝罗香。

鉴别要点 本品为不规则的小块，大小不一。外表面浅棕红色，嵌有乳白色颗粒，质坚而脆。断面具乳白色或浅棕红色相间的斑纹，露置空气中，色泽逐渐变成浅棕红色。气芳香，味淡，嚼之有沙粒感。

性味归经 味辛、苦，性平。归心、脾经。

用法用量 0.6～1.5g，多入丸、散用。

功效 开窍醒神，行气活血，止痛。

使用注意 阴虚火旺者慎服。

治病验方

• 至宝丹：麝香0.3g，牛黄0.3g，生乌犀30g，安息香45g，酒浸，重汤煮令化，滤过滓，约取30g，龙脑0.3g，生玳瑁30g，雄黄30g，琥珀30g，朱砂30g，金银箔各50片，制丸如皂角子大，人参汤下一丸，小儿量减（原方出自《灵苑方》引郑感方，录自《苏沈良方》）。功效：化浊开窍，清热解毒。适用于痰热内闭心包证。症见神昏谵语，身热烦躁，痰盛气粗，舌绛苔黄垢腻，脉滑数。亦治中风、中暑、小儿惊厥属于痰热内闭者。

• 苏合香丸：苏合香15g，麝香30g，龙脑香15g，安息香30g，青木香30g，香附子中白30g，丁子香30g，沉香30g，白檀香30g，熏陆香15g，荜茇（上者）30g，犀角30g，朱砂（研）30g，白术30g，诃梨勒皮30g，上为极细末，炼蜜为丸，如梧桐子大（原方出自《广济方》，录自《外台秘要》）。功效：芳香开窍，行气止痛。适用于寒邪秽浊，闭阻机窍证。症见突然昏倒，牙关紧闭，不省人事，苔白，脉迟。亦治心腹卒痛，甚则昏厥，属寒凝气滞者。

养生偏方

• 治心腹疼痛：安息香研末，每用1.5g，温开水送服。

• 治产后血晕，口噤垂死：安息香与五灵脂按1:5配比，同研为末，姜汤送下。

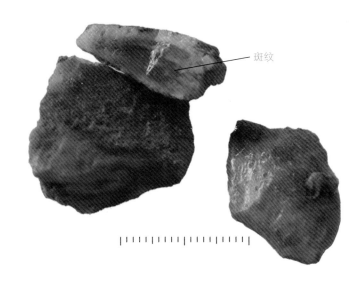

斑纹

安息香

372 蟾酥 ^{chán sū}

别名：华蟾酥毒基、华蟾毒精。

鉴别要点 本品呈圆块状或饼状，显棕褐色，气微腥，味初甜而后有持续性麻辣感，粉末嗅之易作嚏（本品有毒）。

性味归经 味辛，性温；有毒。归心经。

用法用量 0.015～0.03g，多入丸、散用。外用适量。

功效 解毒，止痛，开窍醒神。

使用注意 孕妇慎用，内服勿过量。

养生偏方

- 治各种牙痛：单用蟾酥研细，纸捻蘸少许点患处。
- 治慢性胆囊炎：将1个鸡蛋放入1个蟾蜍腹内，用麦秸火烧，到鸡蛋熟为止，鸡蛋去皮食用，每日2～3次，每次食鸡蛋1～2个。

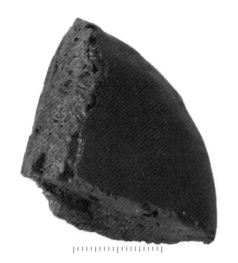

蟾酥（断面）

蟾酥（新品）

第十七章　收涩药

373 麻黄根
má huáng gēn

别名：苦椿菜。

鉴别要点 本品呈圆柱形。表面红棕色或灰棕色，外皮粗糙，易成片状剥落。根茎具节，表面有横长突起的皮孔。体轻，质硬而脆，断面皮部黄白色，木部黄色，射线放射状，中心有髓。气微，味微苦。

性味归经 味甘、涩，性平。归心、肺经。

用法用量 3～9g。外用适量，研粉撒扑。

功效 固表止汗。用于自汗，盗汗。

使用注意 有表邪者忌用。

治病验方

• **牡蛎散**：牡蛎（米泔浸、刷去土、火烧通赤）、黄芪（去苗、土）、麻黄根（洗）各15g，上三味，为粗散。每服9g，水一盏半，小麦百余粒，同煎至八分，去渣，热服，日二服，不拘时候；现代用法为粗散，每服9g，加小麦15g，水煎温服；亦作汤剂，加小麦15g，水煎温服（原方出自《太平惠民和剂局方》）。功效：益气固表，敛阴止汗。适用于卫外不固，阴液外泄之自汗、盗汗。症见常自汗出，夜卧更甚，心悸惊惕，短气烦倦，舌淡红，脉细弱。

养生偏方

• 治产后虚汗不止：当归30g（微炒），麻黄根60g，黄芪30g，研粉。每次12g，加水800ml煎至400ml，去滓，温服。

• 治虚汗无度：麻黄根、黄芪各等份，为末，飞面糊，做丸梧子大。每次用浮麦汤下百丸，以止为度。

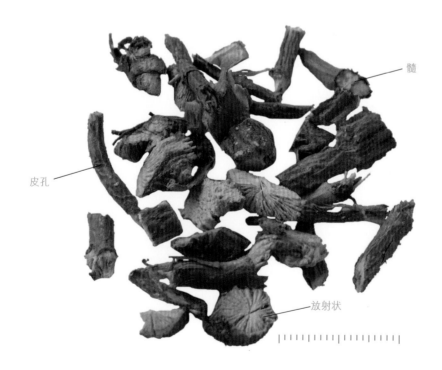

髓

皮孔

放射状

麻黄根

374 浮小麦

fú xiǎo mài

别名：浮水麦、浮麦。

鉴别要点 本品呈长圆形，两端略长，长2～6mm，直径1.5～2.5mm。表面浅黄棕色或黄色稍皱缩，腹面中央有一深陷的纵沟，顶端具黄白色柔毛。断面白色，粉性，质硬。无臭，味淡。

性味归经 味甘，性凉。归心经。

用法用量 内服：煎汤，9～15g；或炒焦研末。

功效 益气除热止汗。用于自汗，盗汗，骨蒸劳热。

使用注意 无汗而烦躁或虚脱汗出者忌用。

治病验方

• **固表敛汗汤**：党参12g，白术、白芍各9g，浮小麦、糯稻根、煅龙骨各30g，桂枝3g，木瓜、陈皮、炙甘草各6g，红枣5枚，水煎服（原方出自《黄文东医案》）。功效：益气健脾，固表敛汗。适用于气血俱虚，脾胃虚弱的自汗。

养生偏方

• 治盗汗及虚汗不止：浮小麦，文武火炒令焦，研粉。每次6g，米饮汤调下，频服为佳。

• 男子血淋不止：浮小麦加童便炒为末，砂糖煎水调服。

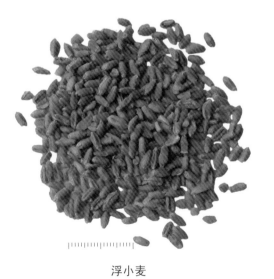

浮小麦

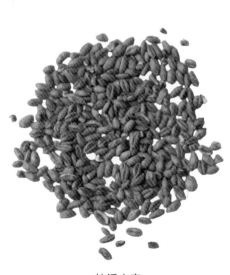

炒浮小麦

375 乌梅

wū méi

别名：酸梅、黄仔、合汉梅、干枝梅。

鉴别要点

乌梅 呈类球形或扁球形，直径 20～25mm。表面黑色或棕黑色，皱缩不平，基部有圆形果梗痕。果肉柔软，果核坚硬，棕黄色。气微，味极酸。

乌梅炭 乌梅果肉形体微鼓起，质脆，表面焦黑色，味酸、苦。

性味归经
味酸、涩，性平。归肝、脾、肺、大肠经。

用法用量
6～12g。

功效
敛肺，涩肠，生津，安蛔。生乌梅偏于生津止渴；乌梅炭偏于涩肠止泻，止血。

使用注意
内有实热积滞者不宜单用。

治病验方

• **乌梅丸**：乌梅 30g，细辛 3g，干姜 9g，黄连 6g，当归 6g，附子（炮，去皮）6g，花椒（炒香）5g，桂枝（去皮）6g，人参 6g，黄柏 6g，水煎服；或上药共研，为丸如梧桐子大，每服 10 丸，日服 3 次（原方出自《伤寒论》）。功效：温脏安蛔。适用于蛔厥证。症见腹痛时作，心烦呕吐，时发时止，常自吐蛔，手足厥冷。亦治久泻久痢。

• **九仙散**：罂粟壳（去顶，蜜炒黄）9g，乌梅 12g，五味子 12g，人参 12g，阿胶 12g，款冬花 12g，桑白皮 12g，贝母 6g，桔梗 12g，上为细末，每服 9g，白汤点服，咳止后服；现代用法为制散剂，每服 9g，温开水送下，日 3 次；亦可作汤剂，水煎服（原方出自《卫生宝鉴》）。功效：敛阴止咳，益气养阴。适用于久咳肺虚证。症见咳嗽日久不已，甚则气喘自汗，痰少而黏，脉虚数。

养生偏方

• 治慢性结肠炎：乌梅 15g，加水 1000ml，煎至 500ml，加适量糖，每天 1 剂当茶饮，25 天为 1 个疗程。

• 治胆囊炎、胆道蛔虫：干乌梅 500g，用曲醋 1000ml 浸泡 24h，每次 10～20ml，1 日 3 次。

• 治过敏性哮喘：乌梅、防风、银柴胡、五味子各 12g。水煎服，每日 1 剂。

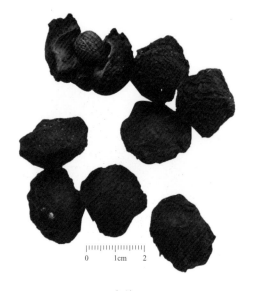

乌梅

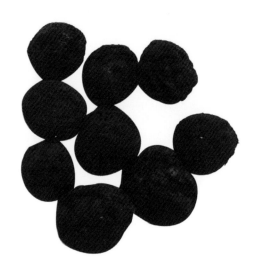

乌梅炭

376 诃子 _{hē zǐ}

别名：诃黎勒、诃黎、诃梨、随风子。

鉴别要点

诃子 呈长圆形或卵圆形，长 20 ～ 40mm，直径 20 ～ 25mm。表面黄棕色或暗棕色，略具光泽。有不规则的皱纹及 5 ～ 6 条纵棱线。质坚实。果核 1 枚，浅黄色，粗糙，坚硬。气微，味酸涩而后甜。

诃子肉 呈不规则的粒块状，肉厚 2 ～ 4mm，黄棕色或黄褐色。具棱线及皱纹。气微，味酸涩而后甜。

性味归经
味苦、酸、涩，性平。归肺、大肠经。

用法用量
3 ～ 10g。

功效
涩肠止泻，敛肺止咳，降火利咽。

使用注意
内有湿热积滞者不宜单用本品。

治病验方

• **真人养脏汤**：罂粟壳（去蒂、萼，蜜炙）9g，肉豆蔻（面裹，煨）9g，诃子（去核）12g，肉桂（去粗皮）8g，人参 6g，白术（焙）6g，当归（去芦）6g，白芍 15g，木香（不见火）3g，甘草（炙）8g，上件锉为粗末。每服 6g，水一盏半，煎至八分，去渣，食前温服。忌酒、面、生、冷、鱼腥、油腻。

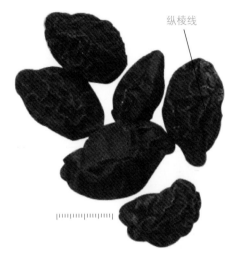

纵棱线

诃子

现代用法：水煎，饭前温服（原方出自《太平惠民和剂局方》）。功效：涩肠止泻，温补脾肾。适用于脾肾虚寒，久泻久痢证。症见大便滑脱不禁，甚则脱肛，腹痛、喜温喜按，或下痢赤白，倦怠食少，舌淡苔白，脉迟细。

• **诃子皮散**：煨诃子肉 30g，蜜炙御米壳、陈皮、炮干姜各 24g，共为细末，每次 6g，日 2 ～ 3 次，空腹米汤送下；或改为汤剂，水煎服（原方出自《兰室秘藏》）。功效：温中祛寒，涩肠止泻。适用于虚寒下痢，泄泻，完谷不化，腹痛肠鸣，久久不愈，或有脱肛，苔淡白，脉沉细或弦细。

养生偏方

• 治大叶性肺炎：诃子 15g，瓜蒌 9g，百部 9g，加水 400ml，煎至 200ml，分 2 次服，1 ～ 3 日内可退热。

• 治急性湿疹：诃子 100g，打烂，加水 1500ml，文火煎至 500ml，再加入 500ml 米醋，煮沸即可，药液浸渍患处，每日 3 次，每次 30min，每日 1 剂，3 ～ 5 日见效。

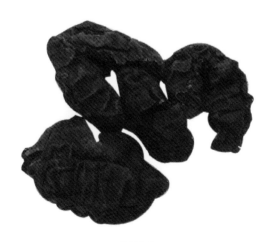

诃子肉

377 石榴皮

shí liú pí

别名：石榴壳、酸石榴皮、酸榴皮。

鉴别要点

石榴皮 为小方块或不规则的碎块，厚1.5～3mm。外表面红棕色、棕黄色或暗棕色，略有光泽，粗糙，有麻点。内表面黄色或红棕色，有种子脱落后的小凹窝及隔瓤残迹。质硬而脆，断面显黄色，略显颗粒状。无臭，味苦、涩。

石榴皮炭 形如石榴皮，表面黑褐色，断面焦黄色。

性味归经
味酸、涩，性温。归大肠经。

用法用量
3～9g。

功效
涩肠止泻，止血，驱虫。用于久泻，久痢，便血，脱肛，崩漏，带下，虫积腹痛。炒炭后收涩力增强。

使用注意
泻痢初起者不宜单用本品。

养生偏方

• 治烧伤：取石榴皮500g，加水煎出250ml，过滤，夏天可加少许防腐剂，以消毒纱布块蘸药液敷清创后的伤处。

• 治牛皮癣：石榴皮(炒炭)，研细末1份，麻油2份，调成糊状。用时将药油摇匀，以毛笔蘸药匀涂患处，每日2次。

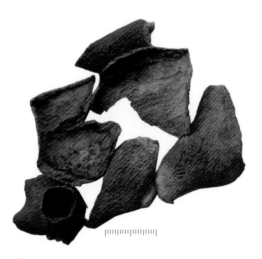

石榴皮

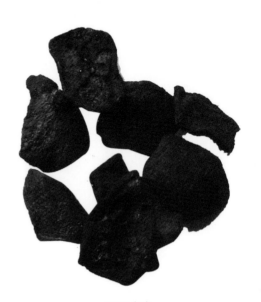

石榴皮炭

378 椿皮
chūn pí

別名：臭椿、椿根皮、樗白皮、樗根皮。

鉴别要点

根皮 呈不整齐的片状或卷片状。外表面灰黄色或黄褐色，有多数纵向皮孔样突起和不规则裂纹，除去粗皮者显黄白色；内表面淡黄色，较平坦，密布梭形小孔或小点。质硬而脆，断面外层颗粒性，内层纤维性。气微，味苦。

干皮 呈不规则板片状。外表面灰黑色，极粗糙，有深裂。

麸椿皮 形如椿皮，表面深黄色，有焦麸香气。

性味归经
味苦、涩，性寒。归大肠、胃、肝经。

用法用量
6～9g。

功效
清热燥湿，收涩止带，止泻，止血。用于赤白带下，湿热泻痢，久泻久痢，便血，崩漏。

使用注意
脾胃虚寒者慎用。

治病验方

• **固经丸**：龟甲（炙）15g，白芍（炒）15g，黄芩（炒）15g，椿树根皮12g，黄柏（炒）6g，香附6g，为末，酒糊为丸，如梧桐子大，每服50丸，空心温酒或白汤送下；现代用法为制丸剂，每服6g，日3次，温开水送服；亦作汤剂，水煎服（原方出自《丹溪心法》）。功效：滋阴清热，固精止血。适用于阴虚血热之崩漏。症见经水过期不止，或下血量过多，血色深红或紫黑黏稠，手足心热，腰膝酸软，舌红，脉弦数。

• **愈带丸**：熟地黄12g，白芍、当归、黄柏炭、高良姜炭各9g，川芎6g，椿根皮18g，共研细末，米饮糊丸，每丸重9g，每次1丸。日2～3次，空腹温水送服；亦可作汤剂，水煎2次分服（原方出自《饲鹤亭集方》）。功效：养血活血，清热止带。适用于肝血虚损，湿热下注所致的带下症。

养生偏方

• 治失音：椿皮40～50g，加糖1匙，加水400ml，煎至200ml，分2次服，热象用白糖，寒象用红糖，2～3次即愈。

• 治慢性痢疾：椿皮50g，焙干研粉，每次2g，每日2次，开水冲服。

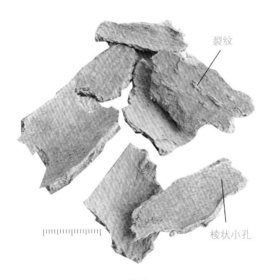

裂纹

棱状小孔

椿皮

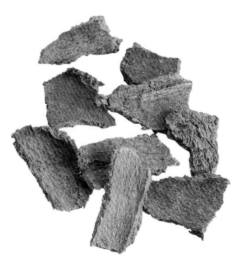

麸椿皮

379 肉豆蔻

ròu dòu kòu

别名：肉果、玉果、麻醉果。

鉴别要点

肉豆蔻 呈卵圆形或椭圆形，长20～35mm，宽15～25mm。表面灰黄色或灰棕色，有网状沟纹，质坚硬。气芳香而强烈，味辛辣而微苦。

煨肉豆蔻 形如肉豆蔻，色泽加深，显油性；或呈卵圆形或椭圆形厚片，片面显大理石样纹理，显油性。香气更浓，味辛辣而微苦。

性味归经

味辛，性温。归脾、胃、大肠经。

用法用量

3～10g。

功效

温中行气，涩肠止泻。肉豆蔻偏于暖胃消食，下气止呕；煨肉豆蔻增强了固肠止泻的作用。

使用注意

生肉豆蔻有滑泻的作用，服用过量可致中毒，产生幻觉。

治病验方

• 四神丸：肉豆蔻（煨）60g，补骨脂120g，五味子60g，吴茱萸（浸、炒）30g，为末，生姜八两，红枣一百枚，煮熟取枣肉，和药丸如梧桐子大，每服五七十丸，空心或食前白汤送下（原方出自《证治准绳》）。功效：温补脾肾，涩肠止泻。适用于脾肾虚寒。症见五更泄泻，不思饮食，食不消化，或腹痛，腰酸肢冷，神疲乏力，舌质淡，苔薄白，脉沉迟无力。

养生偏方

• 治水泻无度，肠鸣腹痛：肉豆蔻（去壳，为末）30g，生姜汁20ml，白面60g。用生姜汁和面作饼子，裹肉豆蔻末煨令黄熟，研为细散，每服4g。空心米饮调下，午后再服。

• 治脾脏久冷，滑泄不止：肉豆蔻（去壳）五两，附子（炮裂，去皮、脐）五枚。上两味，捣罗为末，酒煮面糊为丸，梧桐子大。每服十五丸加至二十丸，空心食前，温米饮下。

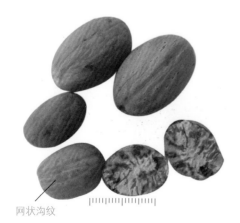

网状沟纹

肉豆蔻

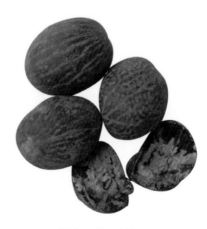

煨肉豆蔻（麸煨）

380 罂粟壳

yīng sù ké

别名：御米壳、大烟壳。

鉴别要点

罂粟壳 呈椭圆形或瓶状卵形，多已破碎。外表面黄白色、浅棕色至淡紫色，顶端有6~14条放射状排列的残留柱头。内表面淡黄色，有纵向排列的假隔膜，上面密布略突起的棕褐色小点。体轻，质脆。气微清香，味微苦。

蜜罂粟壳 形如罂粟壳，表面呈黄色，有光泽，略有黏性，味甜。

性味归经

味酸、涩，性平；有毒。归肺、大肠、肾经。

用法用量

3~6g。

功效

敛肺，涩肠，止痛。

使用注意

本品易成瘾，不宜常服；孕妇及儿童禁用；运动员慎用。

治病验方

- **罂粟膏**：罂粟壳15个，麻油120g，白蜡9g，轻粉（研细粉）6g。将罂粟壳用油煎枯，过滤，入白蜡熬化，待四周将凝时，下轻粉末，搅匀。用时取少许，化开搽患处（原方出自《外科正宗》）。功效：收湿敛疮。主治：汤火伤，皮肉损烂。

养生偏方

- **治呃逆**：取干燥罂粟壳适量，研末备用，用时取药末6g，用纸卷点燃，用鼻深嗅其烟，1次约5min，1日2次。
- **治慢性肠炎**：金银花炒黄研细末，罂粟壳3g，水煎冲服金银花末，每日10g，分3次服。
- **治咳嗽**：罂粟壳（去筋，蜜炒）一两，五味子半两，杏仁（炒）半两，核桃肉半两。上为末，制蜜丸如弹子大，水一盏煎服。

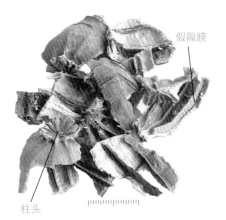

罂粟壳

假隔膜

柱头

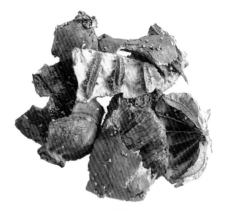

蜜罂粟壳

381 白矾
bái fán

别名：石涅、矾石、羽泽、涅石、理石、白君、明矾、雪矾、云母矾。

鉴别要点

白矾 为不规则的块状或粉末。无色或淡黄白色，透明或半透明，表面略平滑或凹凸不平，具细密纵棱，有玻璃样光泽。质硬而脆。气微，味酸，微甘而极涩。

煅白矾（枯矾） 呈蜂窝状的碎块或疏松的细粉，白色，质轻、松。气微，味酸，极涩。

性味归经
味酸、涩，性寒。归肺、脾、肝、大肠经。

用法用量
0.6 ~ 1.5g。外用适量，研末敷或化水洗患处。

功效
外用解毒杀虫，燥湿止痒；内服止血止泻，祛除风痰。枯矾收湿敛疮，止血化腐。枯矾涌吐作用减弱，增强了收涩敛疮、止血化腐的作用。

使用注意
体虚胃弱及无湿热痰火者忌服。

养生偏方

• 治消化道出血：明矾 45g，儿茶 90g，加水 600ml，浓煎成 200ml 浓液，每次 30ml，日服 2 ~ 4 次。

• 治老人久泻不止：白矾 30g（烧灰），煨诃子皮 1g，研为细散，每服 6g，以粥饮调下，不拘时候。

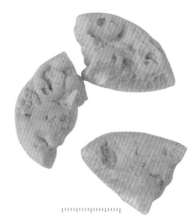

煅白矾（枯矾）

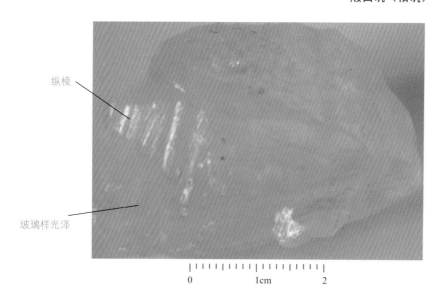

纵棱

玻璃样光泽

白矾（明矾）

382 赤石脂

chì shí zhī

别名：赤符、红高岭、赤石土。

鉴别要点

赤石脂 为不规则的碎块或粉末，粉红色或红色，具红白相间的花纹，质软，易碎。碎断面有的具蜡样光泽，吸水性强。具黏土气，味淡，嚼之无沙粒感。

煅赤石脂 段状或饼状，紫红色，具醋气。

性味归经
味甘、酸、涩，性温。归大肠、胃经。

用法用量
9～12g，先煎。外用适量，研末敷患处。

功效
涩肠，止血，生肌敛疮。

使用注意
有湿热积滞者忌服。不宜与肉桂同用。

治病验方

• **桃花汤**：赤石脂 30g（一半煎用，一半筛末），干姜 9g，粳米 30g，上三味，以水 1L，煮米令熟，去渣，温服 90g，纳赤石脂末方寸匕，日 3 服，若一服痊愈，余勿服（原方出自《伤寒论》）。功效：温中涩肠。适用于痢疾日久不愈，便脓血，色暗不鲜，腹痛、喜温喜按，舌淡苔白，脉迟细弱者。

• **赤石脂禹余粮汤**：赤石脂（碎）30g，禹余粮（碎）30g，以水 1200 毫升，煮取 200 毫升，去滓，分温三服（原方出自《伤寒论》）。功效：涩肠止泻。适用于泻痢日久，滑泻不禁。

养生偏方

• 治溃疡致上消化道出血：赤石脂与白及按 1:1 用量比例配制，每日 3 次，每次 3g，温开水调成糊状空腹服用。

• 治烧伤：赤石脂与冰片以 10:1 比例配制，分研成细末，过筛，混匀，密封储瓶内。用时烧伤面未溃疡而有水疱者，局部消毒后用三棱针刺破水疱，排净积液，局部用盐洗净，药棉拭干，药末调入生菜油中涂敷患处，每天换药 1 次，消毒纱布覆盖患部。

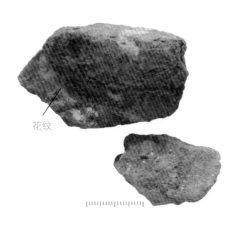

花纹

赤石脂

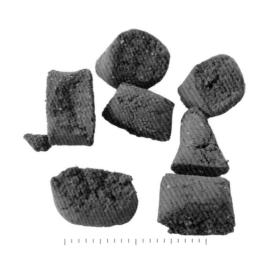

煅赤石脂

383 禹余粮
yǔ yú liáng

别名：禹粮石、白余粮。

鉴别要点

禹粮石 为不规则斜方块状物，表面淡棕色或红棕色，多凹凸不平，或覆有黄色粉末。碎断面不整齐，显深棕色或淡棕色相同的层次，深棕色的部分质坚硬，浅棕色部分较松。禹粮石中为黄褐色蛋石。蛋石砸散，砸碎面不整齐。具土腥气，味淡，嚼之无沙粒感。

煅禹粮石 呈块状或粉末状。灰棕色或灰黄色，质较酥松，无臭，无味。

性味归经 味甘、涩，性微寒。归胃、大肠经。

用法用量 9 ~ 15g，先煎；或入丸、散。

功效 涩肠止泻，收敛止血。

使用注意 实证忌用。孕妇慎用。

治病验方

• 震灵丹：禹余粮火煅、醋淬不计遍，以手能捻碎为度，紫石英、赤石脂、钉头赭石，如禹余粮炮制，各120g，以上四味，并作小块，入坩埚内，盐泥固济候干，用炭十一斤煅通红，火尽为度，入地坑埋，出火毒。

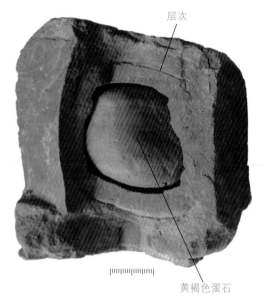

层次

黄褐色蛋石

禹粮石

二宿。滴乳香别研，五灵脂（去砂石，研）、没药（去砂石，研）各60g，朱砂（水飞过）30g，上件前后共八味，并为细末，以糯米粉煮糊为丸，如小鸡头大，晒干出光，每服1粒，空心温酒下（原方出自《太平惠民和剂局方》）。功效：止血化瘀。适用于冲任虚寒，瘀阻胞宫。症见出血不止、血色紫红或紫黑、夹有血块、小腹疼痛拒按、血块排出则痛减、舌质紫黯、脉沉细弦等。

养生偏方

• 治带下病：白下者，禹余粮与干姜各等份；赤下者，禹余粮与干姜以2∶1比例共研末，空心温酒服6 ~ 8g。

• 治肠气痛、妇人少腹痛：禹余粮为末，每次服6g，1日2次。

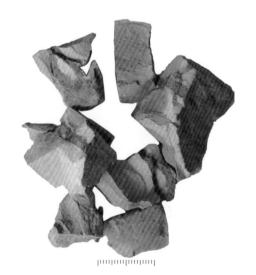

禹粮石

384 山茱萸
shān zhū yú

别名：山萸肉、药枣、枣皮、蜀酸枣、肉枣、薯枣、实枣、萸肉、药枣、天木籽、山芋肉、实枣儿。

鉴别要点

山茱萸 呈不规则的片状或囊状，长10～15mm，宽5～10mm。表面紫红色（新品为鲜红色），皱缩，微有光泽，质柔软。气微，味酸涩，微苦。

酒茱萸 形如山茱萸，表面呈紫黑色，质滋润而柔软，微有酒香气。

性味归经
味酸、涩，性微温。归肝、肾经。

用法用量
6～12g。

功效
补益肝肾，收涩固脱。山茱萸偏于敛阴止汗，酒制后增强了滋补作用。

使用注意
凡强阳不痿、素有湿热、小便淋涩者忌服。

治病验方

• **固冲汤**：白术（炒）30g，生黄芪18g，煅龙骨（捣细）24g，煅牡蛎（捣细）24g，山茱萸（去净核）24g，生白芍12g，海螵蛸（捣细）12g，茜草9g，棕榈炭6g，五倍子（轧细药汁送服）1.5g，水煎服（原方出自《医学衷中参西录》）。功效：益气健脾，固冲摄血。适用于脾气虚弱，冲脉不固证。症见血崩或月经过多，色淡质稀，心悸气短，腰膝酸软，舌质淡，脉微弱。

• **赞育丹**：熟地黄（蒸，捣）、白术各250g，当归、枸杞子各180g，杜仲（酒炒）、仙茅（酒蒸一日）、巴戟天（甘草汤炒）、山茱萸、淫羊藿（羊脂拌炒）、肉苁蓉（酒洗，去甲）、韭菜子（炒黄）各125g，（炒）蛇床子、制附子、肉桂各60g，研细末，炼蜜为丸，每服6～12g，日服2次（原方出自《景岳全书》）。功效：滋肾壮阳，涩精止遗。适用于肾阳衰弱，精气不足，阳痿早泄，虚寒精冷。

养生偏方

• **治脱证**：山茱萸60～90g，加水300ml，武火急煎，取汁100ml，再煎药渣取汁100ml，混匀，首服1/3剂量，余药视病情多次分服。

• **治内耳眩晕**：五味子、山茱萸各10g，加水200ml，煎至100ml，1日1剂。

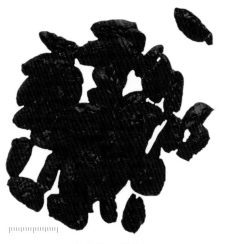

山茱萸（新品）

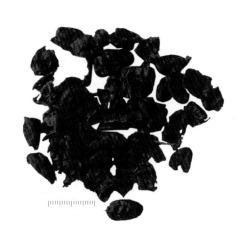

酒萸肉

385 桑螵蛸
sāng piāo xiāo

别名：蝉蛸、桑蛸、冒焦、螵蛸、致神、螳螂子、螳螂蛋、螳螂壳。

鉴别要点

团螵蛸 略呈圆柱形或半圆形，由多层膜状薄片叠成。表面浅黄褐色，上面带状隆起不明显。体轻，质松而韧，横断面可见外层为海绵状，内层为许多放射状排列的小室，室内各有一细小椭圆形卵。气微腥，味淡或微咸。

长螵蛸 略呈长条形，一端较细。表面灰黄色，上面带状隆起明显，带的两侧各有一条浅沟和斜向纹理。质硬而脆。

黑螵蛸 略呈平行四边形。表面灰褐色，上面带状隆起明显，两侧有斜向纹理，近尾端微向上翘。质硬而韧。

盐桑螵蛸 形如桑螵蛸，色泽加深，带焦斑，味微咸。

性味归经 味甘、咸，性平。归肝、肾经。

用法用量 5～10g。

功效 固精缩尿，补肾助阳。盐桑螵蛸增强了益肾固精、缩尿止遗的作用。

使用注意 阴虚火旺及膀胱有热者不宜服。

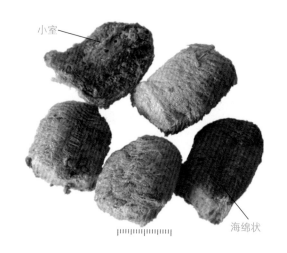

小室

海绵状

桑螵蛸

治病验方

• 桑螵蛸散：桑螵蛸9g，远志6g，石菖蒲6g，龙骨15g，人参9g，茯苓12g，当归9g，龟甲（醋炙）15g，上为末，夜卧时人参汤调下6g（原方出自《本草衍义》）。功效：调补心肾，涩精止遗。适用于心肾两虚证。症见小便频数，或尿如米泔色，或遗精遗尿，心神恍惚，健忘，舌淡苔白，脉细弱。

养生偏方

• 治带状疱疹：桑螵蛸10g，焙黄，研成细末，干芙蓉15g，研成极细末，混匀，适量香油调匀，用时以羽毛蘸药膏涂患处，每天3～4次。

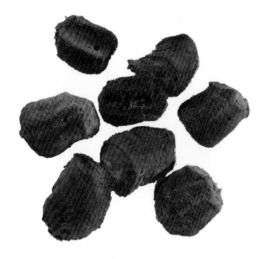

盐桑螵蛸

386 益智 ^{yì zhì}

别名：益智子、摘芋子。

鉴别要点

益智　种子呈不规则的扁圆形，略有钝棱。直径约3mm，表面灰褐色或灰黄色，外被淡棕色膜质的假种皮，破开后种仁乳白色，质硬。有特异香气，味辛、微苦。

盐益智　形如益智，色泽加深，偶带焦斑，味微咸。

性味归经
味辛，性温。归脾、肾经。

用法用量
内服：煎汤，3～9g；或入丸、散。

功效
暖肾固精缩尿，温脾止泻摄唾。益智偏于摄涎唾；盐益智偏于温肾，固精，缩尿。

使用注意
阴虚火旺或因热而患遗滑崩带者忌用。

治病验方

• **缩泉丸**：乌药、益智等分，上为末，酒煎山药末为糊丸，桐子大，每服70丸，盐酒或米饮下（原方出自《校注妇人良方》）。功效：温肾祛寒，缩尿止遗。适用于下元虚冷，小便频数及小儿遗尿。

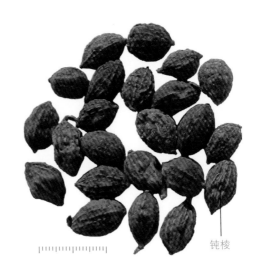

益智

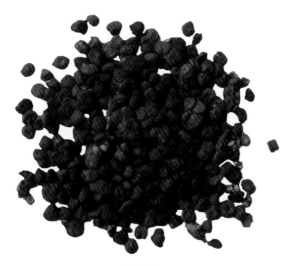

盐益智

• **夜尿警觉汤**：益智12g，麻黄、石菖蒲各9g，桑螵蛸15g，水煎服，以上为10～14岁用量（原方出自《中西医结合儿科试用新方》）。功效：开窍益智，固肾缩尿。适用于小儿遗尿症。

养生偏方

• 治妊娠遗尿不禁：益智、白薇、白芍各等分，为末。每服三钱，加盐三分，滚白汤调下。

• 治小儿遗尿，亦治白浊：益智、白茯苓各等份，上为末。每服3g，空心米汤调下。

• 治小便赤浊：益智、茯神各二两，远志、甘草（水煮）各半斤，为末，酒糊丸，梧子大。空心姜汤下五十九（《本草纲目》）。

387 莲子 lián zǐ

别名：白莲、莲实、莲米、莲肉。

鉴别要点

莲子 本品呈椭圆形，中心有凹槽，或呈不规则碎块。种皮浅黄棕色或红棕色，薄而不易剥离，有细纵纹和较宽的脉纹。断面（子叶）黄白色，质硬。无臭，味甜、微涩。

莲子肉 形如莲子，表面黄白色，中间有通透小圆孔。

炒莲子肉 形如莲子肉，表面黄白色，偶带焦斑。

性味归经 味甘、涩，性平。归脾、肾、心经。

用法用量 6～15g。

功效 补脾止泻，止带，益肾涩精，养心安神。

使用注意 大便燥结者不宜服。

治病验方

• **茯菟丸**：茯苓150g，菟丝子300g，山药180g，石莲子（去壳）60g，五味子210g，研为细末，用山药末煮糊为丸，每服9g，日服2次，淡盐汤送下（原方出自《太平惠民和剂局方》）。功效：补脾益肾，固精止遗。适用于脾肾两虚，心肾不交所致的遗精白浊、妇女带下等症。

养生偏方

• 治牙痛：青莲子心2～3g，冰糖10g，炖烊，时时饮用。

• 治久痢不止：老莲子20g（去心），为末，每次3g，陈米汤调下。

• 治小便白浊，梦遗泄精：莲子肉、益智、龙骨（五色者）各等份，研粉。每次6g，空心用清米饮调下。

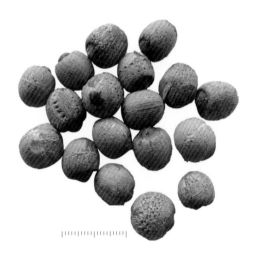

莲子

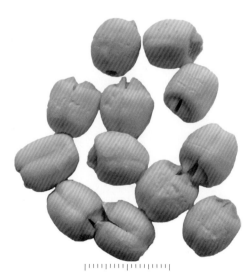

莲子肉

388 芡实

_{qiàn shí}

别名：鸡头米、鸡头苞、鸡头莲、刺莲藕、鸡头果、鸿头、刺莲蓬、刀芡实、黄实、苏黄、芡实米、卵菱、剪芡实。

鉴别要点

芡实 呈类球形，多为半球形破粒，完整者直径 5 ~ 8mm。表面有棕红色内种皮，一端黄白色，有凹点状种脐痕，除去内种皮显白色。质较硬，断面白色，粉性。无臭，味淡。

麸芡实 形如芡实，表面呈焦黄色，有焦麸香气。

性味归经
味甘、涩，性平。归脾、肾经。

用法用量
9 ~ 15g。

功效
益肾固精，补脾止泻，除湿止带。芡实偏于补脾肾祛湿；麸芡实增强了补脾和固涩的作用。

使用注意
大小便不利者禁服，食滞不化者慎服。

治病验方

• **易黄汤**：炒山药 30g，炒芡实 30g，黄柏（盐水炒）6g，车前子（酒炒）3g，白果（碎）12g，水煎服（原方出自《傅青主女科》）。功效：固肾止带，清热祛湿。适用于湿热带下。症见带下色黄，其气腥秽，舌红，苔黄腻。

• **金锁固精丸**：沙苑子（炒）12g，芡实（蒸）12g，龙骨（酥炙）6g，牡蛎（盐水煮一日一夜，煅粉）6g，莲须 12g，莲子粉糊为丸，盐汤下；现代用法共为细末，以莲子粉糊丸，每服 9g，日 3 次，空腹淡盐汤送下；亦作汤剂，加莲子肉 6g，水煎服（原方出自《医方集解》）。功效：涩精补肾。适用于肾虚不固之遗精。症见遗精滑泄，腰痛耳鸣，四肢酸软，神疲乏力，舌淡苔白，脉沉细。

养生偏方

• **治蛋白尿**：芡实 30g，白果 10 枚，糯米 30g，煮粥，每日 1 次，10 日为 1 疗程，间歇服 2 ~ 4 个疗程。

• **治白浊**：用芡实粉、白茯苓粉。化黄蜡和蜜做丸子。如梧子大。每服百丸，盐汤送下。

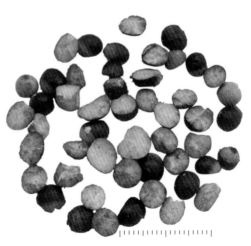

麸芡实

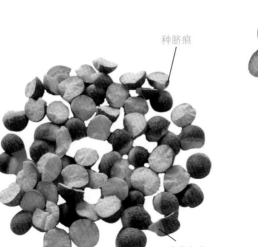

种脐痕

一端黄白色

芡实

389 白果 bái guǒ

别名：银杏、公孙树子。

鉴别要点

白果 略呈椭圆形，一端稍尖，另端钝，长 1.5～2.5cm，宽 1～2cm，厚约 1cm。表面平滑，具 2～3 条棱线。中种皮（壳）骨质，坚硬。内种皮膜质，种仁一端淡棕色，另一端金黄色，横断面外层胶质样，内层粉性，中间有空隙。

炒白果 形如白果，表面淡黄色。偶有焦斑，略有香气。

性味归经

味甘、苦、涩，性平；有毒。归肺、肾经。

用法用量

5～10g。

功效

敛肺定喘，止带缩尿。用于痰多喘咳，带下白浊，遗尿尿频。

使用注意

有实邪者忌服；生食或炒食过量可致中毒。

养生偏方

• 治久年咳嗽吐痰：陈细茶四两（略焙，为细末），白果肉四两（一半去白膜，一半去红膜，擂烂），核桃肉四两（擂），家蜜半斤。上药入锅内炼成膏，不拘时候服。

• 治头面癣疮：生白果仁，切断，频擦取效。

• 治头风、眼痛：白果肉捣烂敷太阳穴。

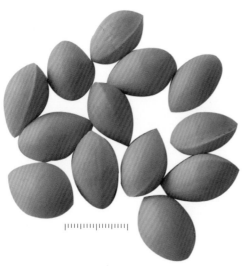

白果

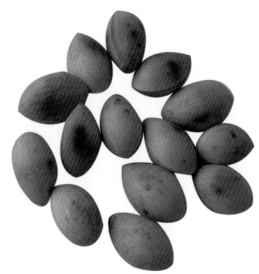

炒白果

390 覆盆子

fù pén zǐ

别名：悬钩子、覆盆莓、攀美头、地仙泡、小托盘、山泡。

鉴别要点 本品为聚合果，由多数小核果聚合而成，呈圆锥形或扁圆锥形，顶端钝圆，基部中心凹入。小果易剥落，每个小果呈半月形，背面密被灰白色茸毛，两侧有明显的网纹，腹部有突起的棱线。质硬，气微，味微、酸涩。

性味归经 味甘、酸，性温。归肝、肾、膀胱经。

用法用量 6～12g。

功效 益肾固精缩尿，养肝明目。用于遗精滑精，遗尿尿频，阳痿早泄，目暗昏花。

使用注意 肾虚有火、小便短涩者不宜用。

治病验方

• **五子衍宗丸**：菟丝子250g，枸杞子250g，覆盆子125g，车前子60g，五味子30g，炼蜜为丸，每次9g，每日3次，温水或黄酒送服（原方出自《医学入门》）。功效：补肾益精。适用于肾阴不足，阴损及阳。症见遗精、阳痿早泄、小便后余沥不尽、男女久不生育及气血两虚、须发早白等症。

• **大菟丝子丸**：菟丝子（净洗，酒浸）、鹿茸（去毛）、肉桂（去粗皮）、石龙芮（去土）、附子（炮，去皮）、泽泻、熟地黄、牛膝、山茱萸、杜仲、白茯苓（去皮）、肉苁蓉、续断、石斛（去根）、防风、补骨脂、荜澄茄、巴戟天、炒茴香、川芎、五味子、桑螵蛸（酒浸）、覆盆子、沉香各适量，各研细末，混合均匀，酒面糊为丸。每服3～6g，日服2次，淡盐汤送服；现代用法作汤剂，水煎服（原方出自《太平惠民和剂局方》）。功效：补肾益精，强腰膝，固精止遗。适用于肾精亏虚，阳气不足。症见神疲乏力、面色暗滞、阳痿、遗尿、滑精、下肢酸软冷痛等。

养生偏方

• 治阳事不起：覆盆子，酒浸，焙研为末，每日早晨酒服3g。

• 治肺虚寒：覆盆子，煎汁，加少量蜂蜜，或熬为稀汤，温服。

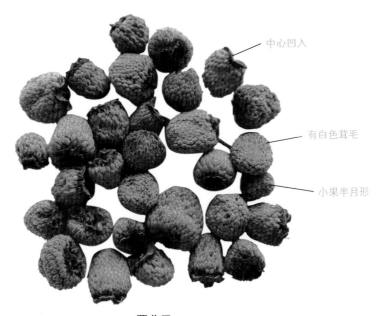

中心凹入

有白色茸毛

小果半月形

覆盆子

391 金樱子

jīn yīng zǐ

别名：刺榆子、刺梨子、山石榴、糖罐、槟榔果、灯笼果、金壶瓶。

鉴别要点

金樱子肉 为花托发育而成的假果，呈倒卵形纵剖瓣，表面红黄色或红棕色，有突起的棕色小点。花托壁(果肉)厚1～2mm，内无毛与核，质硬。无臭，味甜，微酸涩。

蜜金樱子肉 形如金樱子肉，表面色泽稍深，有光泽，味甜，有焦香气。

性味归经 味酸、甘、涩，性平。归肾、膀胱、大肠经。

用法用量 6～12g。

功效 固精缩尿，固崩止带，涩肠止泻。

使用注意 有实火、实邪者不宜使用。

治病验方

• **水陆二仙丹**：金樱子、芡实各30g，将金樱子熬成膏状，与芡实末和匀，制成丸药如梧子大，每服6g，温水送服（原方出自《洪氏集验方》）。功效：收敛补肾。适用于肾亏不固的男子遗精、女子带下。

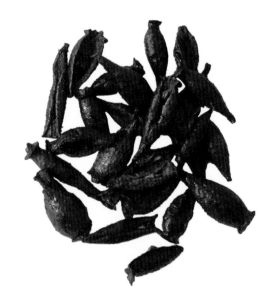

蜜金樱子肉

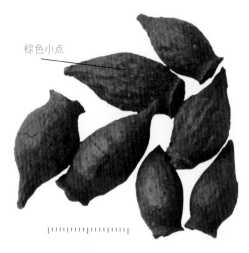

棕色小点

金樱子（个）

• **秘元煎**：炒山药、炒芡实、炒酸枣仁、金樱子、炒白术、茯苓各9g，人参6g，五味子、远志各4.5g，炙甘草3g，水煎2次，分服（原方出自《景岳全书》）。功效：养心健脾，补肾固精。适用于遗精，带浊，兼心悸失眠者。

养生偏方

• **治直肠脱垂**：菠菜90～120g，金樱子（根）60～90（鲜品量酌增）。小儿酌减，水煎分3次服。

• **治盗汗**：金樱子60g，瘦猪肉50～100g，炖熟，每晚睡前饮汤食肉，连服3～4天。

• **治小儿暑疖**：金樱子去核烘干，和芡实粉等量为散，每次6g，每日3次。

392 刺猬皮
cì wèi pí

别名：偷瓜畜、猬皮、猬鼠皮、毛刺皮、刺血儿、偷瓜婆、刺球子。

鉴别要点 本品呈类方形的块状，外表密生棘刺，灰白色、黄色或灰褐色；内皮灰白色或棕褐色，质韧。有特殊腥臭气。

性味归经 味苦、性平。归胃、大肠、肾经。

用法用量 6 ~ 9g：研末，1.5 ~ 3g；或入丸剂。外用：适量，研末撒，或调敷。

功效 收敛止血，固精缩尿。

使用注意 孕妇慎服。

养生偏方

• 治遗精滑精：刺猬皮 50g，焙黄，研极细末，炼蜜为丸，如黄豆大，每服 5g，温开水送下，每日 2 次。

• 治前列腺炎、肾结石：刺猬皮 2 个，焙干研末，分 40 包，早晚用米汤各送服 1 个。

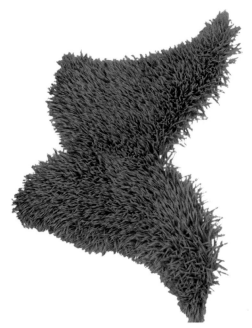

刺猬皮

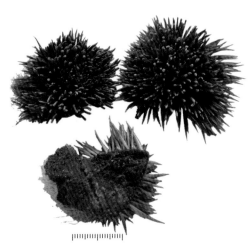

烫刺猬皮（滑石粉烫）

第十八章　涌吐药

393 常山
chánɡ shān

别名：互草、恒山、黄常山、土常山、大常山、一枝蓝。

鉴别要点

常山 为不规则的薄片，片面黄白色，有放射状纹理，周边淡黄色，无外皮，质硬脆。无臭，味苦。

酒常山 形如常山，表面呈深黄色，有香气。

炒常山 形如常山，表面呈黄色，偶见焦斑，质硬脆。无臭，味苦。

性味归经
味苦、辛，性寒；有毒。归肺、肝、心经。

用法用量
5～9g。

功效
涌吐痰涎，截疟。生品具有较强的涌吐痰饮作用；酒或炒常山可减轻恶心呕吐的副作用，降低毒性。

使用注意
有催吐副作用，用量不宜过大；孕妇慎用。

养生偏方

• 治疟疾、气管炎：常山根或叶6～9g，水煎服，代茶饮。

• 治痢疾：常山全株，适量水煎服。

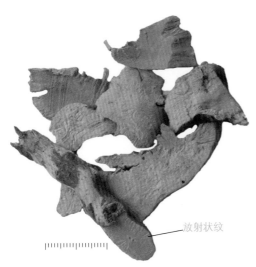

放射状纹

常山

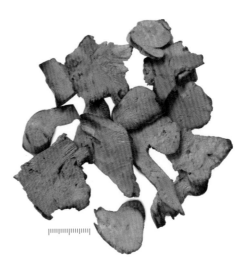

酒常山

394 胆矾

dǎn fán

别名：石胆、君石、毕石、黑石、胆子矾、翠胆矾、蓝矾。

鉴别要点 本品呈不规则块状结晶体，深蓝色或浅蓝色，半透明至透明，具玻璃样光泽。条痕无色或浅蓝色，断口贝壳状。质脆易碎。无臭，味酸涩。

性味归经 味酸、辛，性寒。有毒。归肝、胆经。

用法用量 0.3 ~ 0.6g，催吐限服1次。外用适量，研末撒或调敷。

功效 涌吐，解毒收湿，蚀疮去腐。用于风痰壅塞，误食毒物，口疮，牙疳，风眼赤烂，肿毒不破，胬肉。

使用注意 本品无论内服外用都应控制剂量，不宜过量或久服，体虚者禁服，严防中毒。

养生偏方

● 治口舌生疮：胆矾少许，与蛇胆、冰片适量共研细末，敷于患处。

治沙眼：取胆矾1g，加水120ml，煮沸10min，澄清或过滤，点眼，每日3 ~ 4次，每次1 ~ 2滴。

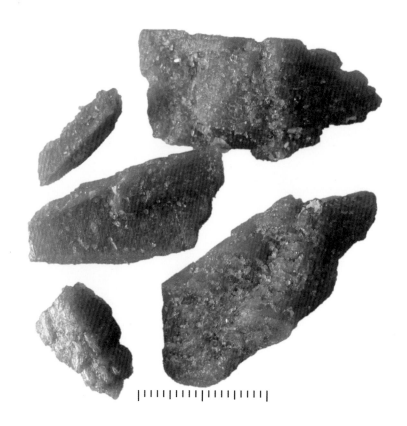

胆矾

395 相思豆

xiāng sī dòu

别名：相思子、红豆、云南豆子、郎君子、红漆豆、美人豆、观音子、鸳鸯豆。

鉴别要点 本品呈长椭圆形而略扁，少数近球形，长5～7mm，直径3.5～4.5mm。表面具光泽，一端朱红色，另端黑色，种脐凹陷，椭圆形，类白色，质坚硬。具青草气，味微苦、涩。

性味归经 味苦，性平，有毒。

用法用量 外用：研末调敷，煎水洗或熬膏涂。

功效 杀虫，消肿。用于疥疮、顽癣、痈肿。

使用注意 本品有毒，不宜内服，以免中毒。

养生偏方

• 治疥癣、痈疮：相思子研粉，调茶油外涂。

• 治疗流行性腮腺炎：将相思子微火炒黄，研成细粉，加入适量鸡蛋清，调成糊状软膏，涂布于塑料布或油纸上，贴敷患处，每日换药1次。

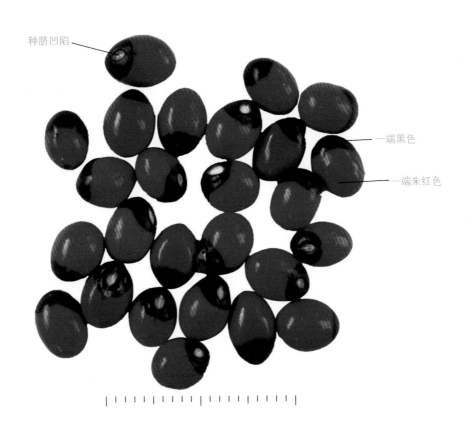

种脐凹陷

一端黑色

一端朱红色

相思豆

第十九章　驱虫药

396 槟榔

bīn láng

别名：宾门、仁频、仁榔、洗瘴丹、仙瘴丹、螺果。

鉴别要点

槟榔 为类圆形的薄片，表面呈棕、白色相间的大理石样花纹，周边淡黄棕色或红棕色。质坚脆易碎。气微，味涩、微苦。

炒槟榔 形如槟榔，表面显黄色，偶带焦斑。

性味归经
味苦、辛，性温。归胃、大肠经。

用法用量
3～10g；驱绦虫、姜片虫30～60g。

功效
杀虫，消积，行气，利水，截疟。

使用注意
气虚下陷者禁服。

治病验方

• **肥儿丸**：使君子（去皮）15g，炒神曲30g，黄连（去须）30g，肉豆蔻（面裹，煨）15g，炒麦芽15g，槟榔20个，木香6g，为细末，猪胆汁和丸，每服2g，量岁数加减，热水下，空腹服（原方出自《太平惠民和剂局方》）。功效：健脾消食，清热驱虫。适用于小儿疳积，消化不良，面黄体瘦，肚腹胀满，发热口臭，大便溏薄及虫积腹痛。

• **化虫丸**：胡粉（炒）15g，鹤虱（去土）15g，苦楝根（去浮皮）15g，槟榔15g，白矾（枯）3g，为末，以面糊为丸，如麻子大。一岁儿服五丸，温浆水入生麻油一二点，调匀，下之，温米汤饮下亦得，不拘时候，其虫细小者，皆化为水，大者自下；现代用法上药为末，水泛为小丸，每次6g，一岁小儿服1.5g，每日1次，空腹时米汤送下（原方出自《太平惠民和剂局方》）。功效：驱杀肠中诸虫。适用于肠中诸虫。发作时腹中疼痛，往来上下，其痛甚剧，结聚成团，呕吐清水涎沫或吐蛔虫。

养生偏方

• 治疗肠道鞭毛虫病：槟榔（打碎）50g，加水适量，水煎两次得药液300ml，加入蔗糖20g，溶化后分两次早晚饭前各服150ml，5剂为1疗程，可连服两个疗程。

• 治疗幽门螺杆菌感染：新鲜干槟榔（海南槟榔）8g，加清水150ml，浸泡1h，再用文火煎至50～70ml，每日上午空腹1次口服，2周为1个疗程。

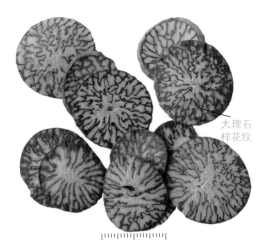

大理石样花纹

槟榔

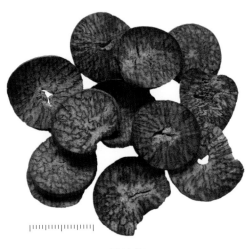

炒槟榔

397 雷丸

léi wán

别名：竹苓、雷实、竹铃芝。

鉴别要点 本品为不规则的颗粒状或粉状，白色或灰黄色；或为类圆形、椭圆形或不规则薄片，片面白色或灰黄色，有的带有黄棕色大理石样纹理。嚼之有颗粒感，微带黏性，久嚼无渣。无臭，味微苦。

性味归经 味微苦，性寒。归胃、大肠经。

用法用量 15～21g，不宜入煎剂，一般研粉服，一次5～7g，饭后用温开水调服，一日3次，连服3天。

功效 杀虫消积。

使用注意 本品不宜煎服。无虫积者禁服，有虫积而脾胃虚寒者慎服。

治病验方

• 治囊虫方：雷丸、姜半夏、陈皮各9g，茯苓、芥子各12g，薏苡仁15g，共研细末，炼蜜为丸，每丸重9g，每次1丸，日服3次。疗程1～5个月。适用于囊虫病，囊虫结节部位在脑中、眼底及皮下者。

• 连梅安蛔汤：白雷丸9g，胡黄连3g，炒川椒10粒，生黄柏2.4g，乌梅2枚，槟榔2枚（磨汁、冲服），水煎服（原方出自《重订通俗伤寒论》）。功效：安蛔止痛。适用于虫积腹痛，不欲饮食，甚则吐蛔，烦躁，四肢逆冷，面赤身热，口渴，舌苔黄，脉细数。

养生偏方

• 治疗绦虫病：将雷丸研粉，每次20g，以凉开水加糖少许调服，日3次，连服3天。

• 治疗钩虫病：雷丸120g研粉，分3包，每日服1包，连服3天。

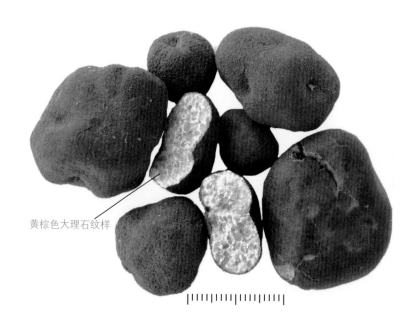

黄棕色大理石纹样

雷丸

398 榧子 fěi zǐ

别名：香榧、赤果、玉山果、玉榧、野极子。

鉴别要点

榧子仁 呈卵圆形，表面皱缩，外胚乳灰褐色，膜质；内胚乳黄白色，肥大，富油性。气微，味微甜而涩。

炒榧子仁 形如榧子仁，表面色泽加深，微带焦斑。

性味归经 味甘，性平。归肺、胃、大肠经。

用法用量 9～15g。

功效 杀虫消积，润肺止咳，润燥通便。

使用注意 脾虚泄泻及肠滑大便不实者慎服。

治病验方

- **榧子贯众汤**：榧子、槟榔、红藤各30g，贯众15g，水煎，2次分服，每次服药时随吃大蒜2～3瓣，连服3天。功效：驱钩虫。适用于钩虫病。

- **驱蛲虫汤**：榧子15g，使君子肉10g，槟榔6g，萹蓄9g，空腹顿服，连服2～3日，如不愈，7日后再服（原方出自《方剂学》）。功效：驱除蛲虫。适用于蛲虫病。

养生偏方

- 治十二指肠、蛔虫、蛲虫等：榧子（切碎），使君子仁（切细）、大蒜瓣（切细）各30g。加水适量煎煮去滓，1日3回，食前空腹时服。

- 治疗蛲虫病：榧子去壳取肉（焙干）、生大黄各等分，研末，开水冲服，日服3次，每次为（年龄+1）×0.4g，连服1周。

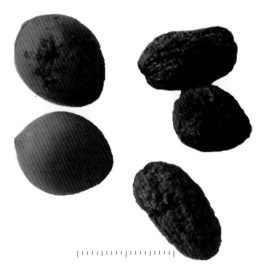

榧子、榧子仁

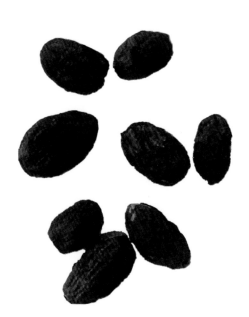

炒榧子仁

399 使君子

shǐ jūn zǐ

别名：留求子、史君子、五棱子、索子果、冬均子、病柑子。

鉴别要点

使君子仁 呈长椭圆形或纺锤形，长约20mm，直径约10mm，表面棕褐色或黑褐色，皱缩，有纵沟。种皮薄，易剥离，剥离后露出黄白色子叶，有油性。气微香，味微甜。

炒使君子仁 形如使君子仁，表面呈黄色，有香气。

性味归经

味甘，性温。归脾、胃经。

用法用量

使君子9～12g，捣碎入煎剂；使君子仁6～9g，多入丸散或单用，作1～2次分服。小儿每岁1～1.5粒，炒香嚼服，1日总量不超过20粒。

功效

杀虫消积。

使用注意

服药时忌饮浓茶。

治病验方

• **布袋丸**：夜明砂（拣净）、芜荑（炒，去皮）、使君子（胆白者、微炒、去皮）各60g，白茯苓（去皮）、白术（无油者，去芦）、人参（去芦）、甘草、芦荟（细研）各15g，上为细末，汤浸蒸饼和丸，如弹子大，每服一丸，以生绢袋盛之，次用猪肉二两，同药一处煮，等肉熟烂，提取药于风处悬挂，将所煮肉并汁，令小儿食之。所悬之药，第二日仍依前法煮食，只待药尽为度（原方出自《补要袖珍小儿方论》）。功效：驱虫消疳，补养脾胃。适用于小儿虫疳，体热面黄、肢细腹大、发焦目暗等。

养生偏方

• 治虫牙痛：使君子煎汤，频漱。

治疗蛲虫病：将使君子仁炒熟，于饭前30min嚼食，小儿每日3～15粒，成人15～30粒，分3次服。连服15天为1疗程，隔1个月再服1疗程，服药前后忌饮浓茶。

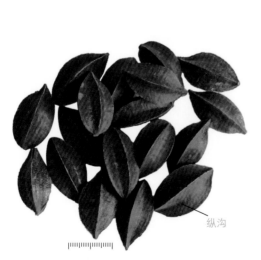

纵沟

使君子

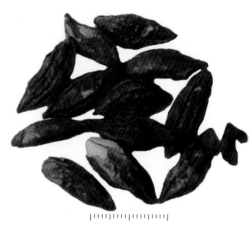

炒使君子

400 苦楝皮
kǔ liàn pí

别名：苦楝、楝树果、楝枣子、苦楝树、森树、翠树、紫花树、川楝皮。

鉴别要点 本品呈不规则板片状、槽状或半卷筒状。外表面灰棕色或灰褐色，粗糙，有交织的纵皱纹和点状皮孔，除去粗皮者淡黄色；内表面类白色或淡黄色。质韧，不易折断，断面纤维性，呈层片状，易剥离。气微，味苦。

性味归经 味苦，性寒；有毒。归肝、脾、胃经。

用法用量 3～6g。外用适量，研末，用猪脂调敷患处。

功效 杀虫，疗癣。

使用注意 孕妇及肝肾功能不全者慎用。

治病验方

• **万应丸**：槟榔150g，沉香、木香、雷丸各30g，大黄240g，牵牛子（黑丑）120g，皂角、苦楝根皮各60g，前6味研末，皂角、苦楝根皮水煎熬膏，和药末为丸，每服9g，日服2～3次（原方出自《医学正传》）。功效：清下驱虫。适用于虫积腹痛实证。症见虫积内阻，腹痛拒按，大便秘结，脉沉实者。

养生偏方

• 治虫牙痛：苦楝树皮煎汤漱口。

• 治顽固性湿癣：以苦楝根皮烧灰，茶油调涂，隔日洗去再涂，3～4次即效。亦可配皂角等份，共研细末，调凡士林涂患处。

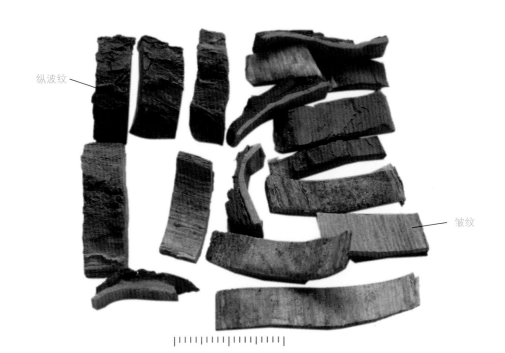

纵波纹

皱纹

苦楝皮

401 鹤虱

hè shī

别名：鹄虱、鬼虱、北鹤虱。

鉴别要点 本品呈圆柱状，细小，长3～4mm，直径不及1mm。表面黄褐色或暗褐色，具多数纵棱。顶端收缩呈细喙状，先端扩展成灰白色圆环。果皮薄，纤维性，种皮菲薄透明。气特异，味微苦。

性味归经 味苦、辛，性平；有小毒。归脾、胃经。

用法用量 3～9g。

功效 杀虫消积。

使用注意 孕妇慎服。

治病验方

● 集效丸：大黄（锉,炒）45g,鹤虱（炒）、槟榔、诃子皮（煨，去核，酒浸，焙干）、芜活（炒，研）、木香、炮干姜、炮附子（去皮、脐）各22.5g，共研细末，炼蜜为丸，每服6～9g，小儿酌减，橘皮汤或醋汤送服（原方出自《局方》）。功效：温下驱虫。适用于虫积腹痛、时作时止或上下窜痛、四肢发冷等。

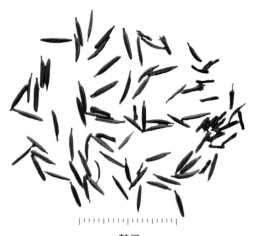

鹤虱

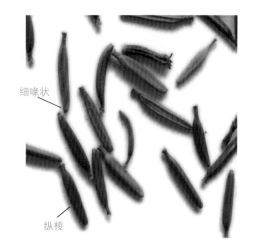

细喙状

纵棱

鹤虱（放大）

养生偏方

● 用于钩虫病：取鹤虱90g，洗净后水煎两次，药液混合浓缩至60ml过滤，加少量白糖调味，成人每晚睡前服30ml，连服两晚。小儿及年老体弱者酌减。

● 治疗阴瘅：鹤虱、蛇床子各30g，百部15g，加水约半盆，水煎趁热熏洗，每次20min，每晚1次。病程短者10天获效，病程长者则需熏洗1～2个月。

第二十章　攻毒杀虫止痒药

402 雄黄
xióng huáng

别名：二硫化二砷、石黄、鸡冠石、黄金石。

鉴别要点

雄黄 本品为橘红色或深红色不规则块状，大小不一，表面覆有橙黄色粉末，体重，质松易碎，断面粗糙，红色明亮，微有特异的臭气。

雄黄粉 本品为极细腻的粉末，棕红色，微有特异的臭气，味淡。

性味归经
味辛，性温；有毒。归肝、大肠经。

用法用量
0.05～0.1g，入丸散用。外用适量，熏涂患处。

功效
解毒杀虫，燥湿祛痰，截疟。

使用注意
内服宜慎，不可久用，孕妇禁用。

养生偏方

• 治带状疱疹：雄黄粉适量（按患处大小定），醋调成糊状敷患处，日1次。

• 治儿童流行性腮腺炎：取雄黄、冰片研末，凡士林调匀局部外敷。

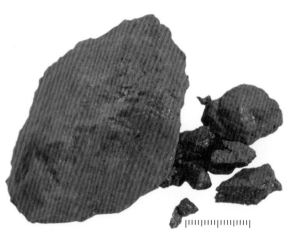

雄黄

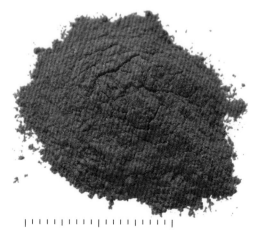

雄黄粉（研碎）

403 硫黄

liú huáng

别名：硫、胶体硫、硫黄块。

鉴别要点

硫黄 为不规则的小碎块，黄色，或带浅绿色或浅棕黄色。表面不平坦，常有麻纹及细沙孔，具光泽，半透明。体轻，质脆。碎断面常呈粗针状结晶形。具特殊臭气，味淡。

制硫黄 形如硫黄碎块，黄褐色或黄绿色，臭气不明显。

性味归经

味酸，性温；有毒。归肾、大肠经。

用法用量

外用适量，研末油调涂敷患处。内服1.5～3g，炮制后入丸散服。

功效

外用解毒杀虫疗疮；内服补火助阳通便。

使用注意

孕妇慎用。不宜与芒硝、玄明粉同用。

养生偏方

- 治小儿遗尿：生硫黄3g，葱白一节，合捣如膏，睡前敷脐上，绷带固定，晨起取下，每晚1次。
- 用于头皮脂溢性皮炎：先用温水洗湿头发，然后把硫黄、大黄各等份粉末搓头皮上，2～3min后温水洗去药粉或再用硫黄香皂洗头1次，并用清水洗净，每隔3～5天用1次。

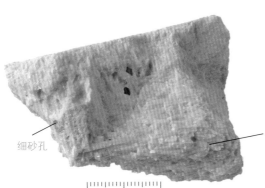

细砂孔
粗针状结晶

硫黄

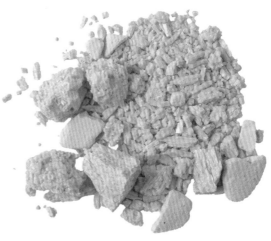

制硫黄（豆腐制）

404 轻粉 qīng fěn

别名：汞粉、峭粉、水银粉、腻粉、扫盆。

鉴别要点 本品为白色有光泽的鳞片状或雪花状结晶，或结晶性粉末；遇光颜色缓缓变暗。气微。

性味归经 味辛，性寒；有毒。归大肠、小肠经。

用法用量 外用适量，研末掺敷患处。内服每次0.1～0.2g，一日1～2次，多入丸剂或装胶囊服，服后漱口。

功效 外用杀虫，攻毒，敛疮；内服祛痰消积，逐水通便。外治用于疥疮，顽癣，臁疮，梅毒，疮疡，湿疹；内服用于痰涎积滞，水肿臌胀，二便不利。

使用注意 本品有毒，不可过量；内服慎用；孕妇禁服。

养生偏方

• 治狐臭：将轻粉5g研极细，加滑石粉5g混匀，开始每晚涂擦腋窝1次，数日后隔日1次，1个月后可数日1次。

• 治便秘：轻粉0.1g，枣1枚去核，将轻粉纳枣中，和白面裹之，于火上炙令熟，研为细末，以煎汤调，顿服。

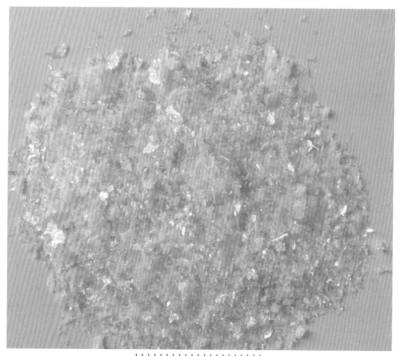

轻粉

405 蜂房
fēng fáng

别名：露蜂房、马蜂窝、蜂巢、野蜂窝、黄蜂窝、百穿之巢。

鉴别要点

蜂房 呈不规则的扁块状，大小不一。表面灰白色或灰褐色。有多数整齐的六角形房孔。体轻，质韧，稍有弹性，似纸质。气微，味辛淡。

炒蜂房 形似蜂房，表面呈焦褐色。

蜂房炭 形似蜂房，表面和内部均呈黑色，稍有光泽，质脆易碎。

性味归经
味甘，性平。归胃经。

用法用量
3～5g。外用适量。研末油调敷患处，或煎水漱，或洗患处。

功效
攻毒杀虫，祛风止痛。

使用注意
气虚血弱及肾功能不全者慎服。

养生偏方

• 治急性乳腺炎：将露蜂房炙焦黄为细末，每次1～2g，黄酒30ml冲服，每6h1次。

• 治产后缺乳：露蜂房1个（约10g，枣树上的为佳），豆腐500g，丝瓜络10g，加水适量煎煮，食豆腐喝汤，每日2次，3日为1疗程。

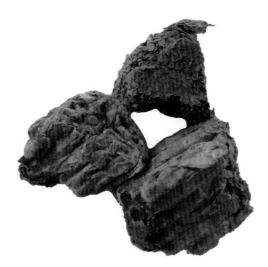

炒蜂房

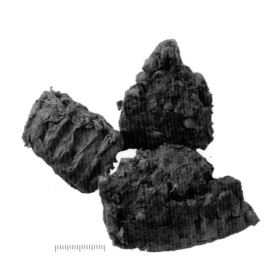

蜂房

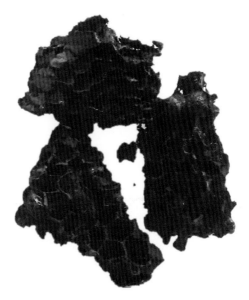

蜂房炭（焖煅）

406 大风子 dà fēng zǐ

别名：麻风子、大枫子、驱虫大风子。

鉴别要点

大风子 为不规则的卵圆形或多面形，稍有钝棱，长10～25mm，直径10～20mm。种皮坚硬，表面灰棕色或灰褐色，有细纹。

大风子仁 种仁两瓣，灰白色，有油性，外被一层红棕色或棕红色薄膜。气微，味淡。

大风子霜 为乳白色至微黄色松散粉末。略具油腥气，味淡。

性味归经

味辛，性热。有大毒。归肝、脾、肾经。

用法用量

外用捣敷，或煅存性研末调敷。内服入丸、散，一次量0.3～1.0g。

功效

祛风燥湿，攻毒杀虫。制霜后降低毒性。

使用注意

本品性毒烈，一般只做外用，内服宜慎。必须做内服剂用时，当稀释于复方中用，并不得过量或持续服用。外用也不得过量或久用。阴虚血热、胃肠炎症、目症患者均忌服。

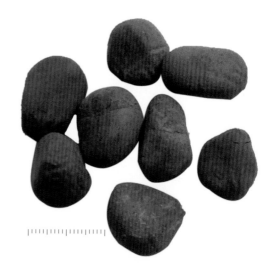

大风子

养生偏方

• 治癣遍身及面：大风子、槟榔各五钱，硫黄四钱。醋煎滚调搽。

• 治风疮燥痒、疥癣：大风子肉半两，轻粉、枯矾各少许。上捣为膏，擦疮上。

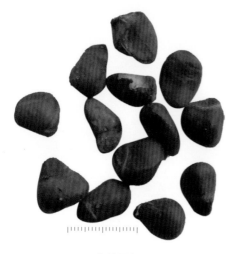

大风子仁

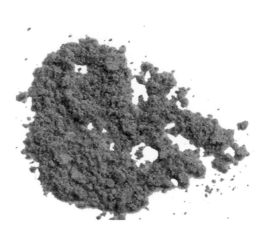

大风子霜

407 狼毒
láng dú

别名：断肠草、拔萝卜、燕子花、馒头花。

鉴别要点

月腺大戟 为类圆形或长圆形块片。外皮薄，黄棕色或灰棕色，易剥落而露出黄色皮部。切面黄白色，有黄色不规则大理石样纹理或环纹。体轻，质脆，易折断，断面有粉性。气微，味微辛。

狼毒大戟 外皮棕黄色，切面纹理或环纹显黑褐色。水浸后有黏性，撕开可见黏丝。

醋狼毒 形如狼毒片，表面黄色、带焦斑，略有醋气。

性味归经
味辛，性平；有毒。归肝、脾经。

用法用量
熬膏外敷。

功效
散结，杀虫。外用于淋巴结结核、皮癣；灭蛆。

使用注意
不宜与密陀僧同用。

养生偏方

• 治牛皮癣：狼毒浸泡于清水中12h，取等量大枣装入纱布袋，置于狼毒浸液中，12h后取枣蒸熟（至口尝不麻为度），初服每日3次，每次7枚（儿童酌减），逐日增加1枚，一直增到每次20～30枚。

• 治手足癣：狼毒50g，蛇床子50g，加入山西陈醋1000ml，密闭浸泡1周后，煮沸10min，去渣取汁，浸泡患处。

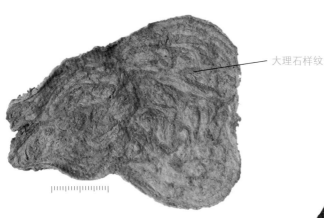

大理石样纹

狼毒

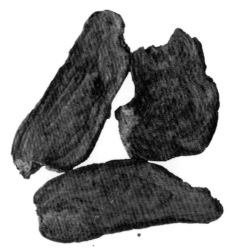

醋狼毒

408 土荆皮

<small>tǔ jīng pí</small>

别名：土槿皮、荆树皮、金钱松皮。

鉴别要点

根皮 呈不规则的长条状，扭曲而稍卷。外表面灰黄色，粗糙，有皱纹和灰白色横向皮孔样突起，粗皮剥落处红棕色；内表面黄棕色至红棕色，平坦，有细致的纵向纹理。质韧，折断面呈裂片状，可层层剥离。气微，味苦而涩。

树皮 呈板片状，厚约至 8mm，粗皮较厚。外表面龟裂状，内表面较粗糙。

性味归经

味辛，性温；有毒。归肺、脾经。

用法用量

外用适量，浸酒涂擦或研末调敷。

功效

杀虫，疗癣，止痒。用于疥癣瘙痒。

使用注意

本品有毒，只供外用，不宜内服。

养生偏方

• 治癣及神经性皮炎：土荆皮粉 200g，水 350ml，乙醇适量，制成 1000ml，外搽患处。

• 治阴囊湿疹：土荆皮 6g，白酒 30ml。将土荆皮在白酒内浸泡 1 ~ 2 天，外搽患处。

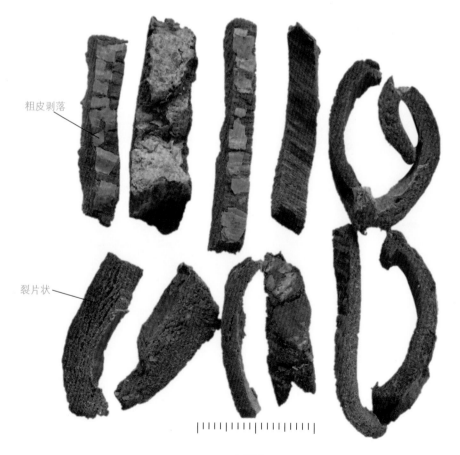

粗皮剥落

裂片状

土荆皮

409 木槿皮

mù jǐn pí

别名：槿皮、川槿皮、白槿皮、芦树皮。

鉴别要点 本品呈不规则的丝状片。外表面青灰色至棕红色，有纵向的皱纹及横向的小突起；内表面黄白色，平滑，具有纤维状纹理。断面显白色，质韧。气弱，味淡。

性味归经 味甘、苦，性凉。归大肠、肝、脾经。

用法用量 外用适量，酒浸搽或煎水熏洗。内服3～9g。

功效 清热杀虫止痒，解毒利湿止血。

使用注意 体弱无湿热、虫疾者忌用。

养生偏方

• 治牛皮癣：木槿皮500g，为末，以好烧酒2000ml，加榆面120g，浸7日，不时蘸酒搽。

• 治阴囊湿疹：木槿皮、蛇床子各60g，水煎，熏洗患处。

• 治赤白带下：木槿根皮（切）60g，以白酒300ml，煎200ml，空心服之。

• 治外伤出血：木槿根皮捣烂外敷，或干品研末涂伤口。

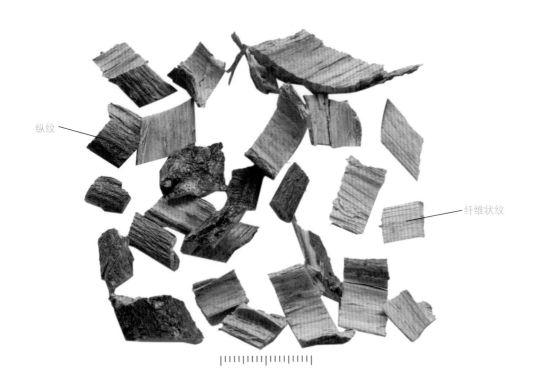

纵纹

纤维状纹

木槿皮

410 木鳖子

mù biē zǐ

鉴别要点

木鳖子 呈扁平圆板状，中间稍隆起或微凹下，直径 20 ~ 40mm，厚约 5mm。表面灰棕色至黑褐色，有网状花纹，周边有纵棱突起，呈锯齿形。外壳质硬而脆，内仁表面黄绿色，断面黄白色，富油性。有特殊油腻气，味苦。

木鳖子仁 呈扁平圆板状，表面黄绿色，断面黄白色，富油性。有特殊油腻气，味苦。

木鳖子霜 为灰黄色松散粉末，味苦。（本品有毒。）

性味归经 味苦、微甘，性凉；有毒。归肝、脾、胃经。

用法用量 0.9 ~ 1.2g。外用适量，研末，用油或醋调涂患处。

功效 散结消肿，攻毒疗疮。

使用注意 孕妇慎用。

养生偏方

• 治小儿腹泻：木鳖子 2 个，白胡椒 2 粒，丁香 4 粒。将木鳖子煨熟去外壳，与其余两药合研末，加凡士林调膏敷脐处，用胶布固定 3 天。

• 治面神经麻痹：取木鳖子 10 枚，去壳取仁，捣烂加适量蜂蜜或陈醋调成泥糊状，敷于面部麻痹一侧，1 日 2 次，患侧避风寒或戴口罩。病重者可加蜈蚣 1 条（去头尾），同捣烂涂敷，10 天为 1 疗程。

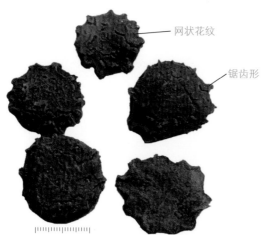

网状花纹

锯齿形

木鳖子

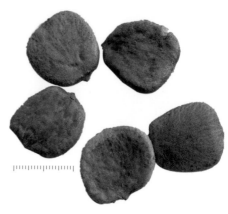

木鳖子仁

第二十一章　拔毒化腐生肌药

411 砒石 pī shí

别名：信石、红砒。

鉴别要点 本品为不规则的碎块状或细粉，粉红色，或有黄色与红色彩晕，略透明或不透明，具玻璃样或绢丝样光泽。质脆，易砸碎，气无。

性味归经 味辛，性大热。有大毒。归肺、肝经。

用法用量 外用适量，研末撒或调敷。内服入丸、散，每次 1～3 mg。

功效 蚀疮去腐杀虫，祛痰平喘截疟。

使用注意 用时宜慎，体虚及孕妇、哺乳妇女禁服，肝肾功能损害者禁服。应严格控制剂量，单用要加赋形剂。外敷面积不宜过大。注意防止中毒。

养生偏方

●治疗斑秃：白信石 0.6g，新鲜生姜 3 小块，放入高度白酒 60ml 中浸泡 2 天，取浸制的姜蘸药液擦患处，力度适中。每日 3 次，每次 1～3min。

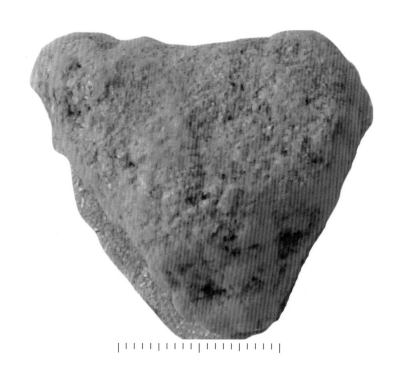

信石

412 紫硇砂(硇砂)

别名：北庭砂、赤砂、黄砂。

鉴别要点

紫硇砂 多呈立方形或不规则块状结晶体,有棱角,凹凸不平,表面暗红色或紫红色,无光泽或稍有光泽。体重质坚而脆,易砸碎。新碎断面紫红色,呈沙粒样结晶,具玻璃样光泽,手摸之有凉感。有氨臭,味苦刺舌。

制紫硇砂 呈粉末状。灰白色或微带黄色,无光泽。味咸、苦。

性味归经

味咸、苦、辛,性温。有毒。归肺、胃经。

用法用量

内服:研末,0.6～1g,或入丸、散,不入汤剂。外用:研末点、撒调敷,或化水点涂。

功效

破瘀消积,软坚蚀腐。主治癥瘕积聚,噎膈反胃,鼻生息肉,喉痹目翳,痈肿瘰疬,恶疮赘疣。

使用注意

内服不宜过量,孕妇及溃疡病、肝肾功能不全患者禁服。

养生偏方

• 治偏头痛:硇砂0.3g(细研),豆豉心0.1g(入汤少许浸令软),共捣和为丸,如皂荚子大,以绵裹,露出一头。左侧头痛纳入左鼻中;右侧头痛纳右鼻中。

• 治慢性支气管炎(痰浊者):白硇砂、青黛各3g,硼砂、浮海石各6g,枯矾5g,共研细粉,每服5～6g,日2次。孕妇忌服。

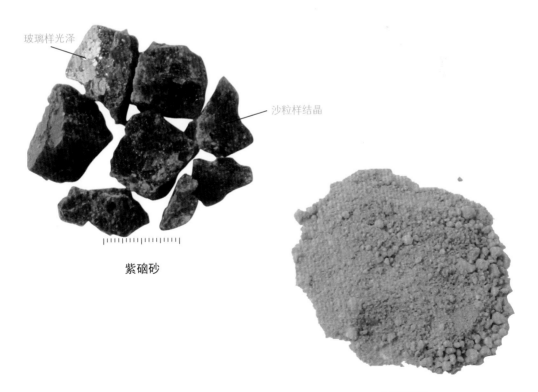

玻璃样光泽

沙粒样结晶

紫硇砂

制紫硇砂

413 密陀僧
mì tuó sēng

别名：陀僧、蜜陀僧、没多僧、炉底、银池、金陀僧。

鉴别要点 本品呈块状或粉末状，黄色或褐黄色，体较重，无臭。

性味归经 味咸、辛，性平。有毒。归肝、脾经。

用法用量 内服：研末，0.2～0.5g；或入丸、散。外用：研末撒或调涂；或制成膏药、软膏、油剂等。

功效 攻毒杀虫，收敛防腐。

使用注意 本品以外用为主，长期大量使用易引起铅中毒。内服宜慎，不可过量，不能超过1星期，体虚及孕妇、儿童禁服。

养生偏方

● 治褥疮：密陀僧 10g，蜂房 6g，冰片 2g。凡士林调成软膏外敷。

● 治肛门湿疹、肛周瘙痒，也可用于炎性外痔、血栓性外痔，内痔嵌顿：密陀僧 6g，明矾 3g，芒硝 30g。以开水 600ml 冲化坐浴。

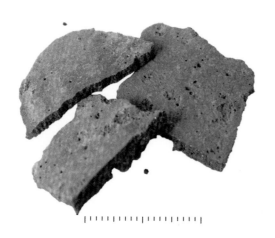

密陀僧

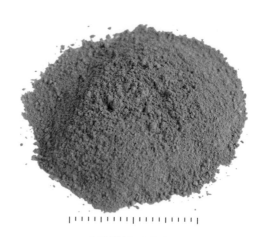

密陀僧粉（研碎）

414 炉甘石
lú gān shí

别名：甘石、卢甘石、芦甘石、羊肝石、浮水甘石、炉眼石、干石。

鉴别要点

炉甘石 呈不规则的碎块状，表面白色或淡红色，显粉性。体轻而质松，易碎。碎断面灰白色或淡棕色，呈颗粒性。无臭，味微涩。

煅炉甘石 呈极细粉状，灰白色或白色，质轻松。无臭，味微涩。

制炉甘石 呈深黄色极细粉状，质轻松，味苦。

性味归经 味甘，性平。归肝、脾经。

用法用量 外用适量。

功效 解毒明目退翳，收湿止痒敛疮。

使用注意 忌内服。

养生偏方

• 治乳头皲裂：炉甘石、花蕊石、寒水石各9g，共研细末，加冰片少许和匀，以茶油调敷患处，每日2～3次。

• 治肛门瘙痒：炉甘石粉30g，青黛粉

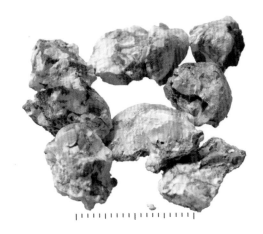

炉甘石

3g，混合后，用2层纱布包裹做扑粉用。用时，洗净肛门，拭干，将粉扑于患处，每日3～5次。

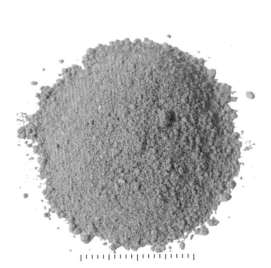

煅炉甘石

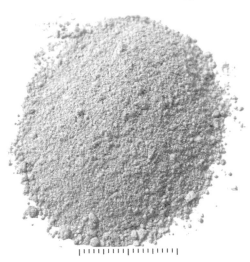

制炉甘石

415 无名异
wú míng yì

别名：土子、干子、秃子、铁砂、黑石子。

鉴别要点
无名异 本品为不规则的小碎块或粉末。外表棕色或黑棕色，碎断面紫棕色，大多无光泽。体较轻，质较软。微有土样气味。

煅无名异 形如生无名异，外表红黄色，断面红棕色。易碎。

性味归经
味甘，性平。归肝、肾经。

用法用量
外用：研末调敷。内服：研末，每次2.5～4.5 g；或入丸、散。

功效
祛瘀止痛，活血消肿，止血生肌。

使用注意
不可久服，无瘀滞者慎服。

养生偏方
• 治甲沟炎：无名异适量，用铁锤砸碎磨粉，茶油调成糊状敷贴患处，外加纱布包扎，每日1～2次。一般当天止痛，第2、3天自行出脓消肿，第4、5天愈合。

• 治跌扑肿痛：无名异（炒）、木耳（炒）、大黄（炒）各等份，共为细末，蜜水调，涂敷患处。

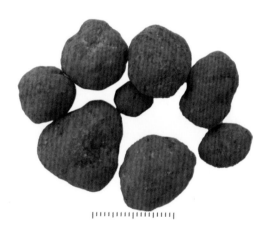

无名异

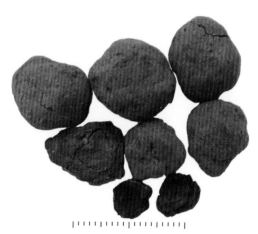

煅无名异

索　引

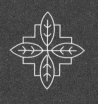